护理院业务与管理丛书

护理院医疗技术

主　审　马根山

总主编　张秀花

主　编　郭再萍

科学出版社

北　京

内 容 简 介

本书共分 12 章，包括总论、护理院基本技能、护理院老年人常见症状及处理要点、护理院心血管系统常见疾病和处理要点、护理院呼吸系统常见疾病和处理要点、护理院消化系统常见疾病和处理要点、护理院内分泌与代谢系统常见疾病和处理要点、护理院泌尿系统常见疾病和处理要点、护理院神经系统常见疾病和处理要点、护理院皮肤常见疾病和处理要点、护理院其他疾病和处理要点、老年人用药特点和注意事项。以临床实践为基础，重点从护理院实际出发，结合各种指南、共识、建议等，总结护理院老人常见症状和疾病的诊疗方案，是护理院医师规范诊疗的指导用书和培训教材。

本书适合护理院医师、全科医师参考阅读。

图书在版编目（CIP）数据

护理院医疗技术 / 郭再萍主编. —北京：科学出版社，2020.11
（护理院业务与管理丛书）
ISBN 978-7-03-066830-1

Ⅰ．护… Ⅱ．郭… Ⅲ．护理学 Ⅳ．R47

中国版本图书馆 CIP 数据核字（2020）第 221054 号

责任编辑：肖 芳 纳 琨 / 责任校对：张 娟
责任印制：徐晓晨 / 封面设计：吴朝洪

科学出版社 出版
北京东黄城根北街 16 号
邮政编码：100717
http://www.sciencep.com

北京捷迅佳彩印刷有限公司 印刷
科学出版社发行 各地新华书店经销
*
2020 年 11 月第 一 版 开本：787×1092 1/16
2021 年 1 月第二次印刷 印张：14 1/2
字数：373 000
定价：85.00 元

（如有印装质量问题，我社负责调换）

丛书编委会名单

编者名单

主　审　马根山
总主编　张秀花
主　编　郭再萍
副主编　杨如山　彭美娣
编　者（按姓氏笔画排序）

马　亮	王陈萍	毛凌云	任　祺
刘　洋	李　美	李小霞	李亚南
杨永忠	杨如山	杨玲美	吴传中
沈寿引	宋海峰	张建栋	张智杰
明　莉	周宛建	冒志明	施利群
顾　伟	郭再萍	龚亚驰	彭美娣
谭　政			

丛书序

常言道，"百善孝为先"。中国孝文化源远流长，是中华传统文化的精髓。它深深扎根于古老而文明的中华大地，影响深远。我国自1999年步入老龄社会以来，人口老龄化快速发展，截至2019年末，我国60周岁以上人口达到25 388万人，占总人口的18.1%，其中65周岁以上人口17 603万人，占总人口的12.6%。据测算，到2050年，中国将进入重度老龄化阶段，60周岁以上人口数量将达到峰值4.87亿人。我国是世界上老龄人口最多的国家，人口老龄化及养老问题已经成为党和国家高度重视、社会各界普遍关注的重大民生问题。党的十九届四中全会强调，要积极应对人口老龄化，加快建设居家社区机构相协调、医养康养相结合的养老服务体系。鼓励社会力量针对老年人健康养老需求，通过市场化运作方式，举办医养结合机构及老年康复、老年护理等专业医疗机构。

2005年，中国老龄事业发展基金会提出实施"爱心护理工程"，建设医养结合的"爱心护理院"。2006年，全国人民代表大会通过的"十一五"规划纲要，把"实施爱心护理工程，加强养老服务、医疗救助、家庭病床等面向老年人的服务设施建设"列入积极应对人口老龄化的工作重点。"爱心护理工程"实施以来，逐步在全国各地建立了近800家为高龄失能老年人提供专业护理和临终关怀服务的"爱心护理院"，为老年人创造良好的养老和生活环境，很好地践行了"帮天下儿女尽孝，给世上父母解难，为党和政府分忧"的初心，取得了很好的社会效益。

作为对全国爱心护理工程开展以来的理论和实践经验的全面总结，中国老龄事业发展基金会联合部分院校和科研院所的专家学者、社会企业、养老护理行业的经营管理者深入开展调查研究，认真总结实践经验，并加以系统化、理论化提升，编撰了这套"护理院业务与管理丛书"，为全国各地开展医养结合业务的机构在运营管理、医疗、护理、康复及生活照护等各专业领域提供了从理论到实践的指导，也可以作为教材广泛应用于养老护理人才培训工作中，对促进养老护理机构运营管理的规范化、标准化，提高专业医护人员的技能水平和综合服务质量都具有很好的指导意义。

我国医养结合事业需要长期探索、总结和提高。希望本套丛书的编撰者坚持实践、认识，再实践、再认识，不断总结实践经验，力争为读者提供更好的护理知识。

全国人大常委会原副委员长 顾秀莲

护理院老人常患有多种基础疾病，长期卧床者容易出现并发症，尤其是高龄老人，随着年龄的增长，生活自理能力逐渐减退，存在不同程度的医疗依赖，但其医疗的特点不同于综合医院，主要以常见病等基础疾病的治疗为主。目前，我国护理院的养老模式主要是医康养护的护理模式，是一种新型的老年人健康管理模式，将医疗资源与养老资源进行深度融合，实现资源利用效率效益最大化，护理院已成为一种新兴的医疗与养老结合的复合型机构。

《卫生部关于印发〈护理院基本标准（2011版）〉的通知》（卫医政发〔2011〕21号）明确指出："护理院是为长期卧床患者、晚期姑息治疗患者、慢性病患者、生活不能自理的老年人及其他需要长期护理服务的患者提供医疗护理、康复促进、临终关怀等服务的医疗机构"。护理院的服务提供包括生活照料服务、精神心理服务、健康管理服务、医疗护理服务甚至安宁疗护等，决定了护理院医疗卫生服务由"以疾病为中心"转向"以人为本，以健康为中心"，由"供方导向"转向为"需方导向"提升医师队伍能力建设。

《护理院医疗技术》是上海申丞医疗投资控股有限公司所辖各护理院医师岗位人员系列培训材料之一，是护理院医师对入住老年人提供医疗卫生服务和健康促进工作的指导用书。本书共12章，重点介绍了护理院医师职责、医师基本技能、常见症状、常见疾病的诊疗、老年人用药特点等，主要对护理院医师掌握管理要求、基本技疗、规范诊疗老年人疾病和合理用药等起到指导作用。

由于编写人员工作经验和学术水平有限，书中不足之处，恳请各位同道给予批评指正。

上海申丞医疗集团医疗总监、主任医师　郭再萍

目 录

第1章

总 论

第一节 概 述

一、定义

（一）医师

医师是指经过高等教育或长期从事医疗卫生工作的、经卫生部门审核合格的高级医务卫生人员。

（二）职责

职责是指任职者为履行一定的组织职能或完成工作使命，所负责的范围和承担的一系列工作任务，以及完成这些工作任务所需承担的相应责任。

二、护理院医师行为规范

1. 遵循医学科学规律，不断更新医学理念和知识，保证医疗技术应用的科学性和合理性。

2. 规范行医，严格遵循临床诊疗和技术规范，使用适宜诊疗技术和药物，因病施治，合理医疗，不隐瞒、误导或夸大病情，不过度医疗。

3. 学习掌握人文医学知识，提高人文素质，对患者实行人文关怀，真诚、耐心与患者沟通。

4. 认真执行医疗文书书写与管理制度，规范书写、妥善保存病历材料，不隐匿、伪造或违规涂改、销毁医学文书及有关资料，不违规签署医学证明文件。

5. 依法履行医疗质量安全事件、传染病疫情、药品不良反应、食源性疾病和涉嫌伤害事件或非正常死亡等法定报告职责。

6. 认真履行医师职责，积极救治，尽职尽责为患者服务，增强责任安全意识，努力防范和控制医疗责任差错事件。

7. 严格遵守医疗技术临床应用管理规范和单位内部规定的医师执业等级权限，不违规临床应用新的医疗技术。

8. 严格遵守药物和医疗技术临床试验有关规定，进行实验性临床医疗，应充分保障患者本人或其家属的知情同意权。

三、希波克拉底誓言

作为一名医疗工作者，我正式宣誓：

把我的一生奉献给人类；

我将首先考虑患者的健康和幸福；

我将尊重患者的自主权和尊严；

我要保持对人类生命的最大尊重；

我不会考虑患者的年龄、疾病或残疾、信条、民族起源、性别、国籍、政治信仰、种族、性取向、社会地位，或任何其他因素；

我将保守患者的秘密，即使患者已经死亡；

我将用良知和尊严，按照良好的医疗规范来践行我的职业；

我将继承医学职业的荣誉和崇高的传统；

我将给予我的老师、同事和学生应有的尊重和感激之情；

我将分享我的医学知识，造福患者和推动医疗进步；

我将重视自己的健康、生活和能力，以提供最高水准的医疗；

我不会用我的医学知识去违反人权和公民自由，即使受到威胁；

我庄严地、自主地、光荣地做出这些承诺。

（注：世界医学协会 2019 年第八次修订）

四、中国医师宣言

健康是人全面发展的基础。作为健康的守护者，医师应遵循患者利益至上的基本原则，弘扬人道主义的职业精神，恪守预防为主和救死扶伤的社会责任。我们深知，医学知识和技术的局限性与人类生命的有限性是我们所面临的永久难题。我们应以人为本、敬畏生命、善待患者，自觉维护医学职业的真诚、高尚与荣耀，努力担当社会赋予的增进人类健康的崇高职责。

我们承诺：

（一）平等仁爱

坚守医乃仁术的宗旨和济世救人的使命。关爱患者，无论患者民族、性别、贫富、宗教信仰和社会地位如何，一视同仁。

（二）患者至上

尊重患者的权利，维护患者的利益。尊重患者及其家属在充分知情条件下对诊疗决策的决定权。

（三）真诚守信

诚实正直，实事求是，敢于担当救治风险。有效沟通，使患者知晓医疗风险，不因其他因素隐瞒或诱导患者，保守患者私密。

（四）精进审慎

积极创新，探索促进健康与防治疾病的理论和方法。宽厚包容，博采众长，发扬协作与团队精神。严格遵循临床诊疗规范，审慎行医，避免疏忽和草率。

（五）廉洁公正

保持清正廉洁，勿用非礼之心，不取不义之财。正确处理各种利益关系，努力消除不利于医疗公平的各种障碍。充分利用有限的医疗资源，为患者提供有效适宜的医疗保健服务。

（六）终身学习

持续追踪现代医学进展，不断更新医学知识和理念，努力提高医疗质量。保证医学知识的科学性和医疗技术应用的合理性，反对伪科学，积极向社会传播正确的健康知识。

守护健康、促进和谐，是中国医师担负的神圣使命。我们不仅收获职业的成功，还将收获职业的幸福。我们坚信，我们的承诺将铸就医学职业的崇高与至善，确保人类的尊严与安康。

（注：中国医师协会 2011 年 6 月 26 日发布）

第二节 护理院医师工作职责

一、临床科室主任工作职责

1. 在院长领导下，负责本科的医疗、教学、科研、预防及行政管理工作。

2. 制订本科工作计划，组织实施，经常督促检查，按期总结汇报。

3. 领导本科人员，对患者进行医疗护理工作，完成医疗任务。

4. 定时查房，共同研究解决重危疑难病例诊断治疗上的问题。

5. 组织全科人员学习、运用国内外医学先进经验，开展新技术、新疗法，进行科研工作，及时总结经验。

6. 督促本科人员，认真执行各项规章制度和技术操作常规，严防并及时处理差错事故。

7. 确定医师轮换、值班、会诊、出诊。组织领导有关本科对外挂钩医疗机构的技术指导工作，帮助基层医务人员提高医疗技术水平。

8. 参加门诊、会诊、出诊，决定科内患者的转科、转院和组织临床病例讨论。

9. 领导本科人员的业务训练和技术考核，提出晋升、奖惩意见。妥善安排进修、实习人员培训工作，组织并担任临床教学。

10. 完成领导交办的其他任务。

11. 副主任协助主任工作。

二、临床主任医师（副主任医师）工作职责

1. 在科室主任领导下，指导全科医疗、科研、技术培养与理论提高工作。

2. 定期查房，亲自参加指导急、重、疑、难病例的抢救处理与特殊疑难和死亡病例的讨论会诊。

3. 指导本科主治医师和住院医师做好各项医疗工作，有计划地开展基本功训练。

4. 担任教学和进修、实习人员的培训工作。

5. 定期参加门诊。

6. 运用国内外先进经验指导临床实践，不断开展新技术，提高医疗质量。

7. 督促下级医师认真贯彻执行各项规章制度和医疗操作规程。

8. 指导全科结合临床开展科学研究工作。

9. 完成领导交办的其他任务。

三、临床主治医师工作职责

1. 在科室主任领导和主任（副主任）医师指导下，负责本科一定范围的医疗、教学、科研、预防工作。

2. 按时查房，具体参加和指导住院医师进行诊断、治疗及特殊诊疗操作。

3. 掌握患者的病情变化，患者发生病危、死亡、医疗事故或其他重要问题时，应及时处理，并向科室主任汇报。

4. 参加值班、门诊、会诊、出诊工作。

5. 主持病房的临床病例讨论及会诊，检查、修改下级医师书写的医疗文件，决定患者出院，审签出（转）院病历。

6. 认真执行各项规章制度和技术操作常规，经常检查本病房的医疗护理质量，严防差错事故。协助护士搞好病房管理。

7. 组织本科室医师学习与运用国内外先进医学科学技术，开展新技术、新疗法，进行科研工作，做好资料积累，及时总结经验。

8. 担任临床教学，指导进修、实习医师工作。

9. 完成上级交给的其他任务。

四、临床住院医师工作职责

1. 在科室主任领导和上级医师指导下，根据工作能力、年资、负责一定数量患者的医疗工作。新毕业的医师实行 3 年内 24 小时住院医师负责制。担任住院、门诊、急诊的值班工作。

2. 对患者进行检查、诊断、治疗，开写医嘱并检查其执行情况，同时还要做一些必要的检验和放射线检查工作。

3. 书写病历。新入院患者的病历，一般应在患者入院 24 小时内完成。检查和改正实习医师书写的病历记录，并负责患者住院期间的病程记录，及时完成出院患者住院小结。

4. 向主治医师及时报告诊断、治疗上的困难及患者病情的变化，提出需要转科或者出院意见。

5. 住院医师对所管患者应全面负责，在下班以前，做好交班工作。对需要特殊观察的重症患者，要重点向值班医师交班。

6. 参加科内查房。对所管患者每天至少上、下午各巡视一次。科室主任、主治医师查房（巡诊）时，应详细汇报患者的病情和诊疗意见。其他科会诊时应陪同诊视。

7. 认真执行各项规章制度和技术操作常规，亲自操作或指导护士进行各种重要的检查和治疗，严防差错事故。

8. 认真学习、运用国内外的先进医学科学技术，积极开展新技术、新疗法，参加科研工作，及时总结经验。

9. 随时了解患者的思想、生活情况，征求患者对医疗护理工作的意见，做好患者的思想工作。

10. 在门诊或急诊室工作时，应按门诊、急诊室工作制度进行工作。

第三节　护理院患者收住与评估

一、护理院可收住对象

1. 神经系统（如脑卒中、脑外伤后、颅内感染、神经元病等）致残，大部分或完全丧失生活自理能力，病情稳定不需要抢救的老年人。

2. 痴呆患者（包含老年痴呆、血管性痴呆等）伴生活不能自理的老年人。

3. 植物型老年人。

4. 截瘫无手术指征的卧床老年人。

5. 手术后病情稳定，但仍需住院护理的老年人。

6. 各种老年病、慢性病等诊断明确。虽病情稳定，但大部分或完全丧失生活自理能力，或是伴有压疮或气管切开者，需要住院护理的老年人。

7. 临终关怀患者，凡是医疗条件下所患疾病已没有被治愈的希望，且不断恶化，濒临死亡的各类疾病（如肿瘤等）晚期的老年人。

8. 生活上能自理，但患有慢性病，需要提供应急医疗安全服务的老年人。

二、护理院不可收治对象

1. 《中华人民共和国传染病防治法》规定的各类传染病。

2. 心脑血管性疾病，如急性心肌梗死、脑出血、脑梗死等急性期老年人。

3. 急性创伤患者。

4. 等待手术的患者。

5. 其他危重疾病需及时抢救的患者。

6. 严重的精神疾病没有被控制的患者。

7. 卫生行政部门等规定的其他情况。

三、收住对象评估

（一）健康老人

是指身体基本无病、心理健康、社会交往基本正常的老年人。中华医学会老年医学分会提出的健康老人的标准是：

1. 躯干无明显畸形，无明显驼背等不良体型，骨关节活动基本正常。

2. 神经系统无病变，如偏瘫、老年痴呆及其他神经系统疾病，系统检查基本正常。

3. 心脏基本正常，无高血压、冠心病及其他器质性心脏病。

4. 无明显肺部疾病，无明显肺功能不全。

5. 无肝、肾疾病，无内分泌代谢疾病、恶性肿瘤及影响生活功能的严重器质性病变。

6. 有一定的视听功能。

7. 无精神障碍，性格健全，情绪稳定。

8. 能恰当对待家庭和社会人际关系。

9. 能适应环境，具有一定的社会交往能力。

10. 具有一定的学习、记忆能力。

（二）非健康老人

主要指患有急、慢性病的老人，这类老人通常患有一种或多种急、慢性身心疾病，且这些疾病将随着增龄衰老而不断恶化，影响老人的生活形态。

（三）生活自理能力

1. **自理老人** 是指通过直接观察或生活自理能力评估，属于生活自理能力正常，日常生活无须他人照顾的老人。

2. **介助老人** 相当于部分自理的老人，这类老人通过观察或生活自理能力评估，属于生活自理能力轻度和（或）中度依赖，日常生活需要他人部分具体帮助或指导的老人。这类老人常借助扶手、拐杖、轮椅和升降设施等生活。

3. **介护老人** 相当于完全不能自理的老人，这类老人通过观察或生活自理能力评估，属于生活自理能力重度依赖，全部日常生活需要他人代为操持的老人。

第四节　病历书写规范

一、病历书写的基本规则和要求

病历是医务人员在诊疗工作中形成的文字、符号、图表、影像、切片等资料的总和，包括门（急）诊病历和住院病历。按照病历记录形式不同，可区分为纸质病历和电子病历，病历归档后形成病案。病历书写是医务人员通过问诊、体格检查、实验室及器械检查、诊断、治疗、护理等医疗活动获得有关资料，并进行归纳、分析、整理，形成医疗工作记录的行为。病历是临床医师进行正确诊断、抉择治疗和制订预防措施的科学依据。它既反映医院管理、医疗质量和业务水平，也是临床教学、科研和信息管理的重要资料，同时还是考核医务人员医德，评价医疗服务质量、医院工作绩效的主要依据。病历也是具有法律效力的医疗文件，电子病历与纸质病历具有同等效力。因此，医务人员必须以认真负责的精神和实事求是的态度，严肃规范地书写病历。

病历书写应遵循以下基本规则和要求。

1. 病历应当使用蓝黑墨水、碳素墨水书写。计算机打印的病历（电子病历）应当符合病历保存的要求。

2. 病历书写的内容应当客观、真实、准确、及时、完整、规范、重点突出、层次分明；表述准确，语句简练、通顺；书写工整、清楚；标点符号正确；书写不超过线格。在书写过程中，若出现错字、错句，应在错字、错句上用双横线标示，不得采用刀刮、胶贴、涂黑、剪贴等方法抹去原来的字迹。

3. 病历应当按照规定的内容书写，并由相应医务人员签名。实习医务人员、试用期医务人员书写的病历，应当经过本医疗机构合法执业的医务人员审阅、修改并签名，审查修改应保持原记录清楚可辨，并注明修改的时间。修改、签名一律用红笔。修改病历应在 72 小时内完成。

4. 进修医务人员应当由接收进修的医疗机构根据其胜任本专业工作的实际情况认定后书写病历。

5. 实习医师、毕业后第一年住院医师书写的住院病历，经上级医师补充修改、确认并签字以示负责后，上级医师可不再书写入院记录，但必须认真书写首次病程记录。

6. 门诊病历即时书写，急诊病历在接诊同时或处置完成后及时书写。

7. 住院病历、入院记录应于次日上级医师查房前完成，最迟应于患者入院 24 小时内完成。

8. 急危重症患者的病历应及时完成，因抢救急危重症患者未能及时书写的病历，应在抢救结束后 6 小时内据实补记，并注明抢救完成时间和补记时间。

9. 病历书写应当使用中文和医学术语。通用的外文缩写和无正式中文译名的症状、体征、疾病名称、药物名称可以使用外文。患者述及的既往所患疾病名称和手术名称应加引号。

10. 疾病诊断、手术、各种诊疗操作的名称书写和编码应符合《国际疾病分类》（ICD-10、ICD-9-CM-3）的规范要求。

11. 各项记录应注明年、月、日，急诊、抢救等记录应注明至时、分，采用 24 小时制和国际记录方式。如 2013 年 8 月 8 日下午 3 点 8 分，应写成 2013-08-08，15：08（月、日、时、分为个位数时，应在数字前面加 0）。

12. 各种表格栏内必须按项认真填写，无内容划"—"。每张记录纸均须完整填写眉栏（患者姓名、科别、病区、床号、住院号）及页码等。

13. 各项记录书写结束时应在右下角签全名，字迹应清楚易认。上级医师审核签名应在署名医师的左侧，并以斜线相隔。

14. 凡药物过敏者，应在病历中用红笔注明过敏药物的名称。

15. 对按照有关规定须取得患者书面同意方可进行的医疗活动（如特殊检查、特殊治疗、手术、实验性临床医疗等），应当由患者本人签署同意书。患者不具备完全民事行为能力时，应当由其法定代理人签字；患者因病无法签字时，应当由其授权的人员或近亲属、关系人签字；为抢救患者，在法定代理人或被授权人无法及时签字的情况下，可由医疗机构负责人或者其授权的负责人签字。

因实施保护性医疗措施不宜向患者说明情况的，应当将相关情况通知患者近亲属，由患者近亲属签署同意书，并及时记录。患者无近亲属的或患者近亲属无法签署同意书的，由患者的法定代理人或关系人签署同意书。

16. 规范使用汉字，简化字、异体字按《新华字典》为准，不得自行杜撰。消灭错别字。病历书写一律使用阿拉伯数字书写日期和时间。

17. 各种检查报告单应分门别类按日期顺序呈叠瓦状粘贴整齐。异常检验或检查结果应用红笔在报告单上方标注。实施电子病历后，能支持检验报告单满页打印者，可将检验报告单分门别类按报告时间顺序满页打印。

18. 使用表格式病历必须是本规范所列专科、专病表格式病历。如需设计其他专科、专病表格式病历（包括护理的各种表格），必须基本符合住院病历格式的内容和要求，包括本专科、专病的全部内容，经省辖市卫生行政部门审批后，报省卫生行政部门备案。

二、住院病历的格式和内容

（一）一般项目

姓名，性别，年龄（填写实足年龄或出生年、月，不可以"儿""成"代替），婚姻状况，出生地（写明省、市、县），民族，职业，工作单位，住址（城市应写明省、市、区、街道、楼、单元，农村应具体到村、组），供史者（注明与患者的关系），入院日期（急危重症患者应注明至时、分），记录日期、时间。

（二）主诉

患者就诊最主要的原因，包括症状（或体征）及其持续时间。主诉多于一项者，则按发生的先后次序列出，并记录每个症状的持续时间。主诉要简明精练，除特殊情况外，一般不宜用诊断或检查结果代替症状。主诉应能导致第一诊断，原则上不得超过 20 个字。

（三）现病史

围绕主诉进行描述。主要内容包括如下。

1. 起病情况：患病时间、发病缓急、前驱症状、可能的病因和诱因。

2. 主要症状的特点：应包括主要症状的部位、性质、持续时间及程度。

3. 病情的发展与演变：包括起病后病情是持续性还是间歇性发作，是进行性加重还是逐渐好转，缓解或加重的因素等。

4. 伴随症状：各种伴随症状出现的时间、特点及其演变过程，各伴随症状之间，特别是与主要症状之间的相互关系。

5. 记录与鉴别诊断有关的阴性资料。

6. 诊疗经过：何时、何处就诊，做过何种检查，诊断为何病，经过何种治疗，药物剂量及效果。

7. 一般情况：目前的食欲、大小便、精神、体力、睡眠等情况。

8. 凡与现病直接有关的病史，虽年代久远亦应包括在内。

9. 若患者存在两个以上不相关的未愈疾病时，虽与本次疾病无紧密关系，但仍需治疗的其他疾病情况，可在现病史后另起一段予以记录。

10. 凡意外事件或可能涉及法律责任的伤害事故，应详细客观记录，不得主观臆测。

（四）既往史

既往史是指患者过去的健康和疾病情况。内容包括既往：

1. 一般健康状况及疾病史。

2. 传染病病史。

3. 手术、外伤史。

4. 输血史。

5. 食物或药物及其他过敏史。

6. 预防接种史。

7. 过去健康状况及疾病的系统回顾。

呼吸系统：慢性咳嗽、咳痰、呼吸困难、咯血、低热、盗汗、与肺结核患者密切接触史等。

循环系统：心悸、气急、咯血、发绀、心前区痛、晕厥、水肿及高血压、动脉硬化、心脏疾病、风湿热病史等。

消化系统：慢性腹胀、腹痛、嗳气、反酸、呕血、便血、黄疸和慢性腹泻、便秘史等。

泌尿系统：尿频、尿急、尿痛、排尿不畅或淋漓，尿色（洗肉水样或酱油色），清浊度，水肿，肾毒性药物应用史，铅、汞化学毒物接触或中毒史，以及下疳、淋病、梅毒等性病史。

造血系统：头晕，乏力，皮肤或黏膜瘀点、瘀斑、紫癜、血肿，反复鼻衄，牙龈出血，骨骼痛、化学药品、工业毒物、放射性物质接触史等。

内分泌系统及代谢：畏寒、怕热、多汗、食欲异常、烦渴、多饮、多尿、头痛、视力障碍、肌肉震颤，以及性格、体重、皮肤、毛发和第二性征改变史等。

神经系统：头痛、失眠或嗜睡、意识障碍、晕厥、痉挛、瘫痪、视力障碍、感觉及运动异常、性格改变、记忆力和智力减退史等。

肌肉骨骼系统：关节肿痛，运动障碍，肢体麻木、痉挛、萎缩，瘫痪史等。

（五）个人史

1. 出生地及居留地　有无日本血吸虫病疫水接触史，有无去过其他地方病或传染病流行地区及其接触情况。

2. 生活习惯及嗜好　有无嗜好（烟、酒、常用药品、麻醉毒品）及其用量和年限。

3. 职业和工作条件　有无工业毒物、粉尘、放射性物质接触史。

4. 冶游史　有无婚外性行为，有无患过下疳、淋病、梅毒等性病史。

（六）婚育史、月经史

1. 结婚年龄、配偶健康状况、性生活情况等。

2. 初潮年龄 $\dfrac{行经经期天数}{月经周期天数}$ 末次月经时间（或绝经年龄），以及月经量、颜色，有无血块、痛经、白带等情况。

3. 生育情况按下列顺序写明：足月分娩数－早产数－流产或人流数－存活数。计划生育措施。

（七）家族史

1. 父母、兄弟、姐妹及子女的健康状况，有无患有与患者同样的疾病；如已死亡，应记录死亡原因及年龄。

2. 家族中有无结核、肝炎、性病等传染性疾病。

3. 有无家族性遗传疾病，如糖尿病、血友病。

（八）体格检查

体温 ℃，脉搏 次 / 分，呼吸 次 / 分，血压 / mmHg。

1. 一般状况 发育（正常、不良、超常），营养（良好、中等、不良、肥胖、恶病质），神志（清晰、淡漠、模糊、嗜睡、谵妄、昏迷），体位（自主、被动、强迫），面容与表情（安静，忧虑，烦躁，痛苦，急、慢性病容或特殊病容），检查能否合作。

2. 皮肤、黏膜 颜色（正常、潮红、苍白、发绀、黄染、色素沉着），温度，湿度，弹性，有无水肿、皮疹、瘀点、紫癜、皮下结节、肿块、蜘蛛痣、肝掌、溃疡和瘢痕，毛发的生长及分布。

3. 淋巴结 全身或局部淋巴结有无肿大（部位、大小、数目、硬度、活动度或粘连情况，局部皮肤有无红肿、波动、压痛、瘘管、瘢痕等）。

4. 头部及其器官

（1）头颅：大小，形状，有无肿块、压痛、瘢痕，头发（量、色泽、分布）。眼眉毛（脱落、稀疏），睫毛（倒睫），眼睑（水肿、运动、下垂），眼球（凸出、凹陷、运动、斜视、震颤），结膜（充血、水肿、苍白、出血、滤泡），巩膜（黄染），角膜（云翳、白斑、软化、溃疡、瘢痕、反射、色素环），瞳孔（大小、形态、对称或不对称、对光反射及调节与辐辏反射）。

（2）耳：有无畸形、分泌物、乳突压痛，听力。

（3）鼻：有无畸形、鼻翼扇动、分泌物、出血、阻塞，有无鼻中隔偏曲或穿孔，有无鼻窦压痛。

（4）口腔：气味，有无张口呼吸，唇（畸形、颜色、疱疹、皲裂、溃疡、色素沉着），牙（龋齿、缺齿、义齿、残根，注明位置右——左，斑釉牙），牙龈（色泽、肿胀、溃疡、溢脓、出血、铅线），舌（形态、舌质、舌苔、溃疡、运动、震颤、偏斜），颊黏膜（发疹、出血点、溃疡、色素沉着），咽（色泽、分泌物、反射、悬雍垂位置），扁桃体（大小、充血、分泌物、假膜），喉（发音清晰、嘶哑、喘鸣、失音）。

5. 颈部 对称，有无抵抗、强直，有无颈静脉怒张及肝颈静脉回流征、颈动脉异常搏动，气管位置，甲状腺（大小、硬度、压痛、结节、震颤、血管杂音）。

6. 胸部 胸廓（对称，畸形，有无局部隆起或塌陷、压痛），呼吸（频率、节律、深度），乳房（大小，乳头，有无红肿、压痛和肿块），胸壁有无静脉曲张、皮下气肿等。

（1）肺

1）视诊：呼吸运动（两侧对比），呼吸类型，有无肋间隙增宽或变窄。

2）触诊：呼吸活动度，语颤（两侧对比），有无胸膜摩擦感、皮下捻发感等。

3）叩诊：叩诊音（清音、过清音、浊音、实音、鼓音及其部位），肺下界及肺下界移动度。

4）听诊：呼吸音（性质、强弱、异常呼吸音及其部位），有无干、湿啰音和胸膜摩擦音；语音传导（增强、减弱、消失）等。

（2）心

1）视诊：心前区隆起，心尖搏动或心脏搏动位置、范围和强度。

2）触诊：心尖搏动的性质及位置，有无震颤（部位、期间）和摩擦感。

3）叩诊：心脏左、右浊音界用左、右第 2、3、4、5 肋间距前正中线的距离（cm）表示。须注明左锁骨中线距前正中线的距离（cm）。

右（cm）	肋间	左（cm）
	2	
	3	
	4	
	5	

4）听诊：心率，心律，心音的强弱，P_2 和 A_2 强度的比较，有无心音分裂、额外心音、杂音（部位、性质、收缩期或舒张期或连续性、强度、传导方向及与运动、体位和呼吸的关系；收缩期杂音强度用六级分法，如描述 3 级收缩期杂音，应写作"3/6 级收缩期杂音"；舒张期杂音分为轻、中、重三度）和心包摩擦音等。

桡动脉：脉搏频率，节律（规则、不规则、脉搏短绌），有无奇脉和交替脉等，搏动强度，动脉壁弹性、紧张度。

周围血管：有无毛细血管搏动、枪击音、Duroziez 双重杂音、水冲脉和动脉异常搏动。

7. 腹部

（1）腹围：（腹水或腹部包块等疾病时测量）。

（2）视诊：形状（对称、平坦、膨隆、凹陷），呼吸运动，胃肠蠕动波，有无皮疹、色素、条纹、瘢痕、腹壁静脉曲张及其血流方向，疝和局部隆起（器官或包块）的部位、大小、轮廓，腹部体毛。

（3）触诊：腹壁紧张度，有无压痛、反跳痛、液波震颤、肿块（部位、大小、形状、硬度、压痛、移动度、表面情况、搏动）。

肝脏：大小（右叶以右锁骨中线肋下缘、左叶以前正中线剑突下至肝下缘多少厘米示），质地（Ⅰ度：软；Ⅱ度：韧；Ⅲ度：硬），表面（光滑度），边缘，有无结节、压痛和搏动等。

胆囊：大小、形态、有无压痛、Murphy 征。

脾脏：大小，质地，表面，边缘，移动度，有无压痛、摩擦感，脾脏明显肿大时以三线测量法表示。

肾脏：大小，形状，硬度，移动度，有无压痛。

膀胱：膨胀、肾及输尿管压痛点。

（4）叩诊：肝上界在第几肋间，肝浊音界（缩小、消失），肝区叩击痛，有无移动性浊音、高度鼓音、肾区叩击痛等。

（5）听诊：肠鸣音（正常、增强、减弱、消失、金属音），有无振水音和血管杂音等。

8. 肛门、直肠　视病情需要检查。有无痔、肛裂、脱肛、肛瘘。直肠指诊（括约肌紧张度，有无狭窄、肿块、触痛、指套染血；前列腺大小、硬度，有无结节及压痛等）。

9. 外生殖器　根据病情需要做相应检查。

男性：包皮，阴囊，睾丸，附睾，精索，有无发育畸形、溃疡、肿块、静脉曲张、鞘膜积液等。

女性：参见妇科检查。检查必须有女医护人员在场，必要时请妇科医师检查。

10.脊柱　活动度，有无畸形（侧凸、前凸、后凸）、压痛和叩击痛等。

11.四肢　有无畸形，杵状指（趾），静脉曲张，有无骨折及关节红肿、疼痛、压痛、积液、脱臼、强直、畸形，有无水肿、肌肉萎缩、肌张力变化或肢体瘫痪等。

12.神经反射　①生理反射：浅反射（角膜反射、腹壁反射、提睾反射）；②深反射（肱二头肌、肱三头肌及膝腱、跟腱反射）；③病理反射：巴宾斯基征（Babinski sign）、奥本海姆征（Oppenheim sign）、戈登征（Gordon sign）、查多克征（Chaddock sign）、霍夫曼征（Hoffmann sign）；④脑膜刺激征：颈强直、克尼格征（Kernig sign）、布鲁津斯基征（Brudzinski sign）。

必要时做运动、感觉等及神经系统其他特殊检查。

（九）专科情况

应当根据专科需要记录专科特殊情况。

实验室及器械检查

记录与诊断相关的实验室及器械检查结果及检查日期，包括患者入院后 24 小时内应完成的检查结果，如血、尿、粪常规和其他有关实验室检查，X 线、心电图、超声波、肺功能、内镜、CT、血管造影、放射性核素等检查。

如系在其他医院所做的检查，应注明该医院名称及检查日期。

（十）摘要

简明扼要地综述病史要点、体格检查、实验室及器械检查的重要阳性和阴性发现，提示诊断和鉴别诊断的依据。内容以不超过 300 字为宜。

（十一）诊断

诊断名称应确切，分清主次，顺序排列，主要疾病在前，次要疾病在后，并发病并列于有关主病之后，伴发病排列在最后。诊断应尽可能包括病因诊断、病理解剖部位和功能诊断。对一时难以肯定诊断的疾病，可在病名后加"?"，一时既查不清病因、也难以判定在形态和功能方面改变的疾病，可暂以某症状待诊或待查，并应在其下注明一两个可能性较大或待排除疾病的病名，如"发热待查，肠结核？"。

1.初步诊断　住院医师或以下医师书写的住院病历，入院时的诊断一律写"初步诊断"。初步诊断写在住院病历或入院记录末页中线右侧，并签名。

2.入院诊断　住院后主治及主治以上医师第一次检查患者所确定的诊断为"入院诊断"，入院诊断写在初步诊断的下方，并注明日期；如住院病历或入院记录系主治医师书写，则可直接写"入院诊断"，而不写"初步诊断"。入院诊断与初步诊断相同时上级医师只需在病历上签名，则初步诊断即被视为入院诊断，不需重复书写入院诊断。

3.修正诊断（包含入院时遗漏的补充诊断）　凡以症状待诊的诊断及初步诊断、入院诊断不完善或不符合，上级医师（主治及主治以上医师）必须用红笔做出"修正诊断"，修正诊断写在住院病历或入院记录末页中线左侧，并注明日期，修正医师签名。修正诊断必须与出院记录、死亡记录、病案首页一致。

住院过程中增加新诊断或转入科对转出科原诊断的修正，不宜在住院病历、入院记录上做增补或修正，只在转入记录、出院记录、病案首页上书写，同时于病程记录中写明其依据。

（郭再萍　宋海峰）

第 2 章

护理院基本技能

第一节 成人心肺复苏 – 基础生命支持

一、成人心肺复苏的定义

成人心肺复苏（CPR）是应对成人心搏骤停，能形成暂时的人工循环与人工呼吸，以求达到心脏自主循环恢复、自主呼吸和自主意识的挽救生命技术。

二、成人心肺复苏 – 基础生命支持（BLS）的步骤

（一）判断患者意识

只要发病地点不存在危险并适合，应就地抢救，急救人员在患者身旁快速判断有无损伤和反应，可轻拍或摇动患者，并大声呼叫"您怎么了"。如果患者有头颈部创伤或怀疑有颈部损伤，要避免造成脊髓损伤，对患者不适当的搬动可能造成截瘫。

（二）判断患者呼吸和脉搏

患者心脏停搏后会出现呼吸减慢、停止，甚至出现濒死叹气样呼吸或也称为喘息，而部分心搏骤停的原因正是呼吸停止或窒息，通过直接观察胸廓的起伏来确定患者的呼吸状况，也可以通过患者鼻、口部有无气流或在光滑表面产生雾气等方法来参考判断。对于经过培训的医务人员，建议判断呼吸的同时应判断患者的循环征象。循环征象包括颈动脉搏动和患者任何发声、肢体活动等。检查颈动脉搏动时，患者头后仰，急救人员找到甲状软骨，沿甲状软骨外侧 0.5 ～ 1.0cm处，气管与胸锁乳突肌间沟内即可触及颈动脉同时判断呼吸、脉搏的时间限定在 5 ～ 10 秒。

（三）启动紧急医疗救援（EMSS）

对于第一发现者来说，如发现患者无反应、无意识及无呼吸，只有 1 人在现场，对成人要先启动 EMSS，目的是求救于其他急救人员，并快速携带除颤器到现场，获取自动体外除颤仪（automated external defibrillators，AED），自己马上开始实施 CPR。

（四）实施高质量的胸外按压

1. 胸外按压技术标准 CPR 时为保证组织器官的血流灌注，必须实施有效的胸外按压。有效的胸外按压必须快速、有力，按压频率 100 ～ 120 次 / 分，按压深度成人不少于 5cm 且不超过 6cm，每次按压后胸廓完全回复，按压与放松比大致相等。尽量避免胸外按压中断，按压分数（即胸外按压时间占整个 CPR 时间的比例）应≥ 60%。在建立人工气道前，成人单人 CPR或双人 CPR，按压：通气比为 30：2，建立高级气道（如气管插管）以后，按压与通气可能不同步，通气频率为 10 次 / 分。

2. 胸外按压实施标准　患者应仰卧平躺于硬质平面，术者位于其旁侧。若胸外按压在床上进行，应在患者背部垫以硬板。按压部位在胸骨下半段，按压点位于双乳头连线中点。用一只手掌根部置于按压部位，另一手掌根部叠放其上，双手手指紧扣，以手掌根部为着力点进行按压。身体稍前倾，使肩、肘、腕位于同一轴线上，与患者身体平面垂直。用上身重力按压，按压与放松时间相同。每次按压后胸廓完全回复，但放松时手掌不离开胸壁。按压暂停间隙施救者不可双手倚靠患者。

3. 仅胸外按压的 CPR　经过培训的非专业施救者有能力进行人工呼吸，应按照按压 : 人工呼吸为 30 : 2 进行。单纯胸外按压（仅按压）CPR 对于未经培训的施救者更容易实施，而且更便于调度员通过电话进行指导。另外，对于心脏病因导致的心搏骤停，单纯胸外按压 CPR 或同时进行按压和人工呼吸 CPR 的存活率相近。

（五）人工通气

1. 开放气道　如果患者无反应，急救人员应判断患者有无呼吸或是否异常呼吸，先使患者取复苏体位（仰卧位），即先行 30 次心脏按压，再开放气道。如无颈部创伤，可以采用仰头抬颏法或托颌法，开放气道，对非专业人员因托颌法难于学习，故不推荐采用，专业急救人员对怀疑有颈椎脊髓损伤的患者，应避免头颈部的延伸，可使用托颌法。

（1）仰头抬颏法：完成仰头动作，应把一只手放在患者前额，用手掌把额头用力向后推，使头部向后仰，另一只手的手指放在下颏骨处，向上抬颏，使牙关紧闭，下颏上抬动，勿用力压迫下颌部软组织，以免可能造成气道梗阻。也不要用拇指抬下颏。气道开放后有利于患者自主呼吸，也便于 CPR 时进行口对口人工呼吸。如果患者义齿松动，应取下，以防其脱落阻塞气道。

（2）托颌法：把手放置患者头部两侧，肘部支撑在患者躺的平面上，托紧下颌角，用力向上托下颌，如患者紧闭双唇，可用拇指把口唇分开。如果需要行口对口人工呼吸，则将下颌持续上托，用面颊贴紧患者的鼻孔。此法效果肯定，但费力，有一定技术难度。对于怀疑有头、颈部创伤患者，此法更安全，不会因颈部活动而加重损伤。

2. 人工通气　采用人工呼吸时，每次通气必须使患者的肺脏膨胀充分，可见胸廓上抬即可，切忌过度通气。在建立高级气道后，实施连续通气的频率统一为每 6 秒一次（10 次 / 分）。但应该强调，在人工通气时应使用个人保护装置（如面膜、带单向阀的通气面罩、球囊面罩等）对施救者实施保护。

（1）口对口呼吸：口对口呼吸是一种快捷有效的通气方法，呼出气体中的氧气足以满足患者需求。人工呼吸时，要确保气道通畅，捏住患者的鼻孔，防止漏气，急救者用口把患者的口完全罩住，呈密封状，缓慢吹气，每次吹气应持续 1 秒以上，确保通气时可见胸廓起伏。口对口呼吸常会导致患者胃胀气，并可能出现严重并发症如胃内容物反流导致误吸或吸入性肺炎、胃内压升高后膈肌上抬而限制肺的运动。所以应缓慢吹气，不可过快或过度用力，减少吹气量及气道压峰值水平，有助于减低食管内压，减少胃胀气的发生。对大多数未建立人工气道的成人，推荐 500 ～ 600 ml 潮气量，既可降低胃胀气危险，又可提供足够的氧合。

（2）球囊 - 面罩通气：使用球囊面罩可提供正压通气，但未建立人工气道容易导致胃膨胀，需要送气时间长，潮气量控制在可见胸廓起伏。但急救中挤压气囊难保不漏气，因此，单人复苏时易出现通气不足，双人复苏时效果较好。双人操作时，一人压紧面罩，另一人挤压球囊通气。

（六）电除颤

大多数成人突发非创伤性心搏骤停的原因是心室颤动，电除颤是救治心室颤动最为有效的方法。单相波除颤器首次电击能量选择 360 J，双相波除颤器首次电击能量选择应根据除颤仪的品牌或型号推荐,一般为200J。对心室静止(心电图示呈直线)与电机械分离患者不可电除颤,而应立即实施CPR。

三、BLS 的"多元化"

心搏骤停发生时间无法预测,发病起点和情况也千差万别,采用标准心肺复苏有时难以应对特殊的条件和环境。"多元化"的 CPR 方法学和装备为特殊情况下的 CPR 提供重要的途径,为特殊患者带来生的希望,包括单纯胸外按压 CPR、腹部提压 CPR、开胸直接心脏挤压 CPR、膈下抬挤 CPR、体外膜肺 CPR(ECPR)和机械复苏装置 CPR 等。

四、BLS 的"个体化"

对于心搏骤停患者具体实施 CPR 时,要充分考虑到不同地区、不同社会、不同人群等诸多差异,并结合心搏骤停时的多重因素加以灵活运用。

第二节　心脏电除颤

一、心脏电除颤的定义

心脏电除颤是在心室颤动、无心动周期时,用特殊的放电仪器针对心脏在任何时候放电以消除颤动波,使心脏再次复搏,即非同步电复律,又称为电除颤。

二、心脏电除颤的操作步骤

(一)手动心脏电除颤

1. 患者平卧位。

2. 准备除颤器,在电极板上涂导电糊或铺垫用盐水浸湿的纱布垫。

3. 术者双手持电极板,将两电极板分别置于胸骨右缘第 2 肋间和左腋前线第 5 肋间(心底 - 心尖位),打开除颤器,观察监测屏幕确认为心室颤动或心室扑动心律。

4. 选择除颤能量,双相波除颤器用 200J,单相波除颤器用 360J,充电。

5. 紧压电极板,确认无人接触患者且周围无导电体存在,于人工呼气末按放电按钮除颤。

6. 立即移开电极板,继续胸外按压,给予 5 个 30∶2 按压 - 通气循环或 2 分钟的 CPR 后观察心电示波器检查患者心律,如未复搏准备下一次除颤;如果患者仍然为心室颤动,则可以再除颤 1 ~ 2 次,能量与前面相同。

7. 经上述 2 ~ 3 次除颤仍无效,或心电图示细颤波,则应给予肾上腺素、胺碘酮、利多卡因或溴苄胺静脉注射,并胸外按压 5 个 30∶2 循环后再除颤。继用胺碘酮或利多卡因维持静脉滴注,可提高心室颤动的阈值,防止除颤成功后复颤。

(二)自动体外除颤仪(AED)

1. 患者平卧位贴电极片一个在胸骨右缘第 2 肋间(右锁骨正下方),另一个贴在左腋前线,使其顶端位于腋下 4 ~ 5cm 处。

2. 打开 AED 电源将电极片导线与其连接,与患者脱离接触,AED 自动分析心律(需 5 ~ 15 秒),如有室性心动过速或心室颤动等应电击除颤的心律时则会自动充电,并用语音提示应予以电击。

3. 确认无人接触患者且周围无导电体存在后,按下电击钮。

第一次电击后立即按下分析钮，如提示室性心动过速或心室颤动持续存在，则再次重复充电－电击的步骤。3 次电击后将要求医护人员检查患者的循环征象，包括脉搏，如没有恢复应继续做心肺复苏。

三、心脏电除颤的适应证

所有心室颤动都应尽快电击除颤，最好在最短时间内转复为窦性心律，超过 4 分钟后除颤成功率明显降低。

四、心脏电除颤的禁忌证

1. 洋地黄中毒所致快速性心律失常。

2. 病态窦房结综合征部分患者电复律后可发生心室停搏，如术前忽略本病表现，未做临时心脏起搏的准备，则可能造成患者猝死。因此，对年龄较大的快速心房颤动患者拟行电复律术时，应注意除外本病，并在术前置入临时心脏起搏器进行保护。

3. 室上性快速性心律失常合并完全性房室传导阻滞电复律后可发生房室交界区或心室节律点自律性明显抑制，甚至引起心室停搏。

4. 快速性心律失常伴低钾血症，此时电复律可发生严重的甚至致命性心律失常。因此除心肺复苏时，一般电复律前必须测血钾，血钾低时应先补足再行电复律术。

5. 低氧血症、高碳酸血症及酸碱平衡紊乱导致的快速性心律失常单纯电复律术常无效，且有危险或反复发作，应积极进行病因治疗。

6. 其他快速性心律失常拟同步直流电除颤复律患者，如有近期动脉或静脉曾发生栓塞、左心房有附壁血栓、心脏明显扩大、严重心功能不全，均属禁忌或慎用范围。

五、心脏电除颤的注意事项

电除颤的并发症发生率为 4%～6%。术后可发生多种短暂性心律失常，一般无须处理，但在心肌缺血或梗死时及洋地黄中毒、低钾、低镁等电解质紊乱患者可发生严重室性心律失常，少数室性快速性心律失常者需再次电击；高能量电击可导致长时间心脏停搏，应予以及时复苏；高能量放电时易发生一过性低血压，数小时后可自行恢复，无须特殊处理；术后可有一过性心肌酶升高和心电图高钾表现，数月内心电图可有心肌损伤表现，无须特殊处理；少数患者于术后 24～48 小时或 2 周内发生肺栓塞或周围血管栓塞，应予以注意。术前适量服用抗凝血药物有助于防止栓塞的发生，但不作为常规使用；急性肺水肿见于二尖瓣或主动脉瓣病变及左心室功能不全的患者，多发生于术后 1～3 小时，应按急性左心衰竭及时处理。

第三节　急性上呼吸道梗阻急救

一、急性上呼吸道梗阻的定义

急性上呼吸道梗阻是各种原因导致的上呼吸道急性不完全性或完全性通气不畅并可能危及生命的危急症。

临床上，上呼吸道梗阻、上气道阻塞虽较为少见，但一旦发生其危险性极大，完全性上呼吸道梗阻可能在数分钟内危及患者生命。

二、急性上呼吸道梗阻解除的步骤

（一）环甲膜穿刺术

用于无法解除的上呼吸道梗阻，是临床上为了有效解除急性上呼吸道梗阻引起的严重呼吸困难而采取的急救方法之一。它可为后续抢救赢得时间，是现场急救的重要组成部分。它具有简便、快捷、有效、容易掌握四大优点，但由于是一种"损伤性"操作，现场人员常难以决断。

1. 环甲膜的解剖　环甲膜是位于甲状软骨和环状软骨之间，由弹性纤维构成的近似三角形的结缔组织膜。其周围无颈部肌群及重要神经、血管，而且远离肺及纵隔，所以手术非常安全，利于穿刺。

2. 环甲膜的定位　使被抢救者头部后仰，在体表触摸，自下颌部沿颈正中线向下触摸，会摸到2个硬性突起，第一个凸起即喉结，第二个凸起即甲状软骨，环状软骨上缘软组织凹陷处是环甲膜。

3. 环甲膜穿刺的适应证和禁忌证　用手法无法解除的上呼吸道梗阻，特别是喉以上部位的梗阻可以考虑使用环甲膜穿刺术。已明确呼吸道阻塞发生在环甲膜水平以下者，不宜行环甲膜穿刺术。

4. 环甲膜穿刺操作步骤

（1）如果病情允许，患者应尽量取仰卧位，肩部垫高，头后仰。不能耐受上述体位者，可取半卧位。

（2）颈中线甲状软骨下缘与环状软骨弓上缘之间即为环甲膜穿刺点。

（3）用碘伏常规皮肤消毒。戴无菌手套，检查穿刺针是否通畅。

（4）穿刺部位局部麻醉。危急情况下可不用麻醉和消毒、戴手套等。

（5）以左手拇指、中指固定穿刺部位两侧，示指触摸环状软骨上缘，右手持环甲膜穿刺针垂直刺入环甲膜，注意勿用力过猛，出现落空感即表示针尖已进入喉腔。再顺气管方向稍向下推行少许，退出穿刺针芯，检验有呼吸气流，确认针刺入喉腔后将针末端用胶布固定。

5. 环甲膜穿刺操作要点　穿刺针要贴着环状软骨上缘刺入，其间略有阻力，刺破后有落空感。如果没有穿刺针，可用粗注射针头或其他任何锐器如水果刀迅速从环甲膜刺入，并使创口撑开，创口内放置通气管，检查呼吸顺畅后，将露出皮肤以外的部分用胶布加以固定，以防通气管坠入气管。

（二）海姆立克手法

单人海姆立克手法　海姆立克手法是目前国际通用的现场处理上呼吸道异物的手法。

（1）救护员站在被抢救者背后，被抢救者弯腰并使头部前倾。

（2）救护员双手环抱被抢救者腰部。

（3）救护员一手握空心拳，将拇指侧顶住被抢救者腹部正中线脐上方两横指处、剑突下方。

（4）救护员另一手掌紧握在握拳之手上。

（5）救护员用力在被抢救者腹部向上连续冲击5～6次。

（6）每次推压动作要明显分开。

三、急性上呼吸道梗阻解除的适应证

1. 喉痉挛：喉部肌肉反射性痉挛收缩，使声带内收，声门部分或完全关闭而导致患者出现不同程度的呼吸困难，甚至完全性上呼吸道梗阻。

2. 气道壁急性病变：如咽喉部软组织炎、咽后壁脓肿、扁桃体肿大、声带麻痹、喉或气管肿瘤、气管软化及复发性多软骨炎等。

3. 上呼吸道异物梗阻：固体食物或玩具误入气道。

4. 气道急性外部压迫：气道周围占位性病变如甲状腺癌、脓肿、血肿或气体的压迫。

5. 上呼吸道内分泌物潴留、呼吸道出血、大量痰液未能咳出或胃内容物大量吸入等。

四、急性上呼吸道梗阻解除的禁忌证

1. 无绝对禁忌证。

2. 已明确呼吸道阻塞发生在环甲膜水平以下时，不应行环甲膜穿刺术。

五、急性上呼吸道梗阻解除的注意事项

（一）环甲膜穿刺

1. 该手术是一种急救措施，须争分夺秒，在尽可能短的时间内实施完成。

2. 作为一种应急措施，置针留置时间一般不超过 24 小时，应及时转院。

3. 如遇血凝块或分泌物堵塞套管，可用注射器注入空气，或用少许生理盐水冲洗，以保证其通畅。

（二）海姆立克手法

1. 如呼吸道部分堵塞而气体交换良好时，应尽量鼓励患者咳嗽确定是否发生呼吸道异物堵塞，询问"是否被噎住了"，了解患者能否咳嗽和说话。

2. 如果患者不能说话、咳嗽或呼吸道部分堵塞而气体交换欠佳时，应立即实施人工操作帮助清除上呼吸道异物。

第四节　气　管　插　管

一、气管插管的定义

气管插管术是将一特制的气管内导管通过口腔或鼻腔，经声门置入气管或支气管内的方法，为呼吸道通畅、通气供氧、呼吸道吸引等提供最佳条件，是抢救呼吸功能障碍患者的重要措施。

二、气管插管的步骤

（一）操作前准备

气管插管时通常需要从会厌部或直接将会厌提起以显露声门。气管插管是将气管导管通过声带置入气管。声带的前 2/3 是软组织和黏膜，而后部是比较坚韧的软骨部分，是阻碍气管导管进入的原因之一。

1. 物品准备　气管插管之前必须备好相关用品，包括喉镜（弯型镜片）、硅胶气管导管（成人男性36～40号，女性32～36号）、金属导丝等，其他用品包括牙垫、麻醉用喷雾器、注射器1～2支、吸引器、氧气、压舌板、听诊器、胶带、枕头及通气装置如气囊、麻醉机或呼吸机。

2. 预氧合　气管插管前患者人工呼吸应用纯氧预氧合至少3分钟，尽可能使血氧饱和度稳定在98%以上。这对于清醒有自主呼吸患者使用面罩维持适当的每分通气量即可达到，但对于昏迷、呼吸功能失代偿患者可能需要面罩加压通气才能满足要求。其目的是置换出肺内的二氧化碳，有助于延迟喉镜和气管插管无通气期间低氧血症的发生。

3. 喉镜检查和气管插管检查　操作者必须戴手套和眼罩，以免直接接触患者的分泌物。检

查喉镜弯型镜片大小是否合适，取出义齿，通过喉镜查看口腔内有无异物。气管导管不易过硬、过大或过小。如果需要使用金属导丝，其插入气管导管内时其尖端应距导管前端 2～3cm。近端应卡在导管的接头处，以防止管芯意外进入气管。

（二）操作方法

1. 患者仰卧体位，头后仰，双手将下颌向前、向上托起，左手持喉镜自右口角放入口腔，将舌推向左方，向前推进喉镜暴露悬雍垂，右手托起下颌，并继续向前推进喉镜，直至看到会厌。清醒或有心脏病的患者，插管前应进行喉部和气管表面喷雾麻醉，以减轻刺激。

2. 左手稍用力向前推进喉镜，使镜片前端到达舌根部，向上、向前提起喉镜，显露声门。

3. 右手持气管导管，对准声门，用轻旋转的力量插入气管。放置牙垫，退出喉镜。

4. 观察导管有无气体出入，若无呼吸，可用口鼻气囊吹入气体，观察胸廓有无起伏，或用听诊器听双侧呼吸音，以确定导管位置是否合适。一侧有呼吸音，表明导管进入一侧支气管，应使导管稍做后退。

5. 固定牙垫和气管导管。

三、气管插管的适应证

1. 心搏、呼吸骤停行心肺复苏者，应尽早进行气管插管，确保提供足够通气，有效供氧。

2. 大手术需行气管插管麻醉的患者。

3. 慢性阻塞性肺疾病患者慢性呼吸衰竭急性恶化。

4. 中枢神经系统抑制药物如吗啡、镇静催眠药物过量；有机磷农药、氰化物、砷中毒；副醛、甲醇、氯化锌等中毒引起的呼吸肌麻痹。

5. 脑血管疾病及神经肌肉疾病如重症肌无力、脊髓灰质炎、肌萎缩性侧索硬化症、急性感染性多神经炎等疾病引起的肌无力。

6. 胸部外伤如肺挫伤、开放性或闭合性血气胸、多发多处肋骨骨折所致的连枷胸。

7. 头颈部手术呼吸道难以保持通畅者。

8. 危重患者出现呼吸功能不全，需人工辅助呼吸或机械通气者，或者痰液不能咳出需行气管插管吸痰者。

9. 需要机械通气的患者。

四、气管插管的禁忌证

1. 颈椎外伤、脱位。

2. 喉部肿瘤出血或异物未清除。

3. 主动脉瘤压迫气管。

4. 喉部急性炎症、水肿、血肿、烧灼伤或化学灼伤。

五、气管插管的注意事项

1. 注意无菌操作，防止感染。

2. 操作轻柔准确，忌操作过猛，防止牙齿脱落及下颌脱位。

3. 气管导管选用大小合适，过小易变形堵塞，增加呼吸阻力。过粗易压迫喉部组织，引起水肿或坏死。

4. 气管导管插入不宜过深或过浅。过深时易进入支气管，导致一侧肺不张，加重缺氧，过浅则易脱落。

5. 插管时间不宜过长,成人一般不要超过 1 周,如有需要,需定期更换导管。

6. 使用呼吸机时应根据病情和血气分析调整参数。

第五节　无菌技术

一、无菌技术的定义

无菌技术是指在手术、穿刺、插管、注射和换药等医疗、护理技术过程中,防止一切微生物侵入机体和保持无菌物品及无菌区域不被污染的操作技术。

二、无菌技术的步骤

1. 戴工作帽　戴工作帽可防止头发上的灰尘、散发及微生物落下造成污染。

2. 戴口罩　戴口罩的目的是防止飞沫污染无菌物品。

3. 手的清洁与消毒　直接接触患者前后,从同一患者身体的污染部位移动到清洁部位时,接触不同患者之间;接触患者黏膜、破损皮肤或伤口前后,接触患者的血液、体液、分泌物、排泄物、伤口敷料之后;进行无菌操作前后,处理清洁、无菌物品之前,处理污染物品之后;穿脱隔离衣前后;戴手套前、脱手套后均应洗手和消毒。可用免洗手消毒凝胶,按"六步洗手法"彻底洗手和消毒。

"六步洗手法"具体操作如下:

第一步:掌心相对,手指并拢相互揉搓。

第二步:手指交叉,掌心对手背,指缝相互揉搓,交换进行。

第三步:手指交叉,掌心相对,沿指缝相互揉搓。

第四步:弯曲手指关节,在另一手掌心旋转揉搓,交换进行。

第五步:一手握另一手拇指旋转揉搓,交换进行。

第六步:五指指尖并拢,在另一手的掌心处揉搓,交换进行。

4. 戴无菌手套　选择大小合适的手套,检查手套外包装有无潮湿、破损,是否在有效期内。

5. 持物钳(镊)的使用　取无菌持物钳(镊)时,应保持钳(镊)端闭合下垂直取出。在用持物钳(镊)取物时,要保证"尖低柄高"位,保证不接触有菌物品,用完持物钳(镊)保持钳(镊)端闭合下放回,钳(镊)体的尖端不能接触容器内侧消毒液体以上的部分。

三、无菌技术的适应证

适用于所有需要无菌要求的诊疗操作。

四、无菌技术的禁忌证

无禁忌证。

五、无菌技术的注意事项

1. 环境　进行无菌技术操作前半小时,应停止打扫卫生,减少人员走动,以降低室内空气中的尘埃。

2. 人员　在执行无菌操作前,操作人员要将衣帽穿戴整齐,戴口罩,剪短指甲并去除甲缘下的积垢，洗手。

3.物品　明确无菌物品及非无菌物品，无菌物品必须与非无菌物品分开放置，并且有明显标志，无菌物品不可暴露于空气中，应保存于无菌包或无菌容器中。无菌包外需标明物品名称，消毒灭菌日期，有效期，并按有效期先后顺序摆放，以便取用。

4.取无菌物　操作者的身体与无菌区之间的距离应不小于20cm，手臂高度应保持在腰部以上。

第六节　创　伤　处　理

一、创伤的定义

创伤是指机械性、化学性或心理性等致伤因素作用于人体所造成的组织结构完整性的破坏或功能障碍。

创伤处理包括止血、包扎、固定和搬运。

二、创伤处理的步骤

（一）开放性伤口的包扎

1.物品准备　消毒用品、无菌纱布、棉垫、绷带、三角巾、止血带等，亦可用清洁毛巾、手绢、布单、衣物等替代。

2.包扎方法

（1）头部帽式包扎法：将三角巾的底边向内折叠约两指宽，平放在前额部眉弓上方，顶角向后拉盖住头顶，将两底边沿两耳上方往后牵拉至枕部下方，左右交叉压住顶角绕至前额打结固定，再将顶角反折，拉紧后在脑后塞至两底边交叉处。

（2）头、耳部风帽式包扎法：将三角巾顶角打一个结，置于前额中央，头部套入风帽内，向下拉紧两底角，再将底边向外反扎2～3指宽的边，左右交叉包绕兜住下颌，绕至枕后打结固定。

（3）三角巾眼部包扎法：包扎单眼时，将三角巾折叠成4指宽的带状，斜置于伤侧眼部，从伤侧耳下绕至枕后，经健侧耳上拉至前额与另一端交叉反折绕头一周，于健侧耳上端打结固定。包扎双眼时，将带状三角巾的中央置于枕部，两底角分别经耳下拉向眼部，在鼻梁处左右交叉各包一只眼，成"8"字形经两耳上方在枕部交叉后绕至下颌处打结固定。

（4）三角巾胸部包扎法：将三角巾的顶角置于伤侧肩上，两底边在胸前横拉至背部打结固定，再与顶角打结固定。

（5）三角巾肩部包扎法：单肩包扎时，将三角巾折成约80°夹角的燕尾巾，夹角朝上，向后的一角压住向前的角，放于伤侧肩部，燕尾底边绕上臂在腋前方打结固定，将燕尾两角分别经胸、背部拉到对侧腋下打结固定。包扎双肩时，则将三角巾折叠成两尾角等大的双燕尾巾，夹角朝上，对准颈后正中，左右双燕尾由前向后分别包绕肩部到腋下，在腋后打结固定。

（6）三角巾下腹部包扎法：将三角巾顶角朝下，底边横放腹部，两底角在腰后打结固定，顶角内两腿间拉至腰后与底角打结固定。

（7）三角巾手、足部包扎法：包扎膝、肘部时，将三角巾叠成比伤口稍宽的带状，斜放伤处，两端压住上下两边绕肢体一周，在肢体内侧打结固定。包扎手、足时，将三角巾底边横放在腕（踝）部，手掌（足底）向下放在三角巾中央，将顶角反折盖住手（足）背，两底角交叉压住顶角绕肢体一圈，反折顶角后打结固定。

（8）三角巾臀部包扎法：需 2 条三角巾，将一条三角巾盖住伤臀，顶角朝上，底边折成 2 指宽在大腿根部绕一周打结；另一条三角巾折成带状压住三角巾顶角，围绕腰部一周打结，最后将三角巾顶角折回，用别针固定。

（9）绷带手腕、胸、腹部环形包扎法：包扎手腕、胸、腹部等粗细大致相等的部位时，可将绷带做环形重叠缠绕，每一环均将上一环的绷带完全覆盖，为防止绷带滑脱，可将第一圈绷带斜置，环绕第二或第三圈时将斜出圈外的绷带角反扎到圈内角重叠环绕固定。

（10）绷带四肢螺旋包扎法：包扎四肢时，将绷带做一定间隔的向上或向下螺旋状环绕肢体，每旋绕一圈将上一圈绷带覆盖 1/3 或 2/3，此法常用于固定四肢夹板和敷料。

（11）绷带螺旋反折包扎法：包扎粗细差别较大的前臂、小腿时，为防止绷带滑脱，多用包扎较牢固的螺旋反折法，此法与螺旋包扎法手法基本相同，只是每圈必须反扎绷带一次，反扎时用左手拇指按住反扎处，右手将绷带反折向下拉紧缠绕肢体，但绷带反扎处要注意避开伤口和骨突起处。

3. 特殊损伤的包扎

（1）开放性颅脑损伤：用干净的碗扣在伤口上，或者用敷料或其他的干净布类做成大于伤口的圆环，放在伤口周围，然后包扎，以免包扎时骨折片陷入颅内，同时保护膨出的脑组织。

（2）开放性气胸：如胸部外伤伴有气胸，对较小的伤口采用紧密包扎，阻断气体从伤口进出。可先用厚敷料或塑料布覆盖，再用纱布垫或毛巾垫加压包扎。对伤口较大或胸壁缺损较多，可用葫芦形纱布填塞压迫。先用一块双面凡士林纱布经伤口填塞于胸腔内，再在其中心部位填塞干纱布，外加敷料，用胶布粘贴加压固定。

（3）肋骨骨折：胸部外伤伴有多发肋骨骨折，可用衣物、枕头等加压包扎伤侧，以遏制胸壁浮动，必要时可将患者侧卧在伤侧。单根肋骨骨折可用宽胶布固定，用胶布 3～4 条，每条宽 7～8cm，长度为胸廓周径的 2/3，在患者最大呼气末时固定，从健侧肩胛下向前至健侧锁骨中线，上下胶布重叠 2～3cm。

（4）腹部外伤并内脏脱出：脱出的内脏不能还纳，包扎时屈曲双腿，放松腹肌，将脱出的内脏用大块无菌纱布盖好，再用干净饭碗、木勺等凹形物扣上，或用纱、布卷、毛巾等做成圆圈状，以保护内脏，再包扎固定。

4. 操作要点

（1）对开放性伤口患者迅速暴露伤口并检查，采取急救措施。

（2）包扎材料尤其是直接覆盖伤口的纱布应严格无菌，没有无菌敷料则尽量应用相对清洁的材料，如干净的毛巾，布类等。

（3）在缠绕止血带时松紧度以摸不到远端动脉的搏动、伤口刚好止血为宜，过松无止血作用，过紧会影响血液循环，易损伤神经，造成肢体坏死。

（4）包扎材料打结或其他方法固定的位置要避开伤口和坐卧受压的位置，打结或固定的部位应在肢体的外侧面或前面。

（5）为骨折制动的包扎应露出伤肢末端，以便观察肢体血液循环的情况。

（二）四肢骨折现场急救外固定技术

1. 物品准备：夹板，在现场没有夹板时，也可用健侧肢体、树枝、竹片、厚纸板、报纸卷等作为代替物。敷料和绷带、三角巾、棉花、布块、衣服等衬垫物品。

2. 止血：首先要注意出血伤口和全身状况，如有伤口出血，应先立即止血，然后对伤口进行包扎后再进行固定。

3. 加垫：为使固定妥帖稳当，同时防止突出部位的皮肤被磨破，在骨骼突起部位用棉花、布块等软物垫好，使夹板等固定材料不直接与皮肤接触。

4. 不随意移动骨折的部位为防止骨断端刺伤神经、血管，在固定时不应随意搬动患者，特别是伤肢外露的断骨不能送回伤口内，以免增加污染。但在现场急救时，有时不得不搬动患者或伤肢，特别是为使患者免于再次受伤的危险，要将患者搬到安全地方。在这种情况下，需要一人握住伤处上方，另一人握住伤处下端肢体，并沿着纵轴线做相反方向的牵引，在伤肢不扭曲的情况下让骨断端分离开，然后边牵引边同方向移动，另外的人可进行固定，固定应先绑断处上端，后绑断处下端，然后再固定断端的上、下两个关节。

5. 外固定

（1）前臂骨折的固定方法：将夹板置于前臂四侧，然后固定腕、肘关节，用一条三角巾将前臂屈曲悬吊于胸前，用另一条三角巾将伤肢固定于胸廓。若无夹板固定，则先用一条三角巾将伤肢悬吊于胸前，然后用另一条三角巾将伤肢固定于胸廓。

（2）上臂骨折的固定方法：有夹板时，可将伤肢屈曲，贴在胸前，在伤臂外侧放一块夹板，垫好后用2条布带将骨折上、下两端固定并吊于胸前，然后用三角巾（或布带）将上臂固定在胸部。无夹板时，可将上臂自然下垂用一条三角巾固定在胸侧，用另一条三角巾将前臂挂在胸前，亦可先将前臂吊挂在胸前，用另一条三角巾将上臂固定在胸部。

（3）小腿骨折的固定方法：有夹板时，将夹板置于小腿外侧，其长度应从大腿中段到足跟，在膝、踝关节垫好后用绷带分段固定，再将两下肢并拢上下固定，并在足部用"8"字形绷带固定，使足掌与小腿成直角。无夹板时，可将两下肢并列对齐，在膝、踝部垫好后用绷带分段将两腿固定，再"8"字形绷带固定足部，使足掌与小腿成直角。

（4）股骨骨折的固定方法

1）健肢固定法：用绷带或三角巾将双下肢绑在一起，在膝关节、踝关节及两腿之间的空隙处加棉垫。

2）躯干固定法：用长夹板从足跟至腋下，短夹板从足跟至大腿根部，分别置于患腿的外、内侧，用绷带或三角巾捆绑固定。

3）操作要点：用绷带固定夹板时，应先从骨折的下部缠起，以减少患肢充血水肿；夹板应放在骨折部位的一侧或两侧，应固定上、下各一个关节；大腿、小腿及脊柱骨折者，不宜随意搬动，应临时就地固定；固定的松紧要适度，过松容易滑脱，失去固定作用，过紧会影响血液循环。

（三）脊柱损伤的固定搬运术

1. 物品准备 脊柱固定担架、长脊板、短脊板、固定带、颈托、头部固定器，必要时可就地取材如木板、门板等。

2. 脊柱损伤的固定与搬运

（1）现场评估：观察周围环境安全后，急救员正面走向患者表明身份；告知患者不要做任何动作，初步判断伤情，简要说明急救目的，先稳定患者情绪再固定，避免加重脊柱损伤。

（2）取仰卧位，头部、颈部、躯干、骨盆应以中心直线位，脊柱不能屈曲或扭转。

（3）固定患者：3人至患者同侧跪下插手，同时抬高、换单腿、起立、搬运、换单腿、下跪、换双腿同时施以平托法将患者放于硬质担架上，禁用搂抱或一人抬头、另一人抬脚的搬运方法，在伤处垫一薄枕，使此处脊柱稍向上突，然后用4条带子把患者固定在木板或硬质担架上（一般用带子固定胸与肱骨水平、前臂与腰水平、大腿水平、小腿水平，将患者绑在硬质担架上），使患者不能左右转动。如果伴有颈椎损伤，患者的搬运应注意先用颈托固定颈部，如无颈托用"头锁或肩锁"手法固定头颈部，其余人协调一致用力将患者平直地抬到担架上或木板上，然后头部的左右两侧用软枕或衣服等物固定。

（4）监测与转运：检查固定带、观察患者生命体征、选择合适的转运工具，保证患者安全，送至最近的医院进一步抢救。

3. 颈椎损伤的固定与搬运（患者仰卧位）

（1）现场：评估、判断现场环境安全，询问患者"我是医生，请问您现在哪里不舒服……"，患者诉颈部疼痛、下肢感觉障碍，怀疑颈椎损伤。

（2）检查头颈部：助手头胸锁固定头颈部，术者检查头枕部（颈椎形状、压痛）、上头锁。尽快给患者安置头部固定器或颈托。无颈托时可用沙袋或衣服填塞头、颈部两侧，防止头左右摇晃，再用布条固定。

（3）检伤：全身检查判断伤情，按照头-颈-胸-腹-背部-外生殖器-下肢-上肢的顺序。

（4）整体侧翻：术者指挥，2 位助手左、右手交叉抱患者的肩、髂和膝部，将患者轴位整体侧翻至侧卧位，保持脊柱在同一轴线。助手检查背部及脊柱。

（5）放置脊柱板：助手拉脊柱板，注意摆放在背部合适的位置。将患者轴位放置回仰卧位。

（6）脊柱板平移患者：助手用胸锁手法固定头颈部，术者用双肩锁，助手左右手交叉，将患者在仰卧位平移，推至脊柱板合适位置。

（7）头部固定：一助头胸锁，二助准备头部固定器，术者上头部固定器。

（8）脊柱板约束带固定：助手按胸部、髋关节、膝关节、踝关节的顺序以约束带固定。

（9）再次检查患者后搬运：术者指挥平稳抬起患者，足先行，头侧在后，同时观察头颈部情况。

4. 颈椎损伤的固定与搬运（患者坐位）

（1）初步判断伤情，术者行胸背锁稳定患者，一助至患者后方，进行头、外耳道、颈后部查体；一助行后头锁，术者固定患者双肩，保持患者上身稳定；一助将患者头部复位至正常体位。头颈部检查判断患者有无呼吸道损伤，检查头枕部（颈椎形状、压痛）、上头锁。

（2）放置颈托：测量患者颈部长度，拇指与掌面垂直，其余四指并拢并与患者额面垂直，测量下颌角至斜方肌前缘的距离，调整颈托，塑型。放置颈托时，颈托中间弧度卡于患者右肩处并略向前下倾斜，先放置颈后，再放置颈前，保证位置居中，扣上搭扣，松紧度适中。

（3）颈托放置后，进行全身体格检查，顺序由上到下，由躯干到四肢，同患者仰卧位的顺序。

（4）使用解救套（短脊板）：术者行胸背锁固定患者，助手放置解救套在患者背部，平滑面的一面紧贴患者身体，把解救套的中央放在患者的脊椎位置后，一助换头锁；术者和二助把胸前的活动护胸甲围绕患者的身躯，并向上轻微拉动贴在腋下；将肩带和胸腹部固定带扣好，确保活动护胸甲顶端置于患者腋下；腿部固定带自内而外、自下而上绕经患者的膝间，紧贴腹股沟位置，由大腿内侧穿出，拉向外扣好并收紧；将颈部衬垫放好并将右手于短脊板后方行胸背锁，在颈部与解救套之间放置衬垫紧贴，确保无空隙，一助将头部护甲整理并置于正确位置后，行后头锁；将下颌固定带放于下颌位置并向上拉贴紧头部活动护甲，额部固定带放置额前后也将之向下拉贴紧头部活动护甲，注意保持气道通畅；从下至上拉紧各固定带，并用三角巾宽带将膝踝部固定；检查所有固定带松紧度并整理。

（5）搬运：双人在两边各自抓住腰两侧握把处，另一手放在患者腿下，两人双手互扣抓牢，将患者分 2 次 45° 移动转体至 90°。

（6）上脊柱板：长脊板放置在上车担架，与患者背侧成一直线，稳定上车担架，一助用双肩锁固定头部，术者与二助抬高下肢先将患者躯干平放于长脊板上，逐渐移动到位，适度放松肩、胸、腹、腹股沟固定带，解除膝踝三角巾，并平放在长脊板上。

（7）固定患者：将患者躯体和四肢固定在长脊板上，按从头到足的顺序固定，头部固定器固定头部，胸部固定带交叉固定，腿部固定带斜形固定，并固定患者与上车担架。自下而上检查各固定带，并判断患者呼吸情况。

（8）再次检查患者后搬运：术者指挥平稳抬起患者，足先行，术者在头侧，同时观察头颈部情况。

5. 操作要点

（1）脊柱损伤的搬运始终保持脊柱伸直位，严禁弯曲或扭转。

（2）脊柱损伤的固定与搬运需要团队合作，要求动作规范，整体配合。

（3）转运过程中需注意观察患者的生命体征和病情变化。

（4）对呼吸困难和昏迷者，要及时清理口腔分泌物，保持患者的呼吸道通畅。

三、创伤处理的适应证

急救现场初步判断为骨折的患者。如现场不能确诊，根据受伤机制高度怀疑骨折可能的，也要按照骨折的原则进行处理，特别是怀疑颈椎损伤的患者，要注意局部固定和保护。

四、创伤处理的禁忌证

1. 伤口有可疑厌氧菌感染者禁忌包扎。

2. 其他无绝对禁忌证。

五、创伤处理的注意事项

1. 与患者或其家属交代病情，做好解释工作，争取清醒患者配合。

2. 在转运途中，需要观察止血部位的纱布或绷带等是否被血液浸透，是否有大量的血液流出，如果有，需要调整止血方法或位置。

3. 要保证出血远端的血液循环，特别是肢体出血，在止血的同时，要防止手指或足趾等末梢部位的严重缺血。

4. 复合外伤的患者除有可见到的外出血之外，还常合并有内脏破裂出血。对内出血或可疑内出血的患者，应让患者绝对安静不动，垫高下肢，有条件的可先输液，并迅速将患者送到距离最近的医院进行救治。

5. 有开放性创口者应先止血、消毒、包扎，再固定；如现场不能确诊，根据受伤机制高度怀疑骨折可能的患者，也要按照骨折的原则进行处理；在使用夹板之前需要在肢体上附有衬垫，一般在骨折的部分用 1～2 层棉垫，在固定的近端、远端分别垫 3～4 层棉垫。衬垫一定要超出夹板的头端；固定时应外露指（趾）尖，以便观察血流情况，如发现指（趾）尖苍白或青紫时，可能是固定包扎过紧，应放松重新包扎固定。固定完成后应记录固定的时间，并迅速送往医院做进一步的诊治。

6. 急救现场稳定患者情绪，告知患者不要做任何动作，初步判断伤情，简要说明急救的目的，再固定和搬运，各项操作希望患者配合。

7. 各项抢救措施的重要性排序为环境安全—生命体征平稳—开放性创伤及严重骨折—搬运。

8. 脊柱损伤引起的脱位或骨折均有引起脊髓压迫的危险，现场医护人员的重要任务之一是保证颈椎、胸腰椎的临时稳定。

9. 此后，需要将患者迅速转移至有处理能力的医疗部门进行进一步的诊断和治疗。

第七节 胸膜腔穿刺

一、胸腔穿刺的定义

胸膜腔穿刺术是指为了疾病的诊治,对有胸腔积气(气胸)或积液的患者,经皮肤穿刺至胸腔一次性抽取积气、积液或置入导管进行持续引流的一种临床技术。

二、胸腔穿刺的步骤

1. 患者通常取坐位,骑跨在椅子上,面向椅背,两前臂置于椅背,前额伏于手臂上。
2. 定位穿刺点。胸腔积液穿刺通常以肩胛下角线或腋后线第 7 ~ 8 肋间作为穿刺点,必要时结合 X 线及超声定位,超声定位时需注意定位时体位,最好要求超声医师在穿刺体位进行定位。气胸穿刺常选锁骨中线第 2 肋间进行。
3. 常规术前准备。
4. 取穿刺点部位的下位肋骨上缘进行穿刺。
5. 用止血钳夹闭穿刺针后面的胶管,避免漏气。
6. 左手固定穿刺部位皮肤,右手持穿刺针于穿刺点,经肋骨上缘垂直缓慢刺入,当针锋抵抗感突然消失时,用止血钳将穿刺针头位置固定,于橡胶管尾端连接 50ml 注射器,松开止血钳,抽吸胸腔内积液。注射器抽满后再次用止血钳夹闭胶管,才能取下注射器。
7. 将抽出液注入弯盘及专门准备的容器中,以便计量或送检。抽液完毕后,还可根据需要注入药物。
8. 常规术后辅料覆盖处理。

三、胸腔穿刺的适应证

1. 明确胸腔积液的性质和疾病的诊断:对抽取的胸腔积液进行涂片、细菌培养、细胞学及生化学检查。
2. 改善呼吸功能:用于大量胸腔积液、积气者,可减轻压迫症状,使肺复张。
3. 胸腔积脓者的脓液抽取与引流。
4. 局部胸腔内注射药物用于治疗某些疾病,如胸腔内结核或恶性肿瘤。

四、胸腔穿刺的禁忌证

1. 有出血倾向和(或)凝血异常者。
2. 穿刺局部皮肤有细菌感染者。
3. 全身情况差或心、肺功能衰竭者。
4. 有精神疾病或不合作的患者。

五、胸腔穿刺的注意事项

1. 避免在第 9 肋间以下穿刺,以免穿透膈肌损伤腹腔脏器。
2. 穿刺操作中应保持胸腔内负压,防止空气进入胸膜腔。
3. 穿刺过程中,患者如出现头晕、面色苍白、出汗、心悸、胸部压迫感或剧痛、晕厥等胸膜过敏反应,或连续性咳嗽、气短、咳泡沫痰等现象时,立即停止抽液,并皮下注射 0.1% 肾上腺素 0.3 ~ 0.5ml,或给予对症处理。
4. 大量胸腔积液者,一次抽液不应过多、过快,减压抽液首次不超过 600ml,以后每次不超过 1000ml。脓胸每次应尽量抽尽。诊断性抽液 50～100ml 即可。肿瘤脱落细胞学检查，留取至少 500ml 积液，并立即送检，以免细胞自溶。疑为化脓性感染时，采用无菌试管留取标本，进一步行涂片革兰染色镜检、细菌培养及药敏试验。

5. 恶性胸腔积液，可注射抗肿瘤药或四环素、多西环素（强力霉素）等胸膜固定硬化剂诱发化学性胸膜炎，促使脏胸部与壁胸膜粘连，闭合胸腔，防止积液再发。具体方法：抽液 500～1200ml 后，药物用 20～30ml 生理盐水稀释后注入胸腔，再回抽胸液，再推入，反复 2～3 次。穿刺术后嘱患者卧床 2～4 小时，并不断变换体位，使药物在胸腔内均匀涂布。针对刺激性强的药物导致的胸痛，可于术前应用布桂嗪等镇痛药。

第八节　腹　腔　穿　刺

一、腹腔穿刺的定义

腹腔穿刺是指对腹水患者予以腹部穿刺或置管的技术。

二、腹腔穿刺的步骤

1. 根据患者的情况采取适当体位，如坐位、半坐卧位、平卧位、侧卧位。

2. 穿刺点选择

（1）耻骨上穿刺点：脐与耻骨联合上缘间连线的中点上方 1cm、偏左或右 1.5cm 处，此处无重要器官，穿刺较安全且容易愈合。

（2）左下腹穿刺点：脐与左髂前上棘连线的中、外 1/3 交界处，此处可避免损伤腹壁下动脉，游离肠管不易损伤，多用于需放腹水的患者。

（3）侧卧位穿刺点：脐平面与腋前线或腋中线延长线的交点处。此处穿刺多适于腹膜腔内少量积液的诊断性穿刺。

3. 常规术前准备。

4. 左手固定穿刺部位皮肤，右手持针于穿刺点垂直或"Z"字形逐层刺入腹壁，待针锋抵抗感突然消失时，用消毒止血钳固定针头位置，术者抽取腹水，并留样送检。

5. 诊断性穿刺，可直接用 20ml 或 50ml 注射器及适当针头进行。大量放腹水时，可用 8 号或 9 号针头，并于针座接一橡皮管，以输液夹子调整速度，将腹水引入容器中计量并送检化验。

三、腹腔穿刺的适应证

1. 明确腹水的性质，找出病因，协助诊断。

2. 腹腔内出血的判断。

3. 大量腹水致呼吸困难或腹腔胀痛的患者，适量、间断抽出腹水，以减轻症状。

4. 向腹膜腔内注入药物。

5. 施行腹水浓缩回输术。

四、腹腔穿刺的禁忌证

1. 广泛腹膜粘连者。

2. 肝性脑病先兆者。

3. 结核性腹膜炎粘连包块，棘球蚴病及巨大卵巢囊肿者。

4. 严重电解质平衡紊乱者。

5. 精神异常或不能配合者。

6. 妊娠者。

五、腹腔穿刺的注意事项

1. 穿刺前嘱患者排尿，以避免损伤膀胱。

2. 诊断性穿刺及腹膜腔内药物注射时，应于穿刺点垂直进针。大量腹水者需行放液治疗时，穿刺针应"Z"字形进针，即先在穿刺点斜行方向刺入皮下，再垂直于腹壁刺入腹膜腔，以防术后腹水自穿刺点流出。左下腹穿刺点若偏内，易损伤腹壁下血管；偏外则易伤及旋髂深血管。进针速度不宜过快，以免刺破漂浮在腹水中的乙状结肠、空肠和回肠。

3. 腹水排放量与速度应控制适度。初次放腹水者，一般不要超过 3000ml（有腹水浓缩回输设备者不限于此量），并在 2 小时以上的时间缓慢放出。腹水流出不畅时，可将穿刺针稍做移动或让患者稍变换体位。

4. 大量腹水排放后，需于腹部束以多头腹带，以防腹压骤降、内脏血管扩张引起血压下降或休克。

5. 腹水排放前、后均应测量腹围、脉搏、血压，检查腹部体征。放腹水后如无异常情况，嘱患者卧床休息。

第九节 腰 椎 穿 刺

一、腰椎穿刺的定义

腰椎穿刺术是通过对脑脊液性质的检查，为神经系统疾病如脑膜炎、脑炎、脑血管病变、脑瘤的诊断提供重要依据，也可用于测定颅内压力和了解蛛网膜下隙是否阻塞等，有时还用于鞘内药物注射。

二、腰椎穿刺的步骤

1. 患者侧卧于硬板床上，尽可能靠近术者；背部与床面垂直，头向前胸部屈曲，屈膝且双手抱膝紧贴腹部、使躯干呈弓形；必要时由助手在术者对面用一手抱住患者头部，另一手挽住患者双下肢腘窝处并用力抱紧，使脊柱尽量后凸以增宽椎间隙，便于进针。

2. 以髂后上棘连线与后正中线的交会处为穿刺点，通常为第 3 ～ 4 腰椎棘突间隙，也可在其上一或下一腰椎间隙进行。

3. 常规术前准备。

4. 术者用左手固定穿刺点皮肤，右手持穿刺针穿刺。当针头穿过韧带与硬脑膜时，可感到阻力突然消失有落空感。此时可将针芯慢慢抽出（以防脑脊液迅速流出，造成脑疝），即可见脑脊液流出。

5. 必要时先连接测压管测量脑脊液压力。

6. 撤去测压管，分瓶收集脑脊液送检，总量不超过 2ml；如需做培养时，应用无菌操作法留标本。留取标本时，注意第一管标本不留取常规细胞学。

7. 术后患者去枕俯卧（如有困难则平卧）不少于 6 小时，以免引起术后低颅压性头痛。

三、腰椎穿刺的适应证

1. 中枢神经系统炎症性疾病的诊断与鉴别诊断，包括化脓性脑膜炎、结核性脑膜炎、病毒性脑膜炎、真菌性脑膜炎、乙型脑炎等。

2. 脑血管意外的诊断与鉴别诊断，包括脑出血、脑梗死等。

3. 肿瘤性疾病的诊断与治疗，用于诊断脑膜白血病，并通过腰椎穿刺鞘内注射化疗药物治疗脑膜白血病。

4. 测定颅内压力和了解蛛网膜下隙是否阻塞等。

5. 椎管内给药。

四、腰椎穿刺的禁忌证

1. 颅内压明显增高，特别是颅后窝占位性病变。

2. 穿刺部位皮肤有明显感染。

3. 硬膜外脓肿。

4. 凝血异常或有出血倾向。

5. 穿刺部位腰椎有畸形或骨质破坏。

6. 生命垂危或处于休克期。

7. 有颅底骨折、脑脊液漏出。

五、腰椎穿刺的注意事项

1. 严格掌握禁忌证，疑有颅内压升高者须先行眼底检查，如有明显视盘水肿或有脑疝先兆者，禁行穿刺。休克、衰竭或濒危状态及局部皮肤有炎症、颅后窝有占位性病变者均禁行穿刺。

2. 向患者和家属特别说明，腰椎穿刺不会引起痴呆等后果。

3. 麻醉时行试验性穿刺，麻醉针以垂直背部的方向缓慢刺入，边进针边抽吸，没有液体抽出可以注射少量麻醉药物。当有落空感，特别是有液体抽出时，立即停止注射。成人进针深度为 4～6cm、瘦小老年人稍浅。记清进针点、穿刺方向、穿刺深度后拔出麻醉针。

4. 穿刺时尽可能使用外径较细的穿刺针，放脑脊液速度不宜过快或量不宜过多，避免出现颅内低压综合征或脑疝。

5. 鞘内给药时，应先放出等量脑脊液，然后再等量转换性注入药液。

第十节　关节腔穿刺

一、关节腔穿刺的定义

关节腔穿刺术的目的是行关节吸引术抽取关节腔内积液以检查积液性质或减轻关节腔压迫症状，也可在抽液后向关节腔内注药进行关节注射治疗。

二、关节腔穿刺的步骤

（一）肩关节

1. 患者坐位，双臂自然下垂。单纯外旋或交替外旋内旋肱骨，确定肱骨头和关节盂间隙。

2. 穿刺点确定与进针技巧

（1）前方入径：最为简单、常用。穿刺时，于肱骨头内侧、喙突下外侧三角肌前缘处垂直向后进针，针头朝向关节窝后方，深度 1cm。

（2）后方入径：患侧手臂内旋内收交叉过胸前并搭至对侧肩部，帮助肩关节充分打开。于肩峰侧缘向下 2cm、向内 1cm 处进针，针头朝向喙突尖端，进针 2 ～ 3cm。

3. 用 21 ～ 23 号针头进行穿刺。

4. 注射药物皮质类固醇和 1% 利多卡因各 1ml。

（二）肘关节

1. 患者坐位，患侧手掌朝下、肘部弯曲 90°。

2. 穿刺点确定与进针技巧

（1）后侧入径：在肱骨内、外上髁和尺骨鹰嘴 3 点构成的肘后三角区域中，于尺骨鹰嘴顶端和肱骨外上髁之间的软组织为穿刺部位，向内前方进针。

（2）外侧入径：于桡骨小头近端与肱骨头之间的软组织，向内进针。

3. 用 23 号针头，进针 1 ～ 2cm。

4. 注射药物类固醇 1ml 和局部麻醉药 2ml。

（三）腕关节

1. 手腕背伸

（1）桡背侧入径：腕关节稍微掌屈并尺倾，于拇长伸肌腱与示指固有伸肌腱之间的关节间隙软组织进针。

（2）尺侧入径：于尺骨茎突侧面下方尺侧腕屈肌和尺侧腕伸肌之间或尺侧环指与小指固有伸肌腱间的腕关节间隙软组织垂直进针。

2. 进针 1cm。

3. 注射药物类固醇 0.5ml 和 1% 利多卡因 0.5ml。

（四）髋关节

1. 患者仰卧位，髋部伸展外旋。

2. 穿刺点确定与进针技巧

（1）于腹股沟韧带下 2 ～ 2.5cm，触及股动脉搏动。

（2）于股动脉外 1cm 垂直进针，刺中股骨头，稍后退针即可。

（3）或于股动脉外 2 ～ 3cm 大转子上缘水平，向后内倾斜 60° 进针出现落空感或触及骨骼略回退针头。

3. 用 20 号针头。

4. 注射药物皮质类固醇 1ml 和 1% 利多卡因 2ml。

（五）膝关节

1. 患者体位与穿刺进针技巧

（1）髌上入径：患者仰卧位，膝关节自然伸展，于髌骨外上缘与股外侧肌交界的凹陷处，以向下及向中心 45° 进针 0.5 ～ 1cm。

（2）髌旁入径：屈膝 90° 悬小腿位，于内、外侧膝眼（髌骨下缘、髌韧带内、外侧 1cm 处的小凹陷）处，避开髌骨内脂肪垫，与胫骨平台平行，向内成 45° 角进针至有落空感。

2. 用 7 ～ 10 号针头。

3. 注射药物。

三、关节腔穿刺的适应证

骨关节急性炎症疾病，如风湿性关节炎导致的严重滑膜炎、粘连性关节炎、骨关节炎急性发作、创伤性滑膜炎等。

四、关节腔穿刺的禁忌证

1.穿刺部位局部皮肤有破溃、严重皮疹或感染。

2.严重凝血、止血机制障碍，凝血机制异常若已经进行预防性治疗，并非绝对禁忌证。

3.关节结构破坏，关节间隙小，或呈纤维性或骨性强直。

4.感染性关节炎时避免向关节腔内注射糖皮质激素。

五、关节腔穿刺的注意事项

1.消毒穿刺器械，严格无菌手术操作，如有皮肤感染或病损，进针时应加以回避，防止关节腔发生继发感染。

2.动作轻柔，避免关节软骨、神经、血管及局部软组织损伤。

3.穿刺针进入关节腔内应先行回抽，确保针头位置准确。

4.较多量关节腔积液行抽吸后应予以适当加压固定。

5.关节腔内药物注射，应确保推注无阻力，避免将药物注入局部软组织内。

6.患者在手术操作24小时内避免剧烈活动。局部出现肿胀、疼痛、瘙痒、皮疹多属正常现象。

第十一节　手术基本操作

一、手术基本操作的定义

（一）手术基本操作

包括皮肤切开、缝合、打结、止血、清创、换药和拆线等。

1.皮肤切开　是外科手术的第一步，是指使用某种器械（通常为各种手术刀）在组织或器官上造成切口的外科操作过程，也是外科手术最基本的操作之一。

2.缝合　是将已经切开或外伤断裂的组织、器官进行对合或重建其通道，恢复其功能的操作。

3.打结　是手术中最基本，也是最重要的技术操作之一，止血、组织缝合都需要打结。打结不正确可能导致结滑脱，严重时可造成出血或缝合组织裂开。

4.止血　是在发生出血时用一定的方法快速让血液停止向外流动。

5.清创　是对新鲜开放性污染伤口进行清洗去污、清除血块和异物，切除失去生机的组织，使之尽量减少污染，甚至变成清洁伤口，力图伤口一期愈合的操作技术。

6.换药　是观察、了解伤口的情况（长度、深度和方向、有无异物及肉芽生长、对合情况），查看伤口有无积液（渗出）、感染（红肿、缝线反应）迹象，并对伤口进行敷料的更换和处理，以保持伤口的清洁，保护伤口，促使伤口尽早愈合。

7.拆线　是指在缝合的皮肤切口愈合后或手术切口出现并发症时（如切口化脓性感染等）拆除缝线的操作过程。

（二）手术基本操作的原则

1.无菌原则　生物普遍存在于人体和周围环境。一旦皮肤的完整性遇到破坏，微生物就会侵入体内并繁殖。为了避免手术后感染的发生，必须在术前、术中和术后有针对性地采取一些预防措施，它是外科手术操作的基本原则。

2. 无瘤原则　无瘤原则是指应用各种措施防止手术操作过程中离散的癌细胞直接种植或播散。不恰当的外科操作可以导致癌细胞的医源性播散，因此，肿瘤外科必须遵循无瘤原则。

3. 微创原则　微创原则指手术操作过程中对组织轻柔爱护，最大限度地保存器官组织及其功能，促进伤口的愈合。微创原则贯穿于手术操作的整个过程中，严格的无菌操作，对组织轻柔爱护，准确彻底迅速止血，减少失血，仔细解剖避免组织器官不必要的损伤，用细线结扎组织，以及手术切口尽可能沿体表的皮纹走向，适应局部解剖和生理特点，使切口尽可能少地影响局部的功能和美观等。

二、切开

（一）执刀手法

1. 持弓式　持刀如持琴弓，是最常用的一种持刀方式，使用灵活且动作范围广，适用于各种胸腹部皮肤切开。

2. 执笔式持刀　如持钢笔，用力轻柔，操作灵巧而精细，适于切开短小切口。

3. 抓持式　适于切割范围较广、用力较大的切口，如截肢。

4. 反挑式　是指刀刃向上挑开的持刀方式，可避免损伤深部组织，用此法可切断钳夹组织。

（二）皮肤切口选择原则

1. 切口应选择于病变部位附近，通过最短途径以最佳视野显露病变。

2. 力求切口对组织损伤小，不损伤重要的解剖结构如血管、神经等，并且不影响该部位的生理功能。

3. 力求切口能快速而牢固地愈合，并尽量照顾美观，不遗留难看的瘢痕。如颜面部手术切口应与皮纹一致，并尽可能选取较隐蔽的切口。

4. 切口必须有足够的长度，以能容纳手术操作和放进必要的器械为宜，切口宁可稍大而勿太小，并且需要时应易于延长。应根据患者的体型、病变深浅、手术的难度及麻醉条件等因素来计划切口的大小。

（三）切开方法及要点

1. 消毒皮肤并铺巾：小切口由术者用一手拇指及示指在切口两旁固定皮肤。

2. 皮肤切开手法：术者持手术刀，将刀腹刃部与组织垂直，防止斜切，刀尖先垂直刺入皮肤，然后再转至与皮面成45°斜角，用刀均匀切开皮肤及皮下组织，直至预定切口的长度，再将刀转成90°与皮面垂直方向，将刀提出切口。

3. 切开时要掌握用刀力度，从切口开始到终止，力求一次切开全层皮肤，使切口呈线状，切口边缘保持平滑，避免多次切割导致切口边缘参差不齐而影响愈合。切开时不可用力过猛，以免误伤深部重要组织。

4. 皮下组织宜与皮肤同时切开，并须保持同一长度，若皮下组织切开长度较皮肤切口短，则可用剪刀剪开。

5. 切开皮肤和皮下组织后，随即用手术巾覆盖切口周围（现临床上多用无菌薄膜粘贴切口部位后再行切开），以隔离和保护伤口免受污染。

三、缝合

（一）缝合材料的选择

1. 缝合针　缝合针有针尖、针体、针尾三部分。根据不同的特点和规格，缝合针被划分为不同类型。缝合针可分为三角针与圆针两种。三角针（也称为缝皮针），其针尖为三角形，比较锋利，对周围软组织损伤较大，容易留瘢痕，颜面或包皮的皮肤缝合时应当慎用。圆针因针尖、针体为圆形，对周围组织损伤小，可作为软组织或胃肠道等内脏器官的缝合之用。

2. 缝合线

（1）可吸收性缝线：主要为羊肠线和合成纤维线。多用于愈合较快的组织或皮下组织、结扎血管等，也用于内脏黏膜的缝合。

（2）不可吸收性缝线：即不能被机体的酶类消化或不能在机体组织内水解的缝线，多用在普通穿刺操作或体表缝合时，其适用范围包括体表皮肤的缝合，体腔内的缝合；用于可吸收缝线过敏、瘢痕体质的患者等；移植物的暂时性固定（如起搏器等装置）。

（二）常用缝合方法

1. 按组织的对合关系可分为单纯缝合、外翻缝合、内翻缝合三类。

2. 按缝合时缝线的连续与否可分为间断缝合和连续缝合两种。连续缝合是用一根缝合线所做的一系列缝合，多适用于腹膜或腹壁筋膜层的暂时性闭合。单纯间断缝合是利用多根缝线闭合伤口的缝合方式；该种缝合方式多用在皮肤、皮下组织、肌肉、腱膜的缝合；每根缝线被单独打结、剪断。

3. 按缝线与缝合时组织间的位置关系分为水平缝合、垂直缝合。

4. 当缝合伤口形态特殊时，采用独特的缝合方法，还可分为荷包缝合、包埋缝合、"U"字缝合、"8"字缝合、"T"字缝合、"Y"形缝合等。

5. 另外，还有用于特别目的所做的缝合，如减张缝合、皮内缝合、缝合止血等。

6. 垂直褥式外翻式缝合：该缝合方式多用于松弛皮肤的外翻对合，在使用普通缝合方式时，伤口的创缘容易内翻，愈合后易形成瘢痕组织；也适用于较深的、不必要分层缝合的伤口。垂直褥式缝合先在离创缘的 1～1.5cm 处进针，在创口对侧同样的距离出针，然后反折在离创缘 1～2mm 处再次进针，最后在进针的一侧打结。

有时则将上述几种情况结合取名。

（三）缝合的步骤

1. 进针　缝合时左手执有齿镊，右手执持针钳，用腕臂力量由外旋进，顺着弯针的弧度迅速刺入皮肤，经皮下从对侧切口皮缘穿出。

2. 拔针　可用有齿镊夹住针的前端，顺着针的弧度向外拔，同时持针器从针后部顺势前推。

3. 夹针　当针要完全拔出时，阻力已很小，可松开持针器，单用镊子夹针继续外拔，持针器迅速转位再夹针体（后 1/3 弧处），将针完全拔出。

4. 打结　手法正确，松紧适度。

5. 剪线　手法正确，线头长短适中。

6. 对皮　用镊子使皮肤对合整齐。

（四）缝合注意要点及技巧

1. 组织分层对合　缝合应分层进行，按组织的解剖层次进行缝合，使组织层次严密，不要卷入或缝入其他组织。

2. 避免张力缝合　如果伤口张力过大，勉强拉拢缝合后，可导致伤口边缘缺血，不利于愈合，同时缝线周围牵拉大，可导致拉豁皮肤，使伤口愈合后瘢痕增生。

3. 进针出针　进针、出针时应注意顺着针的弧度用力，缝合皮肤时要求进、出针与皮面垂直。

4. 边距、针距合适　根据不同的部位，原则上以使创缘平整对合为原则，不可太密、太紧。通常针距为 1cm，边距为 0.5cm。

5. 保持伤口创缘轻度外翻对合　伤口组织在形成瘢痕组织的过程中会出现回缩，轻微的外翻在组织恢复过程中反而会让皮肤变得平整。

四、打结

（一）打结的分类

1. 单结　在手术操作中作为组织指示或临时止血时使用。

2. 方结　是由两个方向相反的单结组成。

3. 外科结　与方结相似，区别是外科结的第一个结为两个环，外科结的优点在于当扎紧第二个结时，第一个结的两个环更稳定、更牢固。

4. 三重结　是由 3 个方结组成，相邻两个结的方向均相反，适用于大血管的结扎或特殊打结线（肠线或尼龙线）时使用。

（二）打结的方法

1. 单手打结法。

2. 双手打结法。

3. 持器械打结法。持器械打结法适用于浅部缝合和部分精细手术，一般左手捏住缝合针的一端，右手用持针钳打结。可用来打方结或外科结，比双手打结更易操作。

（三）打结的要求及技巧

1. 打好的结必须牢固，结的滑脱可能导致出血或缝合组织裂开等不良后果。

2. 每一个结在拉紧时，要沿结的方向拉线，垂直或成角度拉线易将缝线拉断，打第二个或第三个结时注意不要松弛第一个结，若缝合组织张力过大，可让助手固定第一个结。

3. 过多的结并不能增加结的强度及牢固稳定性，反而会增加线结的大小，影响吸收性缝线的吸收。

4. 打结线尾剪线时，结扎在体内的丝线线头留 1 ～ 2mm，尼龙线、肠线留线头 3 ～ 4mm。体外的线头，丝线线头留 5 ～ 6mm。

五、止血

（一）分类

1. 按出血来源分类　分为动脉出血、静脉出血和毛细血管损伤出血。动脉出血呈鲜红色，速度快，呈间歇性喷射状；静脉出血多为暗红色，持续涌出；毛细血管出血多呈鲜红色，自伤口缓慢流出。

2. 按止血方法分类　有压迫止血、结扎止血、电凝止血、缝合止血等。

（二）常用的压迫止血法

1. 指压法 用手指压迫动脉经过骨骼表面的部位，以达到止血的目的。适用于头、面、颈部及四肢的动脉出血急救。如头颈部大出血，可压迫一侧颈总动脉、颞动脉或颌动脉；上臂出血可根据伤部压迫腋动脉或肱动脉，下肢出血可压迫股动脉等。此法是应急措施，因四肢动脉有侧支循环，故其效果有限，且难以持久。应根据情况适时改用其他止血方法。

2. 加压包扎法 最常用。一般小动脉和静脉损伤出血均可用此法止血。方法是用敷料盖住伤口，再用绷带加压包扎。注意包扎的压力要均匀，范围应够大。包扎后应将患肢抬高，以增加静脉回流和减少出血。

3. 填塞法 用于肌肉、骨端等部位的渗血。常用于颈部、臀部等较深的伤口。用消毒的纱布、棉垫等敷料填塞在伤口内，再用绷带、三角巾等加压包扎。

4. 止血带法 适用于四肢大血管破裂出血或经其他急救止血无效者。上止血带前，先将患肢抬高 2～3 分钟，以增加回心血量。

（1）扎止血带的位置：应靠近伤口的近心端。上肢在上臂上 1/3 处，下肢一般在大腿中上 1/3 处，手指在指根部。

（2）绕扎止血带：在上止血带处置衬垫物，将橡皮止血带适当拉紧、拉长，缠绕肢体 2～3 周。不能绕扎过紧，绕扎松紧程度应以能止住出血为宜。

（3）在标志牌上记录使用止血带的开始时间。

（三）注意事项

每间隔 60 分钟应放松止血带 1 次，每次放松止血带的时间为 3 分钟，松开止血带之前应用手压迫出血动脉的近端。止血带使用时间一般不超过 4 小时。

六、清创

（一）操作步骤

1. 清创前准备 清创前须对患者进行包括生命体征在内的全面检查，如患者有休克，应先抢救生命，先处理危及生命的创伤。

（1）准备无菌软毛刷、消毒肥皂水、无菌生理盐水、75% 乙醇、3% 过氧化氢溶液、0.5% 碘伏溶液、2% 利多卡因溶液，以及手术刀、手术剪、血管钳、持针器、手术镊、缝合针、缝合线、无菌棉球、无菌纱布敷料、胶布、绷带等。

（2）戴帽子、口罩（盖住口、鼻孔）。

2. 初步处理伤口 包括清洗皮肤和清洗伤口两个步骤。

（1）清洗皮肤：用无菌纱布覆盖伤口，再用汽油或乙醚擦去伤口周围皮肤的油污。术者按常规方法洗手、戴手套，更换覆盖伤口的纱布，用软毛刷蘸消毒肥皂水刷洗伤口周围皮肤，并用生理盐水冲洗 3 次。注意勿使冲洗液流入伤口内。

（2）清洗伤口：移去覆盖伤口的纱布，用生理盐水冲洗伤口后，用 3% 过氧化氢冲洗伤口，直至出现泡沫。再次使用生理盐水冲洗伤口。擦干伤口，初步检查伤口内有无活动性出血、异物，有无合并神经、血管、肌腱损伤等。

3. 再次处理伤口

（1）脱手套，洗手，并消毒术者自己的手臂。

（2）用碘伏消毒伤口周围皮肤 2～3 遍（注意勿使消毒液流入伤口），铺无菌巾。

（3）戴无菌手套。

（4）用 2% 利多卡因沿伤口外周，距伤口边缘 1～2cm，做局部浸润麻醉。

（5）清理伤口

1）修剪创缘皮肤：沿原伤口切除创缘皮肤 1～2mm，必要时可扩大伤口（浅部贯通伤的出入口较接近者，可将伤道间的组织桥切开，变两个伤口为一个），肢体部位应沿纵轴切开，经关节的切口应做"S"形切开。如伤道过深，不应从入口处清理深部，而应从侧面切开清理伤道。

2）彻底止血：结扎活动性出血点。

3）由浅入深：用消毒镊子或小纱布球轻轻去除异物和凝血块、血肿，切除失活组织。如损伤局部伴粉碎性骨折，应尽量保留骨折片；已完全剥落的小骨片则应清除。用 3% 过氧化氢及生理盐水再次冲洗伤口。

4. 清创后伤口处理

（1）根据伤口情况决定是否放置引流物，大而深的伤口，在一期缝合时应放置引流条。污染重的或特殊部位不能彻底清创的伤口，应在清创后于伤口内放置凡士林纱布条引流。胸、腹腔的开放性损伤应在彻底清创后，放置引流管或引流条。

（2）根据污染程度、伤口大小和深度等具体情况，决定伤口应该开放还是缝合，一期缝合还是延期缝合。未超过 12 小时的清洁伤口可一期缝合；污染重的或特殊部位不能彻底清创的伤口，应延期缝合，即在清创后先于伤口内放置凡士林纱布条引流，待 4～7 日后，如伤口组织红润，无感染或水肿时，再做缝合。对重要的血管损伤应修补或吻合。对断裂的肌腱和神经干应修整缝合。显露的神经和肌腱应以皮肤覆盖。开放性关节腔损伤应彻底清洗后缝合。

（3）缝合后用乙醇棉球消毒皮肤，覆盖无菌敷料，外加包扎。

（二）适应证

1. 开放性伤口，分为清洁、污染（有细菌污染但尚未构成感染）和感染伤口三类。

2. 受伤 8 小时以内的开放性非感染伤口应行清创术。

3. 8 小时以上但无明显感染的伤口，若患者一般情况好，亦可行清创术。

（三）禁忌证

如伤口已有明显感染，则不宜行清创术，仅将伤口周围皮肤擦净、消毒，将伤口敞开引流。

（四）注意事项

1. 开放性创伤者应注射破伤风抗毒素治疗，在伤后 12 小时内应用可起到预防作用。

2. 伤口清洗是清创术的重要步骤，必须反复用大量生理盐水冲洗，务必使伤口清洁后再做清创术。

3. 选用局部麻醉者，只能在清洗伤口后麻醉。

4. 清洁伤口可以直接缝合，开放性创伤早期为污染伤口可行清创术，直接缝合或延期缝合，感染伤口要先引流，然后再做其他处理。开放性伤口一期缝合的指征为伤后 6～8 小时，伤口污染较轻，且不超过 8～12 小时。头、面部的伤口，一般在伤后 24～48 小时。若不能满足以上条件，则只清创不缝合。缝合伤口时，不应留有无效腔，张力不能太大，以免造成缺血或坏死。

5. 较深入体内的创伤在手术中必须仔细探查和修复。伤口或组织内存有异物，应尽量取出以利于组织修复；但如果异物数量多，或者摘取可能造成严重的再次损伤，处理时必须衡量利弊。

6. 清创时既要彻底切除已失去活力的组织，又要尽量保护和保留存活的组织，这样才能避免伤口感染，促进愈合，保存功能。

7. 污染和感染伤口还要根据伤情和感染程度考虑应用抗生素。

8. 清创后的肢体损伤患者，应嘱其抬高伤肢，促使血液回流。

9. 清创后注意伤肢血供、伤口包扎松紧是否合适、观察伤口有无出血等。

10. 发现伤口出血或发生感染时，应立即拆除缝线，检查原因，进行处理。

七、换药

（一）操作步骤

1. 换药前准备

（1）医师准备：充分了解伤口的部位、创面的大小及深浅，伤口腔内填塞纱布的数量，有无引流管需要拔除或更换，伤口是否需要扩创或冲洗，是否需要拆线或缝合等。对患者精神状态、全身状况及换药过程中可能发生的情况，均应详细了解并充分准备。洗手，戴帽子和口罩（头发、口鼻不能外露）。

（2）物品准备：换药前准备好需要的器械和物品。换药所需物品通常包括无菌治疗碗2个（放无菌敷料）、弯盘1个（放污染敷料）、镊子或止血钳、剪刀、乙醇棉球、干棉球、纱布、引流条、生理盐水、特殊换药药物、胶布等。另外，有些伤口可能需要手术刀、持针器、缝线、缝针、棉垫、绷带、棉签、胸腹带等。

（3）患者准备：操作者要向患者做自我介绍，并告知患者换药的目的，有时还可适当告知换药的内容及注意事项，以取得患者的配合。让患者取舒适且伤口显露最好的体位，同时要避免患者着凉。如伤口较复杂或疼痛较重，可适当给予镇痛或镇静药物以解除患者的恐惧及不安。同时，在换药时要充分尊重患者，保护患者的隐私，并请家属离开诊室。

2. 去除敷料　先用手取下伤口外层绷带及敷料，将污染敷料内面向上，放在弯盘里。撕胶布时应自伤口由外向里，可用手指轻轻推揉贴在皮肤上的胶布边沿，待翘起后用一只手轻压局部皮肤，另一只手牵拉翘起的胶布，紧贴皮面（即与皮肤表面平行）向相反的方向慢慢取下，切不可垂直地向上拉掉，以免产生疼痛或将表皮撕脱。还可用一只手指伸至敷料边缘与皮肤之间，轻柔地用手指向外推压皮肤或分离胶布与皮肤的黏着部分。若遇胶布黏着毛发时，可剪去毛发或用汽油、乙醚、松节油等浸润后揭去胶布。用镊子轻轻揭去内层敷料。与伤口粘住的最里层敷料，应先用生理盐水棉球浸湿后再揭去，以免损伤肉芽组织或引起创面出血。

在换药过程中，一把镊子直接用于接触伤口，另一把专门用于传递换药碗中的物品，2把镊子不能混用。夹拿物品时，镊子一定要头朝下，不能翘起。

3. 伤口周围皮肤消毒　去除敷料后，用70%乙醇棉球由内向外消毒伤口周围皮肤2遍，注意不要使消毒液流入伤口内。若伤口周围皮肤粘有较多胶布痕迹，可用汽油棉棒擦去，以减少对皮肤的刺激。

4. 创面处理　用盐水棉球自内向外轻轻拭去创面内分泌物，擦洗创面周边皮肤的棉球不得再接触创口内面。在拭去创面分泌物时切忌反复用力擦拭，以免损伤创面肉芽或上皮组织；擦拭创面所用棉球不应太湿，否则不但不易清除分泌物，反而使脓液外流污染皮肤和被褥，可用换药镊将棉球中过多的药液挤掉。创面擦拭干净后，应彻底去除伤口内的线头、死骨、腐肉等异物。最后用70%乙醇棉球由内向外消毒伤口周边皮肤（注意不可使乙醇进入伤口内）。根据伤口情况放入引流管、纱布引流条等，再选择凡士林纱布、药物或盐水纱布覆盖伤口。

5. 包扎固定　创面处理完毕后，用无菌干纱布覆盖伤口，并用胶布粘贴固定纱布。创面大、渗液多的伤口，可加用棉垫。覆盖纱布时，要覆盖8层纱布以上（一般一块纱布4层），并使纱布光面朝下。纱布覆盖面边缘至少超过伤口 3cm。贴胶布方向应与肢体或躯干长轴垂直，一般粘贴 3 条，2 条压边，中间贴一条，若胶布不易固定时可用绷带包扎。

6. **换药频率** 换药并非频率愈高愈好。每次换药，都会不同程度地损伤肉芽组织上的毛细血管，影响肉芽组织的生长，即便是轻微的擦拭也是如此。企图通过勤换药"彻底"冲洗伤口而达到伤口"无菌"是不可能的，相反会对伤口产生不良刺激，影响愈合，因此，应注意换药的间隔时间。

（1）一期缝合的无菌伤口：患者无特殊不良反应，敷料不必更换，保持敷料的清洁和干燥直到拆线。但常于术后 3 天左右(颜面、躯干手术 24 小时后)检查伤口，此时可以同时更换敷料；如敷料污染或移位，也应及时更换。

（2）可能存在问题的无菌伤口：当患者主诉局部疼痛、刺痒或发热时，应及时检查伤口，并更换敷料，此时可能有以下几种情况。

1）缝线反应：是伤口的组织生理反应或组织与缝线的反应，表现为暂时性水肿及术后 2 ～ 3 天针眼及缝线下发红，此非感染。局部消毒、换药后，可继续包扎观察。

2）针眼脓疱：针眼部红肿有硬结或脓疱。出现此情况时，可拆除缝线，扩大引流，配合局部抗生素或红外线照射。

3）伤口化脓感染：患者可有发热等全身反应，伤口可见缝线嵌入肿胀的皮肤组织内，伤口局部红、肿、热、痛明显。出现这种情况，除局部处理外，还需要配合全身抗生素治疗，同时使用过氧化氢、氯己定局部冲洗，局部引流，并送脓液细菌培养结合药敏检查以确定病原体。

（二）适应证

1. 外科伤口缝合后的覆盖敷料定期及不定期更换。
2. 各种放置引流物的体表伤口敷料更换。
3. 伤口已经化脓感染，需要定时清除坏死组织、脓液和异物者。
4. 检查伤口后，拆线，伤口敷料松脱、移位、错位。
5. 手术前创面准备，需要对其局部进行清洁、湿敷者。
6. 各种瘘管、窦道漏出物或伤口渗出物太多，大、小便或鼻、眼、口分泌物污染、浸湿伤口敷料者。

（三）禁忌证

换药没有绝对禁忌证，但患者若出现生命体征不平稳或发生休克，而换药操作需要中断抢救措施或调整患者体位时，可暂不换药。

（四）换药技巧及注意事项

1. 严格遵守无菌操作技术。
2. 换药操作前，首先应明确是清洁伤口、普通感染伤口，还是特异性感染伤口。
3. 换药次序应先无菌伤口，后感染伤口，最后是特异性感染伤口，如气性坏疽、破伤风等。
4. 换药者需认真洗手。
5. 根据伤口情况准备换药敷料和用品，应勤俭节约，物尽其用，不应浪费。
6. 换药操作要轻柔，并保护健康组织。
7. 用镊子而不是用手揭去内层敷料。
8. 严格执行"两把镊子法"，两把镊子不能混用，操作过程中镊子头部应始终低于手持部，以免污染。

9. 乙醇棉球只能擦拭皮肤，不能擦拭伤口，因为刺激性太大，擦拭伤口经常使用生理盐水棉球。

10. 合理掌握换药的间隔时间，间隔时间过长不利于伤口愈合，间隔时间过短因反复刺激伤口也会影响伤口愈合，同时增加患者痛苦，并造成浪费。

11. 伤口长期不愈合者，应检查原因，排除结核菌感染、引流不畅及线头、死骨、弹片等异物存留的可能性。

八、拆线

（一）操作步骤

1. 拆线前准备

（1）戴帽子、口罩（头发、鼻孔不外露），洗手。

（2）准备拆线物品，包括 2 只换药碗（盘）、镊子 2 把、拆线剪刀、适量的乙醇棉球及无菌敷料等。

（3）与患者沟通，告诉患者拆线的目的和简单过程，解除患者心理紧张情绪，患者取仰卧位，充分显露手术切口部位。

2. 拆线过程

（1）揭开胶布，用手移去切口敷料，将敷料放入盛污物的换药碗（盘）内。

（2）一把镊子直接用于接触伤口，另一把专门用于传递换药碗中的清洁物品。2 把镊子不能混用。夹拿物品时，镊子一定要头朝下，不能翘起。

（3）观察切口的情况。用乙醇棉球消毒切口周围皮肤 2～3 遍，距切口 3～5cm。

（4）操作者左手持血管钳或镊子，夹住线头，轻轻向上提起，使原来在皮下的一小段缝线露出。右手用剪刀插进线结下空隙，紧贴针眼将露出的缝线段剪断。

（5）持镊将缝线抽出，抽线的方向朝向切口侧。

（6）全部拆完后检查伤口愈合情况，用乙醇棉球重新消毒切口一遍，无菌敷料覆盖切口并用胶布固定，粘贴胶布的方向应与躯干长轴垂直，长短适宜。

（7）将换下的污染敷料置入医用垃圾袋中。

（8）操作者洗手。

（二）适应证

各种伤口如有明显红肿、压痛、局部张力增高等感染征兆时，则应及早间断拆线或拆除有关部位的缝线。

（三）注意事项

遇有下列情况，应延迟拆线。

1. 严重贫血、消瘦、恶病质者。

2. 严重失水或水、电解质平衡紊乱尚未纠正者。

3. 老年人及婴幼儿。

4. 较剧烈的咳嗽没有控制时，胸、腹部切口应延迟拆线。

（杨如山　明　莉）

第3章

护理院老年人常见症状及处理要点

第一节 概　　述

一、定义

症状是患病时患者自己主观上的异常感受或状态，也是诊断疾病的重要线索和依据。

二、基本特点

受年龄、性别、疾病所处阶段等因素的影响，同一疾病的症状并不完全相同，而不同疾病却可能有相同的或者相似的症状。因此，认真采集病史，结合体格检查、实验室检查及其他辅助检查，对症状进行全面而综合的分析，是循证医学的关键。

老年人各系统的功能退化和器官组织学上的退行改变，使得老年人对病史的叙述常含糊不清，而疾病的症状又是变化多端、轻重不一，给临床诊断和处理带来了诸多困难。

第二节 发　　热

一、定义

发热是体温超出正常范围时出现的一种临床症状。体温的正常范围，通常为 36.2 ～ 37.3℃，24 小时内的变化范围不超过 1℃。

一般情况下所说的体温，指的是从口腔内测得的舌下温度。而从腋下测得的温度，要比口腔内温度低 0.3 ～ 0.5℃；从肛门测得的温度，要比口腔内温度高 0.3 ～ 0.5℃。

依据体温超出正常范围的程度，发热被分为：低热（≤ 38.0℃），中度发热（38.1 ～ 39℃），高热（39.1 ～ 40℃），过高热（≥ 40.1℃）。

值得重视的是，老年人因为基础代谢率和基础体温多数偏低，所以低热时体温有时并不超过 37.3℃，而仅表现为 24 小时内的体温变化超过 1℃。因此，一旦发现老年人精神不振，伴有呼吸、脉搏增快，不能仅凭一次测得的体温不超过 37.3℃，就否认其发热，而要注意追踪其 1 天内的体温变化是否超过 1℃。

二、病因分析

（一）感染性病因

感染性发热是临床上最常见的一种发热，多由细菌、病毒、真菌、螺旋体、立克次体、支原体、衣原体、原虫、蠕虫等各种病原体感染引起。

（二）非感染性病因

1. 坏死渗出物吸收　烧伤、手术后、血肿或内出血；血管栓塞引起内脏梗死、肢体坏死；癌肿、肉瘤、白血病、溶血等引起组织与细胞的破坏。

2. 抗原 - 抗体反应　风湿热、血清病、类风湿关节炎，系统性红斑狼疮、结节性多动脉炎、皮肌炎、脂膜炎、结节病、药物热、输血输液后等抗原 - 抗体致热原反应。

3. 内分泌代谢障碍　甲状腺功能亢进症，癫痫持续状态，嗜铬细胞瘤等，致使机体氧合化学过程及产热量增大。

4. 中枢体温调节功能障碍　中暑、催眠药中毒、脑炎、脑出血、脑梗死、脑震荡、颅骨骨折等，导致中枢体温调节功能障碍。

5. 皮肤散热功能障碍　无汗症、广泛性皮肤瘢痕，全身水肿，心功能不全致外周循环血流量减少等。

三、诊断要点

（一）排除影响体温测量结果的异常情况

1. 剧烈运动或体力劳动后，肛门内的温度可以达到 39℃，比口腔内或腋下的温度高得多。必须等待 0.5 ～ 1.0 小时后，再重新测量。

2. 口腔内温度受饮水、进食等因素影响。经口测量体温，饮水、进食后温度差距 0.5 ～ 1.0℃。

3. 在下腹部、盆腔、肛旁有炎性病变时，如阑尾炎、盆腔炎、宫内膜炎、肛旁脓肿等，肛门内的温度与口腔内的温度差距大于 0.5℃以上。此时，实际体温应以口腔内的温度为准。

4. 单侧血栓性静脉炎、淋巴管（结）炎或腋窝、胸肌脓肿时，左、右两侧的腋下温度不一致。此时，腋下温度应以无病灶一侧的为准。

（二）详细询问发热过程

1. 伴随症状及其规律性或诱因。

2. 居住生活史。

3. 传染病接触史，不洁饮食史等。

（三）系统体格检查

1. 注意有无比较隐匿的局灶性病变存在，如齿槽脓肿、扁桃体炎、鼻旁窦炎、中耳炎、乳突炎、淋巴结炎等。

2. 皮肤黏膜有无黄染、皮疹、瘀点或皮下结节等。

3. 有无内脏病灶存在，如肝脓肿、膈下脓肿、肾盂肾炎、输卵管炎、前列腺炎等。

4. 浅表淋巴结是否肿大、有无触痛。

5. 心、肺有无阳性体征，腹部有无压痛、腹肌紧张、肿块，肝、脾有无肿大等。

（四）实验室检查

1. 血液常规检查：白细胞与中性粒细胞增多，常提示急性细菌性感染的存在；白细胞计数正常或轻度减少，常提示病毒、结核、伤寒、疟疾等感染或非感染性发热的可能。

2. 血培养、药敏试验：可协助排除或明确导致感染性发热的致病菌。

3. 血糖、甲状腺功能（T3、T4、TSH）有助于糖尿病、甲状腺功能亢进等的诊断。

4. 尿液分析：尿常规、中段尿培养等。

5. 粪常规、隐血、细菌培养等。

6. 胸腔积液、腹水或脑脊液等的常规、涂片、细菌培养等。

（五）其他辅助检查

1. 胸部 X 线平片或 CT。

2. 肝、胆、脾、胰及泌尿系统超声检查。

3. 腹部 X 线平片或 CT。

四、处理要点

1. 及时对可能病因做出初步判断，及时联系并告知家属。

2. 客观评价患者的病情和本院的实际诊治能力，及时提出是否转院的建议。

3. 在家属对是否转院做出明确答复之前和决定继续留置本院后，均应尽职处理。

4. 对诊断明确的患者，及时针对病因治疗。

5. 抗生素使用

（1）选用敏感抗生素。

（2）重视基础疾病、肝肾功能情况和抗生素使用的安全性。

（3）兼顾年龄特点，重视抗生素使用的安全剂量。

6. 退热措施

（1）对耐热性较差的患者，在病因治疗的同时，可以小剂量临时使用退热药。如复方氨基比林肌内注射、吲哚美辛栓剂塞肛等。

（2）对无肾上腺皮质激素类药物禁忌的患者，在有效抗感染治疗的同时，可试探性给予小剂量激素。如地塞米松肌内注射或加入静脉滴注等。

（3）对体温达到 39℃以上的高热患者，酌情给予物理降温。如温水或 30%～50% 的酒精擦浴等。

（4）对退热后出汗较多的老年患者，要适量给予静脉补充液体，以防止发生脱水或虚脱。

7. 护理及生活关顾

（1）及时为退热后出汗较多的患者擦干汗液，更换内衣、床单，防止患者着凉。

（2）鼓励多饮水，少食多餐容易消化吸收的豆浆、鱼汤、蔬菜、瓜果等食物。

（3）协助患者勤翻身、多变换体位，做好臀骶部的皮肤护理，防止发生压疮。

（4）及时为患者排出口、鼻、咽部的分泌物，做好口腔、鼻咽部的清洁护理，防止发生感染。

（5）为高热患者物理降温时，注意擦浴方法正确。一旦发现患者寒战、脉搏、呼吸、神色有异常表现时，必须立即停止擦浴，并报告医生。

第三节　咳　　嗽

一、定义

咳嗽是一种人体清除呼吸道内的病原体、异物、分泌物的保护性动作。

位于延髓的咳嗽中枢，在接受到迷走神经、舌咽神经感觉纤维传入的呼吸道内病原体、异物、分泌物的刺激后，经迷走神经、舌咽神经、喉下神经、膈神经、脊神经的传出纤维，将此刺激引起的反应传达到声门、膈肌及其他呼吸肌，引起咳嗽动作。

由于咳嗽在把病原体、异物、分泌物清除出呼吸道的同时，也有把致病因子扩散到支气管以远部位的可能性，还有引起肺动脉压升高、加重心脏负荷和增加体力消耗的病理损害，因此，对于老年、体弱、心功能不全患者的咳嗽，必须尽可能及时地明确诊断和处理。

二、病因分析

（一）炎症因素

1. 上呼吸道疾患　如急性和慢性咽喉炎、喉结核、喉头肿瘤。

2. 气管、支气管疾患　如急性和慢性气管及支气管炎、百日咳、支气管扩张、支气管结核、支气管哮喘等。

3. 肺部疾患　如肺炎、肺结核、肺癌、肺脓肿、肺充血、尘肺。

（二）理化因素

1. 呼吸道内的异物及刺激：食物渣屑、灰尘、浓烟、口鼻腔分泌物被吸入气管等。

2. 呼吸道外的压迫：纵隔肿瘤、肿大淋巴结，气管、支气管肿大淋巴结，主动脉瘤、纤维性肺结核或胸腔积液等，使呼吸道受挤压或牵引。

3. 气温刺激：吸入的过冷、过热的气体直接刺激呼吸道黏膜。

4. 吸入烟雾及其他挥发性气体。

5. 花粉及鱼、虾、蟹类等食物所致的过敏反应。

6. 卡托普利、依那普利等药物反应。

（三）胸外因素

1. 紧张、激动、习惯等神经精神因素，通过大脑皮质和迷走神经，反射性地引起咳嗽、过度换气。

2. 外耳道异物或炎症，刺激舌咽、迷走神经。

3. 膈下脓肿、肝脓肿等膈下病变，引起胸膜反应。

三、诊断要点

（一）咳嗽节律

1. 单发性咳嗽　多见于喉炎、气管炎、支气管炎，初期肺结核、习惯性咳嗽、吸烟者等。

2. 连续性咳嗽　多见于慢性支气管炎、支气管扩张、空洞性肺结核等。

3. 发作性咳嗽　多见于异物吸入、百日咳、支气管哮喘、支气管结核、支气管结核伴支气管瘘、支气管肺癌等。

（二）咳嗽音色

1. 短促低声咳嗽　多见于干性胸膜炎、大叶性肺炎初期等。

2. 犬吠样咳嗽　多见于声带肿胀、气管受压（主动脉瘤，纵隔肿瘤）、喉头疾病等。

3. 嘶哑性咳嗽　多见于声带炎、纵隔肿瘤（原发性或转移性）、主动脉弓部肿瘤、喉返神经被侵犯等。

4. 无声性咳嗽　多见于声带水肿、全身衰竭等。

（三）咳嗽性质

1. 干性或刺激性咳嗽　多见于慢性喉炎，气管炎，气管、支气管受压（如淋巴结、主动脉瘤、纵隔肿瘤），支气管内新生物、异物，肺、支气管、喉癌，外耳道刺激等。
2. 湿性咳嗽　多见于支气管炎、支气管扩张、肺脓肿、空洞型肺结核、脓胸伴有支气管胸膜瘘等。

（四）咳嗽出现的时间

1. 晨间咳嗽　多见于慢性咽喉、气管、支气管炎，长期吸烟等。
2. 昼间咳嗽　多见于支气管或肺部炎症等。
3. 夜间咳嗽　多见于肺结核、支气管淋巴结核、心力衰竭等。

（五）其他

1. 体位变换引发的咳嗽　多见于支气管扩张、慢性肺脓肿、脓胸伴支气管胸膜瘘等。
2. 进食引发的咳嗽　多见于食管气管瘘、食管支气管瘘，声带关闭不全，喉返神经麻痹等。
3. 伴有呕吐的咳嗽　多见于气管内异物、结核等。
4. 夜间伴有气急或端坐呼吸的咳嗽　多见于左心功能衰竭等。

四、处理要点

1. 及时对可能病因做出初步判断，及时联系并告知家属。
2. 客观评价患者的病情和本院的实际诊治能力，及时提出是否转院的建议。
3. 在家属对是否转院做出明确答复前和决定继续留置本院后，均应尽职处理。
4. 对诊断明确的患者，及时针对病因治疗。
5. 正确使用抗生素
（1）对于确诊为感染性疾病和可能存在继发性细菌感染的患者，尽早使用敏感抗生素。
（2）充分考虑患者的基础疾病和肝、肾功能情况，以确保抗生素使用的安全性。
（3）兼顾患者的年龄特点，注意抗生素使用的安全剂量。
6. 祛痰止咳措施
（1）适当使用祛痰止咳药，如复方甘草口服溶液（复方甘草合剂）、川贝枇杷膏、盐酸氨溴索片（沐舒坦）等。
（2）对无禁忌者，可适当使用解痉平喘药，如氨茶碱、二羟丙茶碱（喘定）、沙丁胺醇（舒喘灵）、复方甲氧那明胶囊（强力安喘通、阿斯美）等。
（3）对痰液黏稠不易咳出者，采用呼吸道湿化措施，如蒸汽吸入、超声雾化吸入等。
7. 护理及生活关顾
（1）关注患者的生活习惯：禁止吸烟，避免辣椒、大蒜、洋葱、浓茶、咖啡、酒、碳酸饮料等刺激性食物，不使用羽绒制品等可能致敏的衣服、物品。
（2）注意保暖，避免冷空气刺激。
（3）优化居室环境：不铺地毯、不放花草、避免致敏性物品；采用湿式环境打扫；保持居室空气流通、无刺激性气味。

第四节　头　痛

一、定义

头痛是许多常见疾病的共同症状，通常指的是头颅上半部，即眉弓、耳轮上缘与枕外隆突连线以上部位的疼痛。

引起头痛的疾病部位可以在颅内，也可以在颅骨以外的组织，还可以继发于全身功能性或器质性疾病。

头痛的剧烈程度常与疾病的轻重不完全成正比。有些并不剧烈的头痛，却可能是由严重而致命性的疾病所致。对此，应予以高度警惕，尤其对护理院的高龄老年人要格外关注。

二、病因分析

（一）血管、神经性因素

1. 偏头痛　丛集性头痛（蝶腭神经痛）。

2. 非偏头痛性血管性头痛

（1）感染性疾病，如流感、肺炎、败血症等。

（2）高血压性头痛。

（3）外源性毒物与药物反应性头痛，如一氧化碳、颠茄、铅、汞、烟碱、异体蛋白反应，血管扩张药、升压药反应等。

（4）颅外非感染性疾病头痛，如发热、低血糖、缺氧、二氧化碳潴留、高碳酸血症、尿毒症、代谢紊乱、脑水肿、颅内压增高。

（二）头部器官及邻近组织病变因素

1. 头皮、颅骨、骨膜疾病：如感染、外伤、肿瘤等。

2. 眼、耳、鼻、鼻旁窦、口腔疾病：如青光眼、屈光不正、中耳炎、乳突炎、鼻旁窦炎、鼻咽癌、牙髓炎等。

3. 颈部组织疾病：颈肌炎症、外伤、肌肉持续性收缩，颈椎病等。

4. 三叉神经痛、三叉神经炎等。

（三）颅内炎症因素

如脑膜炎、脑膜脑炎、脑脓肿、硬膜外或硬膜下脓肿等。

（四）脑血管疾病因素

如蛛网膜下腔出血、脑出血、脑血栓形成、脑栓塞和动脉瘤、颅内动脉炎、静脉炎等。

（五）颅内占位性因素

如肿瘤、血肿、脓肿、寄生虫、异物、脑水肿、颅内压增高等。

（六）头颅外伤因素

如脑震荡、挫伤，硬膜外或硬膜下血肿，脑外伤后综合征等。

（七）其他因素

如神经官能症、癫痫发作后，腰椎穿刺或脑造影等检查后等。

三、诊断要点

（一）头痛发生过程

头痛的发生过程，对头痛疾病的诊断具有十分重要的意义。

1. 头痛程度

（1）剧烈头痛：多见于脑膜炎、偏头痛、蛛网膜下腔出血、高热、脑肿瘤、脑脓肿等。

（2）中等程度头痛：多见于五官科疾病。

2. 头痛性质

（1）血管性头痛：多呈搏动性跳痛。

（2）肌肉收缩性头痛：多呈束箍样疼痛。

（3）脑瘤、脑膜炎头痛：多为剧烈钝痛。

3. 头痛部位

（1）血管性头痛：多为疼痛部位不固定。

（2）偏头痛：多为右侧颞部疼痛。

（3）高血压性头痛：多为枕后部疼痛。

（4）五官疾病头痛：多为前额部或病灶局部疼痛。

（5）肌肉收缩性头痛：疼痛部位多不固定。

（6）颅内肿瘤早期头痛，通常在肿瘤所在部位，如垂体或鞍部肿瘤的头痛，多在两侧颞部；颅后窝肿瘤的头痛，多在枕部、耳后部；天幕上肿瘤的头痛，多在前额、顶部；硬脑膜下血肿的头痛，多在额顶区。

4. 持续时间

（1）血管性头痛：多为发作性疼痛。

（2）紧张、焦虑所致的肌肉收缩性头痛，多可持续数天、数周甚至数年。

（3）脑瘤头痛：多为每天间歇性疼痛。

（4）鼻旁窦炎所致的头痛：也多为呈间歇性疼痛。

5. 好发时间

（1）血管性头痛、偏头痛、高血压头痛，常易在晨间发作。

（2）鼻窦、鼻旁窦疾病所致的头痛，上午、晨间较重，午后、平卧后减轻。

（3）肌肉收缩性头痛，多在一天工作之后加重。

6. 压迫与头痛

（1）压迫颞、额、枕部、颈总动脉，可使血管性头痛减轻。

（2）压迫，可使肌肉收缩性头痛加重。

7. 体位与头痛

（1）血管性头痛，常在平卧位时加重而直立位稍轻，摇头可使疼痛加剧。

（2）脑瘤引起的头痛，可因体位改变（俯身、低头）而突然加剧。

（3）肌肉收缩性头痛，可在使收缩的肌肉活动之后减轻疼痛。

（二）体格检查

1. 注意有无发热，有无头面部的局部肿胀、压痛与外伤，头皮的浅层血管是否清晰可见、有无触痛或压痛。

2. 系统而全面检查神经系统的体征。

3. 观察体位变化、头部转动及加压颞、额、枕部，颈总动脉、头皮浅层动脉对头痛程度的影响。

（三）实验室检查

根据诊断需要，进行必要的实验室检查。如血常规、脑脊液检查等。

（四）辅助检查

根据诊断需要，进行必要的辅助检查。如鼻旁窦、乳突、头颅的 X 线摄片，CT、MR、脑血管造影、脑电图等。

四、处理要点

1. 及时对可能病因做出初步判断，及时联系并告知家属。

2. 客观评价患者的病情和本院的实际诊治能力，及时提出是否转院的建议。

3. 在家属对是否转院做出明确答复之前和决定继续留置本院之后，均应尽职处理。

4. 对诊断明确的患者，及时针对病因治疗。

（1）对高血压性头痛的患者，及时给予抗高血压药物，并且根据治疗后的血压变化情况及时调整给药途径、剂量。

（2）对伴有眩晕、失眠、心烦、易怒的功能性头痛的患者，加强精神护理，消除患者的不良情绪的影响。

5. 适当给予镇痛药，以缓解或减轻头痛。

6. 密切观察病情变化，随时调整治疗方案或及时转院专科进一步检查治疗。

第五节　眩　晕

一、定义

眩晕是指躯体平衡功能失调时，患者自我感觉的平衡障碍和（或）躯体的空间定向障碍。

眩晕有真性眩晕与假性眩晕之分。真性眩晕，除有头晕、站立不稳、自身旋转、周围景物旋转的感觉外，尚有恶心、呕吐、出汗、头痛、眼球震颤、共济失调等。假性眩晕，仅有头晕、站立不稳，而无自身和（或）周围景物的旋转感觉，亦无恶心、呕吐、眼球震颤、共济失调等表现。

二、病因分析

（一）耳源性眩晕（即迷路性眩晕）

见于耳石症、中耳炎、耳迷路炎、运动病、脑外伤等。

（二）面神经疾病性眩晕

见于带状疱疹（面神经膝状神经节）等。

（三）听神经疾病性眩晕

见于听神经瘤、脑桥小脑角蛛网膜炎、脑桥小脑角肿瘤等。

（四）眼源性眩晕

见于眼肌麻痹产生的复视、注视快速运动物体等。

（五）脑干疾病性眩晕

见于脑干脑炎、桥脑神经胶质细胞瘤、脑神经变性或脱髓鞘、动脉硬化、颈椎病（椎动脉系供血障碍）等。

（六）小脑性眩晕

见于小脑肿瘤、小脑动脉血栓形成、小脑卒中、小脑脓肿、硬膜下血肿等。

（七）大脑性眩晕

见于颅内肿瘤、脑血管硬化、偏头痛、癫痫先兆、睡眠呼吸暂停综合征等。

（八）药源性眩晕

见于抗高血压药、链霉素、新霉素、卡那霉素、奎宁、苯妥英钠、扑痫酮水杨酸、酒石酸锑钾等。

（九）全身性疾病引起的眩晕

见于高血压、低血压、心动过速、心动过缓、严重贫血、腹泻、血容量不足、心功能不全、尿毒症、低血糖、甲状腺功能减退等。

（十）功能性眩晕

神经官能症等。

三、诊断要点

（一）详细了解眩晕的发作情况及特点

1. 是否伴有恶心呕吐、自身或周围景物旋转感觉。
2. 有无耳毒性药物应用史及外伤史。
3. 眩晕为间歇性，还是持续性。
4. 发作前是否有体位姿势改变或头部旋转等诱发因素。

（二）对神经系统的重点体检

1. 眼球运动及有无眼球震颤。
2. 脑神经功能检查。
3. 步态与肢体的共济运动。
4. 听力检查。
5. 前庭功能试验。

（三）诊断线索与鉴别

1. 内耳眩晕症

（1）多为间歇性突然发作，发作时患者有自身旋转或周围景物旋转的感觉，同时伴有恶心、呕吐，有眼球震颤、面色苍白、出汗、血压下降等，发作严重时可跌倒或短暂昏迷，转动头部、改变姿势可诱发或加重眩晕。

（2）眩晕发作时常有一侧或双侧的非搏动性高音调耳鸣，病程中常有一侧性听力减退，眩晕的发作次数随耳鸣、听力减退的加重而逐渐减少。

（3）眩晕可有多次反复发作史，但每次发作时历时较短，多数仅有数小时至数天，很少超过 2 周。

2. 急性迷路炎

（1）多数患者存在中耳炎。

（2）发作的症状与内耳眩晕症相似。

（3）伴有眼球震颤与患侧肢体共济失调。

（4）听力减退发生较快，进展急速。

（5）耳部常有疼痛、发热。

（6）部分患者并发脑膜炎或脑脓肿。

3. 听神经瘤

（1）有耳鸣、进行性耳聋等耳蜗神经损害症状。

（2）有持续性眼球震颤、共济失调等真性眩晕的脑桥小脑角症状。

（3）有邻近脑桥小脑角的脑神经损害症状，包括角膜反射消失、复视、面部痛觉减退、麻木、面瘫、吞咽困难等。

（4）后期出现头痛、视盘水肿等颅内压增高症状。

（5）脑脊液内蛋白含量增高。

（6）X线摄片检查可见内耳孔扩大与破坏。

4. 小脑脑桥角蛛网膜炎

（1）主要症状为眩晕、耳鸣、耳聋、步态不稳。

（2）有面部感觉减退和面瘫等体征。

（3）X线检查内听孔不扩大，有别于听神经瘤。

5. 小脑肿瘤

（1）小脑蚓部肿瘤：眩晕症状轻，常不存在眼球震颤，双下肢步态不稳、逐渐不能行走及站立后倾倒等共济失调表现明显，肿瘤容易堵塞第四脑室而早期即可出现颅内压增高的临床表现。

（2）脑半球肿瘤：眼球震颤明显，共济失调主要表现为同侧上、下肢行走不稳和同侧肢体动作协调障碍（如指鼻试验与跟膝胫试验阳性等），肢体的肌张力明显降低、腱反射迟钝或消失。

6. 脑干肿瘤

（1）多表现为持续性真性眩晕，头部转动时眩晕症状加重。

（2）复视、一侧或两侧眼肌麻痹、交叉性瘫痪等中枢神经系统损害的症状与体征出现较早，多表现为患侧脑神经瘫痪与对侧肢体瘫痪和（或）感觉障碍。

（3）常伴听觉减退、明显的眼球震颤和肢体共济失调。

（4）头部常向肿瘤侵犯较轻的一侧屈曲。

（5）颅内压增高的症状及体征，多数出现较晚。

7. 椎基底动脉血栓形成

（1）常因短暂缺血而发作，可有眩晕、耳鸣、上睑下垂、复视、发音不清、吞咽困难、共济失调、交叉性瘫痪、两侧交替性偏瘫、发作时可有视幻觉或偏盲等。

（2）转动头部可诱发眩晕。

（3）病情严重者，有意识障碍、双侧瞳孔缩小、四肢瘫痪，甚至延髓麻痹。

8. 小脑后下动脉血栓形成

（1）眩晕发生突然，而且剧烈，常伴有恶心、呕吐、呃逆、眼球震颤。

（2）患侧，面部感觉减退或消失、咽反射减退或消失、肢体共济失调、颈交感神经麻痹（瞳孔缩小、眼窝内陷、上睑下垂）。

（3）因患侧软腭、声带麻痹，继而出现吞咽困难、声音嘶哑。

（4）在患侧肢体共济失调的同时，对侧肢体常有轻度偏瘫与浅感觉减退。

9. 功能性眩晕

（1）临床表现为假性眩晕，患者无自身和（或）周围景物旋转的感觉，亦无恶心、呕吐、眼球震颤、共济失调等症状和体征。

（2）患者头晕，常有头痛、失眠、疲乏、无力、记忆力减退、思想不能集中。

（3）全身体格检查和详尽的神经系统检查、实验室检查、辅助检查均未发现任何器质性病变。

四、处理要点

1. 及时对可能病因做出初步判断，及时联系并告知家属。

2. 客观评价患者的病情和本院的实际诊治能力，及时提出是否转院的建议。

3. 在家属对是否转院做出明确答复之前和决定继续留置本院后，均应尽职处理。

4. 对诊断明确的非功能性眩晕的患者，动员转院做针对病因的专科治疗。

5. 眩晕发作期的对症处理

（1）卧床休息，防跌倒。

（2）山莨菪碱（654-2）口服或肌内注射。

（3）倍他司汀口服，改善内耳血液循环、解除迷路水肿。

（4）美克洛嗪口服，抑制前庭系统、减轻症状。

（5）地西泮（安定）口服，解除焦虑。

（6）盐酸地芬尼多片（眩晕停）口服，减轻症状。

第六节　胸　　痛

一、定义

胸痛，是胸腔内和胸腔外的多种疾病均可存在的一种常见症状。源于胸壁病变的胸痛，多数比较容易诊断，对全身的损害也比较轻微，而以胸痛为症状的胸腔内脏器的疾病，不仅比较隐蔽，而且，有些还存在短时间内危及生命的可能性。因此，对于有胸痛症状的老年人，必须及时而谨慎地进行诊断与治疗。

二、病因分析

胸腔内脏器、胸壁、肩关节、腹腔内脏器的炎症、缺氧、缺血、肿瘤，或机械压迫、外伤、异物、化学性刺激，或精神因素等，均可引起胸痛。

1. 胸壁病变

（1）皮肤及皮下组织病变：皮炎、皮下蜂窝织炎，带状疱疹，胸骨前水肿，痛性肥胖症，硬皮病等。

（2）神经系统病变：肋间神经炎，肋间神经肿瘤，神经根性疼痛，胸段脊髓压迫症，多发性硬化症等。

（3）肌肉病变：外伤，肌炎及皮肌炎，流行性胸痛等。

（4）骨及关节病变：类风湿性脊椎炎，增殖性（或肥大性）胸椎炎，结核性胸椎炎，化脓性骨髓炎，非化脓性肋软骨炎，骨肿瘤，急性白血病，嗜酸性肉芽肿，外伤等。

2.胸腔内脏器疾病

（1）心血管系统疾病：心绞痛、急性心肌梗死、冠状动脉瘤、肥厚型心肌病等，冠状动脉与心肌疾病；二尖瓣膜、主动脉瓣等，心脏瓣膜疾病；肺栓塞、肺动脉高压症、肺动脉瘤等，肺动脉疾病；心包炎；主动脉夹层、动脉瘤；先天性心血管病；心脏神经官能症等。

（2）呼吸系统疾病：胸膜炎、胸膜肿瘤、自发性气胸等，胸膜疾病；支气管炎、支气管癌（原发性肺癌）等，气管及支气管疾病；发生于肺的各种疾病等。

（3）食管疾病：食管炎、食管肿瘤等。

（4）胸腺疾病：胸腺炎、胸腺肿瘤等。

（5）纵隔疾病：纵隔炎、纵隔肿瘤、纵隔气肿等。

3.伴有胸肌疼痛的肩关节及其周围组织的疾病

4.腹部脏器的疾病

（1）膈下脓肿。

（2）肝脓肿。

（3）肝癌。

（4）脾梗死等。

5.其他疾病

（1）过度换气综合征。

（2）痛风。

（3）胸廓出口综合征等。

三、诊断要点

（一）病史特点

1.疼痛部位

（1）胸壁疾病所致胸痛，常固定于病变部位，并有明显的局部压痛。

（2）胸膜炎所致胸痛，以病变侧胸廓的侧方明显，随呼吸幅度的增大而加重。

（3）心绞痛所致胸痛，多在胸骨后方或心前区，也可表现为左肩及左臂内侧疼痛。

（4）纵隔或食管疾病所致的疼痛，位于胸骨后。

2.疼痛程度　胸痛可以自轻微隐痛、不适至剧烈疼痛，程度差异甚大，但是，疼痛程度与胸腔内脏器的病变程度不一定相平行。

3.疼痛性质

（1）肋间神经痛，呈阵发性灼痛或刺痛。

（2）肌性疼痛，多为酸痛。

（3）骨性疼痛，多为酸痛或锥痛。

（4）心绞痛，多为压榨样疼痛，伴压迫感或窒息感。

（5）主动脉瘤侵及壁胸膜时，为锥痛。

（6）膈胸膜疼痛，为灼痛或膨胀感。

（7）原发性肺病，可为极其难受的闷痛。

4.疼痛持续时间及影响因素

（1）心绞痛，为用力或精神紧张可诱发的阵发性胸痛，一般持续在15分钟之内。

（2）心肌梗死，为持续性的剧烈胸痛，持续时间较长，甚至可达数小时至数日。

（3）心脏神经官能症所致的胸痛，常因劳动或文体活动而减轻。

（4）纤维素性胸膜炎的胸痛，咳嗽或深呼吸时加重，屏气停止胸廓运动时疼痛缓解。

（5）胸壁疾病所致的胸痛，于局部受压或胸廓活动时加剧，神经阻滞麻醉后立即缓解。

（6）食管疾病的胸痛，通常在吞咽食物时发作或加剧。

（7）脊神经后根疾病所致的胸痛，可在转身时加剧。

（二）体格检查

1. 胸壁

（1）皮肤、肌肉，有无局部红肿、疱疹。

（2）肋骨、胸廓，有无畸形、压痛。

（3）肋骨下缘有无压痛，肋间神经分布区域有无感觉减退或过度敏感。

（4）脊柱，有无畸形、压痛及活动受限制。

2. 心、肺、胸膜

（1）心脏有无心律失常、心音改变、病理性杂音等。

（2）呼吸音有无改变及啰音。

（3）心包、胸膜有无摩擦音。

（三）实验室及辅助检查

1. 血液、痰液检查。

2. 影像学检查（X 线、CT、MR）。

3. 心电图、心脏超声检查。

4. 内镜检查（支气管镜、胃镜）。

5. 组织学检查（痰涂片、淋巴结活检）。

四、处理要点

1. 及时对可能的病因做出初步判断，及时联系并告知家属。

2. 客观评价患者的病情和本院的实际诊治能力，及时提出是否转院的建议。

3. 在家属对是否转院做出明确答复之前和决定继续留置本院后，均应尽职处理。

4. 对体格检查，特别是心电图、心肌酶谱、CT 等检查，不能排除心肌梗死、主动脉夹层等致命性疾病的患者，要尽快转院救治。

5. 对心绞痛患者，给予硝酸甘油舌下含服，如 5 分钟未缓解，再重复给药 1 ～ 2 次；也可给予硝酸异山梨酯（消心痛）或速效救心丸 6 ～ 10 粒，舌下含服。

6. 对非致命性疾病导致的胸痛，积极针对原有疾病进行治疗。

7. 镇痛措施，可选用经皮肤吸收的镇痛药缓解疼痛，以避免药物对胃肠道的刺激，如双氯芬酸钠贴。

第七节　腹　　痛

一、定义

腹痛是一种常见的临床症状，既可以是由腹腔内脏器的功能性失常或器质性病变引起的器官性疼痛，也可以是由腹膜外器官病变引起的牵涉性疼痛。另外，腹腔内脏器病变，除了腹痛以外，还可以同时引起颈、肩背、会阴、外生殖器部的牵涉性疼痛。因此，临床诊断时要全面考虑并加以鉴别。

二、病因分析

引起腹痛的疾病很多。按发病缓急，腹痛可以分为急性腹痛和慢性腹痛。

1. 急性腹痛

（1）急性炎症：通常腹痛部位与病变部位的体表投影相似，如急性胃炎疼痛在上腹部；阑尾炎疼痛在右下腹部；胆囊炎疼痛在右上腹；胰腺炎疼痛在脐上；弥漫性腹膜炎疼痛为全腹疼痛。

（2）空腔脏器穿孔：起病急骤，突然发生，全腹剧烈疼痛。患者平卧位，不能转动身体，两腿屈曲，呈急性病容，面色苍白，出冷汗、四肢发凉、脉细、休克等急性弥漫性腹膜炎表现。通常，胃溃疡病穿孔的疼痛部位在上腹，肠穿孔的疼痛部位在下腹部。

（3）空腔脏器阻塞或扭转：空腔器官不畅通或阻塞、扭转时，引起与病变相对应部位的腹部绞痛。如胆道结石，疼痛在右上腹或季肋部，呈绞痛；尿路结石，疼痛常在腰部或下腹部，呈绞痛；肠梗阻，疼痛常在下腹部，呈有胀痛。

（4）实质性脏器破裂：发病突然，常有外伤或肿大史，可有休克及出血症状，腹痛部位与病变部位相对应。如肝破裂，右上腹痛；脾破裂，左上腹痛。

（5）血运障碍：腹痛发生的急缓，取决于肠系膜动脉、门静脉等血管的病理改变类型、程度、范围。

（6）引起牵涉性腹痛的腹腔外脏器疾病：心绞痛、心肌梗死、大叶性肺炎等。

（7）有发作性腹痛症状的全身性疾病：如铅中毒、糖尿病酮症酸中毒、低血糖状态等，引起痉挛性下腹痛；过敏性紫癜、荨麻疹、风湿热等变态反应性疾病等。

（8）有腹部疼痛症状的腹壁软组织病变：炎症、肌肉劳损等。

2. 慢性腹痛

（1）胃肠道慢性炎症及胃、十二指肠溃疡：慢性胃炎、溃疡性结肠炎、节段性（局限性）肠炎及肠结核、慢性阑尾炎、手术后肠粘连等都有慢性腹痛，而胃、十二指肠溃疡的节律性、周期性上腹痛病史可长达数年。

（2）腹腔内其他脏器炎症：慢性胰腺炎，可有反复发作的上腹部隐痛；慢性肝炎，可有右上腹部或右季肋部持续性隐痛；肝脓肿，可有肝区局限性持续隐痛；慢性盆腔炎、输卵管炎等妇科疾病，多为下腹部疼痛。

（3）肿瘤：如胃癌、结肠癌、胰腺癌、淋巴瘤等恶性肿瘤，早期仅有腹部不适、隐痛或腹胀。

（4）肠寄生虫病：蛔虫病，多见于儿童；钩虫病可有上腹部痛，但不严重。

（5）其他疾病：胃下垂、十二指肠壅积症、结缔组织病等，可有不同程度的慢性腹痛。

三、诊断要点

1. 详细询问病史，认真体格检查，以明确疼痛的部位、性质、程度及腹痛发生的过程、诱因、伴发症状、原有疾病的治疗等情况。

2. 完善必要的实验室及其他辅助检查。

3. 综合分析临床资料，以下可作为腹痛的诊断线索与鉴别要点。

（1）腹痛伴发热：急性发热，提示腹腔内脏器的急性炎症；慢性、不规则发热，多见于肠或腹膜结核、恶性肿瘤、结缔组织病等。

（2）腹痛伴呕吐：见于腹腔脏器炎症（如急性胃肠炎、急性胆囊炎）、胃肠道梗阻（如幽门梗阻、肠梗阻）、胆道或泌尿系统结石、梗阻等。

（3）腹痛伴腹泻：见于各种原因导致的食物中毒、胃肠炎、痢疾、过敏性紫癜、肠结核、肠肿瘤等。

（4）腹痛伴血便：近期突发者，见于急性痢疾、肠套叠、节段性（局限性）肠炎、过敏性紫癜等；慢性者，见于慢性痢疾、慢性结肠炎、肠肿瘤等。

（5）腹痛伴血尿：见于尿路结石、炎症、肿瘤等。

（6）腹痛伴腹部肿块：①腹痛、腹块伴发热，多为炎症性肿块，常可见于阑尾脓肿，腹腔结核等；②腹痛、腹块不伴发热，多为非炎症性肿块，可见于肠梗阻、肠套叠、肠扭转、腹腔内肿瘤等。

（7）腹痛伴黄疸：见于肝、胆道炎症，胆石梗阻，胰腺炎与胰头癌，右下叶大叶性肺炎，急性溶血性疾病等。

（8）腹痛伴休克：见于腹腔内急性出血、中毒性休克（原因为化脓性胆管炎、中毒型菌痢、急性腹膜炎、急性胰腺炎等）、急性胃肠穿孔、腹主动脉炎、腹主动脉瘤、门静脉炎、门静脉栓塞、肠系膜动脉栓塞、脾梗死，急性心肌梗死等。

（9）可引起牵涉性腹痛的非腹部疾病：见于大叶性肺炎、胸膜炎、心绞痛、心肌梗死、腹直肌炎、腹壁神经炎、脊柱结核、脊神经根炎等。

（10）可引起腹痛的全身性疾病有铅中毒、糖尿病酮症酸中毒、低血糖状态、过敏性紫癜、荨麻疹、风湿热等。

（11）可引起腹痛的神经精神性疾病有带状疱疹、癫痫、胃肠神经官能症、抑郁症精神（心因）性腹痛。

四、处理要点

1. 及时对可能病因做出初步判断，及时联系并告知家属。

2. 客观评价患者的病情和本院的实际诊治能力，及时提出是否转院的建议。

3. 在家属对是否转院做出明确答复之前和决定继续留置本院后，均应尽职处理。

4. 对留置本院患者，在密切观察中一旦出现危急、重大疾病表现时，要及时转院救治。

5. 对非危急、重大疾病引起的腹痛患者，在针对原发疾病正规治疗的同时，可针对腹痛进行对症处理。

（1）甲氧氯普胺（胃复安）。

（2）山莨菪碱（654-2）。

（3）针对反酸症状，选用抑酸药。

第八节　便　　秘

一、定义

便秘是肠内容物运行缓慢致使水分被左半结肠过度吸收后粪便干燥、坚硬，超过 2 天不能排出体外的症状。由于直肠经常受粪块刺激，便秘常可引起腹部膨胀或下坠感，敏感者还可有阵发性腹痛、腹胀、恶心、头痛、眩晕、耳鸣等，但是也有部分正常人，习惯 2～3 天或更长时间排便一次而无任何症状。

二、病因分析

引起便秘的原因很多，大致可以分为导致结肠性便秘或直肠性便秘的两大类原因。

（一）引起结肠性便秘的原因

结肠性便秘有弛缓性、痉挛性、梗阻性 3 种。

1. 引起弛缓性结肠便秘的原因　导致肠壁平滑肌、提肛肌、膈肌、腹壁肌收缩力减弱，致使推进粪便动力不足的因素，主要有以下几种。

（1）慢性肺气肿，重度营养不良，不完全性肠麻痹，多次妊娠等。

（2）肠炎或痢疾恢复期（肠黏膜对刺激的敏感性降低），食物残渣过少或水分不足（缺乏足够的对肠黏膜的刺激）。

（3）长期卧床，消耗性或发热性疾病，吗啡、阿托品、普鲁本辛（溴丙胺太林）等药物作用。

2. 引起痉挛性结肠便秘的原因　导致迷走神经兴奋性增高，致使结肠痉挛性便秘的因素，主要有以下几种。

（1）神经官能症。

（2）慢性结肠炎。

（3）慢性铅中毒。

3. 引起梗阻性结肠便秘的原因　导致结肠发生慢性机械性梗阻，致使肠内容物运行障碍的原因，主要有以下几种。

（1）引起肠道内不全梗阻的病变，如结肠癌、增殖型肠结核、结肠狭窄等。

（2）引起肠管受压、扭曲、通道不畅的病变，如手术后肠粘连、结核性腹膜炎（粘连型）、腹腔或盆腔肿瘤、妊娠、不完全性肠套叠、肠扭转等。

（二）引起直肠性便秘的原因

1. 影响正常排便反射的原因

（1）长期忽视正常的排便感觉，导致习惯性便秘。

（2）经常服用泻剂或经常灌肠，导致直肠黏膜反应性降低。

2. 导致肛门括约肌痉挛或直肠梗阻的原因

（1）肛管炎、肛窦炎、直肠炎、肛管癌、直肠癌等。

（2）肛门周围脓肿、痔、肛裂等。

三、诊断要点

（一）病史

应询问平时的饮食、生活和排便习惯，是否常服润肠药，有无痔或肛裂病史等，并详细加以分析，探求引起便秘的原因。中年以上患者如发生排便习惯改变或有进行性便秘，应警惕结肠癌的可能。

（二）症状和体征

1. 便秘伴腹痛、腹胀、呕吐等骤发性便秘，常提示肠梗阻。便秘伴慢性腹绞痛，有铅接触史，可能为慢性铅中毒。

2. 便秘和腹泻交替并伴腹部肿块，常见于腹腔内结核、结肠肿瘤、结肠过敏等。

3. 粪便坚硬粗大，提示为直肠便秘。粪便质硬，呈栗子状，可能为结肠痉挛。

4. 便秘伴腹块，可能为结肠肿瘤、腹腔内结核、肠套叠或结肠痉挛。

5. 肛门指诊，注意有无痔、肛裂，肛门括约肌有无痉挛，直肠壁有无肿瘤等。

（三）针对性的辅助检查

1. 肠镜检查，可直接窥视黏膜状态、有无炎症或肿瘤等，也可做活组织检查。

2. 钡剂灌肠 X 线检查，有助于结肠肿瘤、巨结肠等的诊断；钡剂检查可了解肠道的动力学功能。

四、处理要点

1. 及时对可能病因做出初步判断，及时联系并告知家属。

2. 客观评价患者的病情和本院的实际诊治能力，及时提出是否转院的建议。

3. 在家属对是否转院做出明确答复之前和决定继续留置本院后，均应尽职处理。

4. 对非器质性疾病引起的便秘及时针对病因处理。

（1）调节饮食结构，增加粗纤维食物的摄入，如蔬菜、粗粮、水果等。

（2）建立良好的排便习惯，一般可以定时安排在晨起或早餐之后。

（3）建立足量饮水的良好习惯，无禁忌者每日宜达 1500ml 左右。

（4）适当增加活动量，增进胃肠蠕动。

（5）简易通便法：①开塞露；②肛门用栓剂；③肥皂栓。

（6）人工取便法：①戴手套后涂上肥皂液，用示指或中指深入直肠中，慢慢将粪便掏出。也可先直接向肛门内挤入开塞露或液状石蜡。②注意不可用器械深入直肠中掏粪便，以免损伤肠黏膜。③发现老年人面色苍白、出汗、疲倦等，应休息片刻后再继续。

第九节　尿　失　禁

一、定义

尿失禁是尿液不受控制地流出体外的症状。其中，由于逼尿肌持续性收缩（痉挛）和（或）括约肌持续性松弛所引起，尿液随时流出体外而无法积存于膀胱的尿失禁，为"真性尿失禁"；由于逼尿肌持续性瘫痪、无力和（或）下尿路梗阻引起膀胱充盈过度、压力过高，致使尿液随时流出体外的尿失禁，为"充盈性尿失禁"，也称"假性尿失禁"；由于精神状态及周围环境等原因，引起患者始终感觉膀胱充盈而忍不住地要排尿的状态，为"功能性尿失禁"。

二、病因分析

引起尿失禁的原发疾病很多，但就老年人而言，最常见的病因，主要有以下几种。

（一）中枢神经系统疾病

脑血管意外、脑萎缩、脑脊髓肿瘤、侧索硬化症等中枢神经系统疾病，导致膀胱逼尿肌持续性收缩，而出现"未抑制膀胱"的尿失禁症状。

（二）尿潴留

前列腺增生、前列腺癌、膀胱颈挛缩、膀胱三角区肿瘤、尿道狭窄等膀胱流出道的梗阻，导致尿潴留。在咳嗽、打喷嚏等腹压增大时，发生"充盈性尿失禁"症状。

（三）不稳性膀胱

膀胱结石、炎症、肿瘤、异物、结核等引起膀胱功能不稳，导致逼尿肌反射亢进或膀胱持续性痉挛，而发生尿失禁症状。

（四）尿道阻力下降

老年女性，因为雌激素缺乏、尿道及盆底肌肉张力减退、尿道括约肌退变，加之尿道短的解剖因素，导致尿道内阻力下降。当尿道内阻力不足以阻止尿液自膀胱流出时，发生尿失禁症状。

（五）尿道括约肌松弛

1. 神经源性疾病、外伤，导致尿道括约肌功能不全或丧失。
2. 既往会阴部外伤或手术，直接损伤尿道括约肌自身或尿道括约肌的支配神经。
3. 多胎分娩、产伤等，引起子宫脱垂、膀胱膨出，致使尿道括约肌松弛或功能减退。

三、诊断要点

（一）病史采集

详细了解既往史、现病史，特别是有无以下既往史。
1. 可能导致"运动瘫痪性膀胱"或"未抑制膀胱"的神经系统疾病或创伤、手术史。
2. 可能导致"挛缩性小膀胱"的肺内、外及泌尿系统的结核史。
3. 可能导致"不稳性膀胱"的膀胱结石、炎症、肿瘤史。
4. 可能伤及输尿管、膀胱、尿道导致尿瘘的创伤、手术史。
5. 可能伤及尿道括约肌松弛的多胎分娩及创伤、手术史等。

（二）体格检查

力求全面、系统。对新近发生尿失禁的患者，尤要注重以下几点。
1. 有无周围神经炎、脊髓炎、大脑炎、脑血管意外、脑外伤等的神经系统的阳性体征。
2. 有无由脊髓病变、外伤或截瘫所致的会阴部浅感觉异常、肛门括约肌松弛等阳性体征。
3. 有无咳嗽、打喷嚏等增大腹压情况下发生尿失禁的表现。
4. 肛门指诊有无导致膀胱流出道机械性梗阻的前列腺肿瘤、增生等。
5. 妇科检查有无导致尿道括约肌功能减退或括约肌松弛的子宫脱垂、膀胱膨出、产伤等。

（三）针对性的辅助检查

对新近发生尿失禁的患者，要尽量完善相关实验室及其他辅助检查，为诊断原发疾病提供依据。
1. 常规检查：尿液分析、超声、腹部 X 线平片、CT。
2. 对疑有泌尿系统肿瘤的患者，加做膀胱镜检查。
3. 对疑有膀胱流出道梗阻的患者，加做膀胱残余尿的检查。
4. 对疑似"挛缩性小膀胱"的患者，加做胸部 CT、结核菌素试验等检查。
5. 对疑似神经疾患或神经损伤所致"运动瘫痪性膀胱"或"未抑制膀胱"的患者，加做神经系统疾病的专科检查和膀胱测压、冷热感觉测定等检查。

四、处理要点

1. 及时对可能病因做出初步判断，及时联系并告知家属。

2. 客观评价患者的病情和本院的实际诊治能力，及时提出是否转院的建议。

3. 在家属对是否转院未做出明确答复之前和决定继续留置本院后，均应尽职处理。

4. 对诊断明确的留置本院的患者，可试行以下药物处理。

（1）针对逼尿肌呈持续性收缩状态，给予溴丙胺太林（普鲁本辛）口服。注意青光眼、膀胱流出道梗阻者禁用，冠心病及前列腺患者慎用。

（2）针对无张力性膀胱，给予氯贝胆碱（比赛可灵）口服。注意支气管哮喘、甲状腺功能亢进、冠状动脉缺血、消化性溃疡病等患者禁用。

（3）针对括约肌功能失调、流出道阻力增加，给予酚苄明口服。注意低血压、心绞痛、心肌梗死及对本品过敏者禁用。

（4）针对伴有尿频、尿急、尿痛的老年女性，给予头孢类药物抗炎。注意抗生素使用的安全性。

（5）针对伴有前列腺增生的老年男性，给予盐酸特拉唑嗪或非那雄胺口服。

（6）护理及功能锻炼：①劝告患者，尽可能减少不必要的卧床，适当增加活动量；②劝告患者，白天定时排尿，限制夜间摄入液体；③限制患者摄入咖啡或浓茶；④注意会阴部卫生及皮肤护理；⑤鼓励患者做提肛功能锻炼，交替提肛 12 秒、释放张力 12 秒为一组，每次连续做 12 组，并逐渐延长提肛时间。

第十节　贫　　血

一、定义

贫血是指单位容积的循环血液中的血红蛋白量、红细胞数、血细胞比容低于正常所致的病理状态。

成人外周血液中的相关正常值：血红蛋白，男 $120 \sim 160g/L$、女 $110 \sim 150g/L$；红细胞，男 $(4.0 \sim 5.5) \times 10^{12}/L$、女 $(3.5 \sim 5.0) \times 10^{12}/L$；血细胞比容，男 $40\% \sim 50\%$、女 $37\% \sim 48\%$。

依据血红蛋白量的减少程度，贫血分为：轻度贫血，血红蛋白 $91 \sim 120g/L$；中度贫血，血红蛋白 $60 \sim 90g/L$；重度贫血，血红蛋白 $< 60g/L$。

二、病因分析

（一）骨髓造血功能受损

1. 理化因子（包括药物）对骨髓的损害。

2. 癌肿转移及白血病等对骨髓的异常细胞浸润。

3. 感染、肝肾疾病、类风湿关节炎及其他结缔组织病对骨髓的损害。

（二）促红细胞生成激素分泌减少或生成障碍

1. 慢性肾炎。

2. 甲状腺、肾上腺皮质、垂体功能减低。

3. 胃切除术后。

（三）造血物质缺乏

1. 维生素 B_{12} 或叶酸缺乏，影响幼红细胞的核分裂，导致巨幼细胞贫血。

2. 维生素 B_6 代谢异常，影响原卟啉合成减少，引起维生素 B_6 反应性贫血。

3. 缺铁或铁利用障碍，分别引起缺铁性贫血或铁粒幼红细胞性贫血。

4. 珠蛋白缺乏或珠蛋白合成障碍，分别引起小细胞低色素性贫血或珠蛋白生成障碍性贫血、异常血红蛋白病。

5. 维生素 B_2、维生素 C、维生素 E 或烟酸、铜、蛋白质等的缺乏，均可引起贫血。

（四）红细胞过度破坏

1. 红细胞本身缺陷，如遗传性溶血性贫血。

2. 细胞的外在因素缺陷，如获得性溶血性贫血。

（五）失血

1. 各种原因引起的急性失血，导致正常细胞性贫血。

2. 各种原因引起的慢性失血，导致小细胞低色素性贫血（缺铁性贫血）。

三、诊断要点

（一）病史采集

询问病史要全面、确切，特别注意有无下列与贫血相关的病史、家族史。

1. 急、慢性失血性疾病。

2. 引起继发性贫血的其他疾病史。

3. 肝炎病史。

4. 有害理化因子、药物接触史。

5. 遗传性溶血性疾病家族史等。

（二）体格检查

体格检查要系统、认真，特别应注意有无与贫血有关的体征。

1. 缺铁性贫血的反甲、舌炎。

2. 溶血性贫血的黄疸、脾大。

3. 珠蛋白生成障碍性贫血的特殊面容等。

（三）实验室及其他检查

1. 血红蛋白量及红细胞数的测定，是诊断贫血的最基本检查方法。

2. 外周血液涂片染色，红细胞的外形、着色程度，有助于贫血类型的划分。

3. 血液分析中白细胞、血小板的数目及形态改变，有助于贫血的鉴别诊断。

4. 网织红细胞计数及绝对值，是溶血性贫血、再生障碍性贫血的诊断和鉴别诊断的重要指标。

5. 骨髓涂片及活检，是诊断贫血类型的重要手段。

6. 血清铁及骨髓铁染色，有助于缺铁性、障碍性贫血的诊断。

7. 粪常规、隐血试验及寄生虫虫卵等检查，有助于失血病因的鉴别。

8. 尿常规及血液非蛋白氮检查，有助于肾性贫血的鉴别。

9. 其他如抗红细胞生成素抗体、抗内因子抗体，脾大、脾功能亢进的检查，红细胞寿命的放射性核素测定。

经一系列检查仍难以确诊时，可根据初步诊断，应用药物治疗行诊断性试验。

四、处理要点

1. 及时对可能病因做出初步判断，及时联系并告知家属。

2. 客观评价患者的病情和本院的实际诊治能力，及时提出是否转院的建议。

3. 在家属对是否转院做出明确答复之前和决定继续留置本院后，均应尽职处理。

4. 对诊断明确的患者，及时针对病因治疗。

5. 留院患者的抗贫血药物治疗

（1）缺铁性贫血：铁剂，富马酸铁或 10% 枸橼液铁胺；口服维生素 C，增加铁剂吸收。

（2）再生障碍性贫血：丙酸睾酮或康力龙（司坦唑醇），或大力补（去氧甲睾酮）。

（3）免疫性溶血性贫血：泼尼松或氢化可的松；硫唑嘌呤等免疫抑制药。

（4）巨幼红细胞贫血：对维生素 B_{12} 或叶酸缺乏者，分别单独使用维生素 B_{12} 或叶酸；对维生素 B_{12} 和叶酸同时缺乏者，可同时使用维生素 B_{12} 和叶酸。

6. 其他对症支持或处理

（1）对重度贫血伴缺氧症状严重者：减少活动以防止晕倒，适量输入红细胞，控制补液或输入红细胞的滴速及剂量，以免诱发心功能不全。

（2）对贫血伴心功能不全者：酌情给予强心、利尿药。

（3）对贫血患者有出血时：及时给予止血措施及止血药物。

（4）饮食宜富有维生素、蛋白质和铁，食物中牛肉、豆类、叶绿素、海带等含铁量较多。

（5）针对铁吸收能力减退，适量给予维生素 C，有助于铁的吸收。

第十一节　吞　咽　障　碍

一、定义

吞咽障碍是指吞咽时有梗塞感，或食物难以下咽，乃至误入气管引起呛咳的症状。

二、病因分类

食管蠕动障碍、下端括约肌功能紊乱、食管内梗阻、吞咽机构神经肌肉功能失常、咽喉部病变等，均可引起吞咽功能障碍而发生吞咽困难的症状。

（一）口腔咽喉炎症性病变

如扁桃体炎、扁桃体周围脓肿、咽喉炎、咽后壁脓肿等。

（二）食管蠕动障碍及梗阻

1. 食管壁病变：如食管癌、食管良性肿瘤、食管良性狭窄、食管炎、食管憩室、食管溃疡病等。

2. 食管腔外压迫：如纵隔肿瘤、主动脉瘤、胸骨后甲状腺肿大、胸腺肿大等。

3. 食管内异物。

（三）神经肌肉功能失常

如食管下端贲门失弛缓（食管下端贲门痉挛）、膈疝、重症肌无力、皮肌炎、硬皮病、延髓麻痹、伪膜性食管炎、破伤风，药物（如士的宁）中毒等。

三、诊断要点

（一）病史与症状

1. 进行性吞咽困难，以食管癌可能性为大。

2. 突然性吞咽困难，应想到有食管内异物的可能。

3. 精神创伤或情绪激动诱发的吞咽困难，多为食管贲门失弛缓，常有反复间歇性发作，时轻时重。

4. 以往有吞服腐蚀剂或异物史者的吞咽困难，提示食管良性瘢痕狭窄。

5. 伴发症状：吞咽困难伴呃逆，提示食管末段病变，如癌肿、贲门失弛缓、膈疝等；发生吞咽困难之前已有声音嘶哑，提示喉头病变或食管腔外有肿瘤压迫或喉返神经受累及；吞咽困难伴有发音困难和舌肌、面肌、咀嚼肌萎缩，提示延髓麻痹；吞咽困难伴饮水呛咳，提示喉返神经受损至声门关闭不全，或食管、气管瘘等；吞咽困难伴胸骨后疼痛或不适，提示食管癌。

（二）体格检查

1. 口腔、咽喉有无炎性病灶或占位。

2. 舌、软腭、声带有无麻痹。

3. 锁骨上及颈部有无肿大淋巴结。

（三）针对性辅助检查

1. 胸部 DR、CT 检查，观察有无纵隔异常阴影、心脏血管疾病，以排除食管腔外的压迫。

2. 食管钡剂检查，筛查有无食管占位、憩室、狭窄等病变。

3. 内镜检查，不仅可以直接观察，而且可以做活组织病理检查，还可以同时清除食管内的异物。

四、处理要点

1. 及时对可能病因做出初步判断，及时联系并告知家属。

2. 客观评价患者的病情和本院的实际诊治能力，及时提出是否转院的建议。

3. 在家属对是否转院做出明确答复之前和决定继续留置本院后，均应尽职处理。

4. 对诊断明确的患者，及时针对病因进行处理。

（1）硝酸甘油餐前舌下含服，直接松弛食管下端括约肌。

（2）1%～3% 氯化钠溶液 10ml 餐前口服，能冲洗食管并去除黏膜水肿。

（3）盐酸双环胺餐前口服，可缓解食管下端贲门痉挛（青光眼、前列腺肥大患者忌用）。

5. 生活管理

（1）少食多餐，避免进食过速，或进食过冷、过热、过硬及刺激性食物。

（2）解除精神紧张，避免情绪激动，保持良好的心态和生活习惯。

第十二节　睡　眠　障　碍

一、定义

睡眠障碍是一种与心理因素相关的生理障碍。临床上，有睡眠启动与维持困难（失眠症）、白天过度睡眠（嗜睡）、24 小时中睡眠与觉醒周期紊乱（睡眠与觉醒节律障碍）、睡眠中异常活动和行为（睡行症、夜惊、梦魇）等不同类型的表现。

正常人对于睡眠时长的需求因年龄、个体的差异而不同。通常，成人需要 6～8 小时的睡眠时间，老年人略少。但是，睡眠质量比睡眠时间对人体的健康具有更为重要的影响。

二、病因分析

（一）失眠

1. 急性应激　一过性的兴奋、思虑、精神紧张、躯体不适，睡眠环境改变、时差反应等得不到及时调整，以致失眠持续 1 个月以上者，转变为失眠症。

2. 药物性失眠　由咖啡因、茶碱、甲状腺素、可卡因、皮质激素、抗帕金森病药物等兴奋药引起，或镇静药撤药反应引起。

3. 心理性失眠　由过度睡眠防御性思维造成，过分关注自己的入睡困难，以致思虑过度、兴奋不安或焦虑烦躁。此类失眠约占失眠总数的 30%。

4. 精神疾病引起失眠　由抑郁症引起的失眠，表现为早醒。

（二）嗜睡症

流行病学调查资料少见，本病病因尚不清楚。

（三）睡眠 - 觉醒节律障碍

1. 生活节律失常　长期夜间工作、生活无规律，生物钟及大脑动力定型改变导致脑功能紊乱。

2. 心理 - 社会压力　人际关系、学习负担、求职、环境变化等，造成焦虑情绪引起入睡时间推迟、易醒、早醒，致使睡眠节律结构紊乱。

（四）睡行症、夜惊、梦魇

1. 睡行症　流行病学调查显示，本病病因尚不清楚。儿童发病率为 1%～15%，成人发病率低于 1%。习惯称为梦游症。

2. 夜惊　原发性夜惊的发病因素不清，可能与心理 - 社会因素相关。引起继发性夜惊的疾病有痴呆、脑肿瘤、癫痫等器质性疾病、高热性惊厥等。

3. 梦魇　成人发病率为 5%～10%。发病因素如听恐怖故事、看恐怖影片；应激事件、如遭遇抢劫、强暴等灾难性事件；睡眠姿势不当，如睡眠时手臂压迫胸部；药物因素包括镇静催眠药、突然停用镇静催眠药等。

三、诊断要点

（一）失眠症

1. 入睡困难、睡眠不深、易醒和早醒、醒后再次入睡困难。

2. 对失眠的恐惧、担心，使患者陷入恐惧、担心与失眠的恶性循环之中。

3. 长期失眠导致情绪不稳、个性改变。

4.部分患者出现镇静催眠药物或酒精依赖。

（二）非器质性失眠症

1.以入睡困难、难以维持睡眠或睡眠质量差为主诉。

2.这种睡眠紊乱，每周至少发生 3 次，且持续 1 个月以上。

3.日夜专注于失眠，且过分担心失眠的后果。

4.睡眠量和（或）质的不足，已经引起了明显的苦恼或影响了社会及职业功能。

5.排除周围神经炎、脊髓病、风湿性关节炎或恶性肿瘤等其他躯体疾病。

6.排除广泛性焦虑、抑郁症的精神障碍症状引起的继发性失眠。

（三）嗜睡症

1.在安静或单调环境下，经常困乏嗜睡，并可不分场合甚至在需要十分清醒的情况下，也出现不同程度、不可抗拒的入睡。

2.并非因睡眠不足、药物、酒精、躯体疾病所致，也非某种精神障碍（如抑郁症等）所致。

3.过多的睡眠引起自我显著的痛苦感，以及社交、职业或其他重要功能的损害。

4.常有认知和记忆功能障碍，表现为记忆减退、思维能力下降、学习新鲜事物出现困难。

5.患者情绪低落，甚至被别人误认为懒惰、不求上进，造成严重的心理压力。

（四）睡眠－觉醒节律障碍

1.睡眠－觉醒节律紊乱、反常：睡眠时相延迟，凌晨入睡、下午醒来；或整个睡眠时间提前，过于早睡、过于早醒。

2.伴有忧虑或恐惧心理，妨碍社交功能。

（五）睡行症

1.患者入睡后不久，突然从床上起来四处走动，常双目向前凝视，一般不说话，询问也不回答。

2.可有一些复杂行为，如能避开前方的障碍物，能劈柴、倒水、开抽屉等。

3.难于唤醒，常持续数分钟到数十分钟，然后自行上床，或被人领回床上，再度入睡。

4.次日醒来，对睡行经过完全遗忘。

（六）夜惊

1.反复出现睡眠中突然醒来并惊叫哭喊伴有惊恐表情和动作，通常发生在睡眠前 1/3 阶段。

2.发生时患者常有心率增快、呼吸急促、出汗、瞳孔扩大等自主神经兴奋症状。

3.每次发作持续 1 ～ 10 分钟，难以唤醒。

4.醒后不能说出梦境内容，对发作不能回忆。

5.诊断时需要排除器质性疾病导致的继发性夜惊。

（七）梦魇

1.多发生在遭遇抢劫、强暴等应激或灾难性事件后。

2.睡眠姿势不当，如睡眠时手臂压迫胸部，会发生憋气、窒息、濒死的梦魇。

3.服用有些药物如镇静催眠药物，或突然停用镇静催眠药物，均可能诱发梦魇。

4.梦魇的梦境多是处于危险境地，使患者恐惧、紧张、害怕、呻吟、惊叫或动弹不得，直至惊醒。

5.清醒后，对梦境中的恐怖内容能清晰回忆，并仍处于惊恐之中。

四、处理要点

1. 及时对可能病因做出初步判断，并及时联系并通知家属。

2. 客观评价患者的病情和本院的实际诊治能力，及时提出是否转院的建议。

3. 在家属对是否转院做出明确答复之前和决定继续留置本院后，均应尽职处理。

4. 对症处理

（1）失眠症

1）认知疗法：提高对睡眠的正确认识，减少睡眠前对失眠的恐惧、担心。

2）行为疗法：建立有规律的睡眠节律，包括放松训练、自由想象训练等。

3）药物治疗：主要使用苯二氮䓬类药物，但是要注意尽可能短期使用，以免形成药物依赖。

（2）嗜睡症

1）行为疗法：严格作息时间,准时入睡和起床,白天增加活动以克服嗜睡从而改善夜间睡眠。

2）药物治疗：白天嗜睡可采用小剂量中枢兴奋药,如哌甲酯等；夜间适当加用短效催眠药。

（3）睡眠 - 觉醒节律障碍

1）主要是调整患者入睡和觉醒的时间以恢复正常节律，并需不断巩固、坚持。

2）为防止睡眠 - 觉醒节律障碍反复，需要结合药物巩固效果。

（4）睡行症

1）患者的卧室及其活动线路上勿放危险物品，以防睡行症发生意外伤害。

2）当患者发生梦游时，应引导他回到床上睡觉，不要试图唤醒他，次日早上也不要告诉或责备，否则会造成患者挫折感及焦虑感。

3）对发作频繁者，可采用药物治疗以减少发作。

4）可选择苯二氮䓬类药物，如地西泮、阿普唑仑、氯硝西泮等，睡前口服。

5）也可用阿米替林、丙米嗪或氯米帕明等，睡前口服。

（5）夜惊

1）心理治疗，消除引起夜惊的心理焦虑和社会因素。

2）对部分患者可辅助使用与治疗睡行症相似的镇静药和抗抑郁药。

（6）梦魇

1）偶尔发生梦魇属于自然现象，无须特殊处理。

2）对发作频繁者的干预：①对由生活应激事件引起者，采用心理治疗，疏导其正确对待和认识产生梦魇的原因，消除恐惧心理；②睡前不看恐怖性书籍和电影；③睡前放松和调整睡姿，以保证良好的睡眠；④停用镇静催眠药，要逐渐、缓慢地进行，避免突然停药。

（冒志明　周宛建）

第 4 章

护理院心血管系统常见疾病和处理要点

第一节　原发性高血压

一、概述

（一）定义

高血压（hypertension）是以体循环动脉压升高为主要临床表现的综合征。分为原发性高血压和继发性高血压，原发性高血压又称高血压病。

（二）流行病学

高血压是最常见的慢性病之一，流行病学调查发现，我国高血压患病率存在地区、城乡和民族差别，北方高于南方，沿海高于内地，城市高于农村，高原少数民族地区患病率较高。高血压在老年人中较为常见，50% 以上老年人患有高血压，高血压随年龄增长患病率显著增高，在 80 岁以上的高龄老年人中，高血压的患病率接近 90%，是罹患脑卒中、心肌梗死甚至造成心脑血管死亡的首要危险因素。

二、病因

原发性高血压是遗传易感性和环境因素相互作用的结果。

（一）遗传因素

原发性高血压具有明显的家族聚集性，约 60% 高血压患者有高血压家族史。

（二）环境因素

1. 饮食摄盐过多、高蛋白质摄入（包括动物和植物蛋白）、饱和脂肪酸较高及饮酒（每日饮酒量超过 50g 乙醇）等，高血压发病率明显增高。

2. 精神应激：压力过大及长期在噪声环境中生活者患高血压较多。

（三）其他因素

1. 体重超重或肥胖，尤其是腹型肥胖者。

2. 阻塞性睡眠呼吸暂停综合征（OSAS）。

三、临床表现

（一）症状

大多数高血压起病缓慢，部分患者没有症状，常在体检、测量血压时或发生心、脑、肾等并发症时才被发现，常见症状有头痛、头胀、头晕、颈项板紧，疲劳，心悸，耳鸣等，严重者视物模糊、鼻出血等。可因过度疲劳、紧张、激动、失眠等加剧，休息后常缓解。高血压引起的头痛在血压下降后可缓解、消失，如高血压患者经治疗后血压下降，但头痛无缓解，应警惕其他原因造成的头痛。

（二）体征

血压升高。心脏听诊可有主动脉瓣区第二心音六进、收缩期杂音或收缩早期喀喇音。

（三）并发症

脑血管病（脑出血、脑梗死、短暂性脑缺血发作）、心力衰竭和冠心病、慢性肾衰竭、主动脉夹层。

（四）实验室及器械检查

原发性高血压常用实验室及器械检查见表 4-1。

表 4-1　原发性高血压常用实验室及器械检查

项目	内容
基本检查	全血细胞计数、血红蛋白、血细胞比容
	尿液检查（蛋白、糖和尿沉渣镜检）
	血液生化检查（空腹血糖、餐后 2 小时血糖、钾、钠、尿酸、肌酐、总胆固醇、三酰甘油，高密度脂蛋白胆固醇、低密度脂蛋白胆固醇）
	心电图
推荐检查	血同型半胱氨酸、尿蛋白定量
	24 小时动态血压监测、眼底检查、踝臂指数、颈动脉超声、超声心动图、胸部 X 线检查

（五）老年高血压的特点

老年高血压是指：①年轻时诊断为高血压并延续至 65 岁及 65 岁以上者；②在 65 岁或 65 岁以后出现的高血压。其特点如下。

1. 以收缩压增高为主。

2. 血压波动幅度大。

3. 脉压明显增大。

4. 昼夜节律异常。

5. 易发生直立性低血压。

6. 白大衣高血压较普通人群多。

7. 多病共存、并发症多。

四、诊断

（一）诊断方法

血压测量，采用经核准的汞柱式或电子血压计，根据世界卫生组织减少汞污染的倡议，我国 2020 年始不再生产汞柱式血压计，电子血压计将是未来主要的血压测量工具。

（二）诊断标准

1.**诊室血压** 根据诊室测量的血压值，非同日 3 次血压值，在未使用抗高血压药物状态下，收缩压≥ 140mmHg 和（或）舒张压≥ 90mmHg 可诊断高血压。

2.**自测血压** 高血压诊断标准为≥ 135/85mmHg。

以往已诊断为高血压而接受抗高血压药物治疗者，虽血压＜ 140/90mmHg，也应诊断为高血压。

（三）血压水平分类和分级

我国采用正常血压、正常高值和高血压进行血压水平分类，根据血压升高水平，将高血压分为 1 级、2 级和 3 级，见表 4-2。

表 4-2　血压水平分类和分级

分类	收缩压（mmHg）		舒张压（mmHg）
正常血压	＜ 120	和	＜ 80
正常高值	120 ～ 139	和（或）	80 ～ 89
高血压	≥ 140	和（或）	≥ 90
1 级高血压（轻度）	140 ～ 159	和（或）	90 ～ 99
2 级高血压（中度）	160 ～ 179	和（或）	100 ～ 109
3 级高血压（重度）	≥ 180	和（或）	≥ 110
单纯收缩期高血压	≥ 140	和	＜ 90

注：当收缩压和舒张压分属于不同分级时，以较高的级别为准

五、治疗

（一）降压治疗的目的

改善症状，降低血压，提高生活质量，延长寿命。

（二）非药物治疗

非药物治疗是降压治疗的基本措施，不论高血压患者是否选择药物治疗，都应进行非药物治疗，即保持良好的生活方式。

1.**合理膳食** 减少钠盐摄入，每人每日摄盐量应＜ 6g。进食多种新鲜蔬菜、水果、鱼类、豆制品、粗粮、脱脂奶及其他富含钾、钙、膳食纤维、多不饱和脂肪酸的食物。膳食中脂肪量应控制在总热量的 25% 以下。

2.**规律运动** 可根据年龄及身体状况选择慢跑或步行等运动，一般每周 5 ～ 7 次，每次 30 ～ 60 分钟，不推荐剧烈运动。

3.**戒烟限酒** 戒烟，尽量避免二手烟，限制酒精摄入，白酒、葡萄酒（或米酒）或啤酒饮用量应分别＜ 50ml、100ml、300ml，只能在 3 种酒中选择一种。

4.**保持理想体质量** BMI 为 18.5 ～ 23.9 kg/m^2。

5.**改善睡眠** 保证充足睡眠及睡眠质量。

6.**注意保暖** 冬季应保持室内温暖，经常通风换气；骤冷和大风时减少外出；适量增添衣物，避免血压大幅波动。

（三）药物治疗

1. 抗高血压药物治疗时机　非药物治疗无效或效果不佳，血压仍 ≥ 140/90mmHg 和（或）高于目标血压的患者应启动药物治疗；65 ～ 79 岁的老年人血压 ≥ 150/90mmHg 时推荐开始药物治疗，血压 ≥ 140/90mmHg 时可考虑药物治疗；≥ 80 岁的老年人，收缩压 ≥ 160mmHg 时开始药物治疗。

2. 血压控制目标值　一般高血压患者应降至 140/90mmHg 以下；糖尿病、慢性肾脏病、心力衰竭及冠心病合并高血压患者可进一步降至 130/80mmHg 以下；65 ～ 79 岁的老年人，首先应降至 150/90mmHg 以下，如能耐受，可进一步降至 140/90mmHg 以下；≥ 80 岁的老年人应降至 150/90mmHg 以下，但不低于 130/60mmHg。

3. 达标速度　在启动降压治疗后，需注意监测血压变化，避免降压过快带来的不良反应。降压药物应从小剂量开始，逐渐加量，以 4 ～ 12 周达标为宜。

4. 降压原则　抗高血压药物应用的基本原则如下。

（1）小剂量：开始治疗时采用较小的有效治疗剂量，根据需要，逐步增加剂量。

（2）长效药物：尽可能使用具有 24 小时持续降压作用的长效药物，每日 1 次给药。

（3）联合用药：单药治疗效果不满意，可采用 2 种或多种低剂量抗高血压药物联合治疗（单片复方制剂有助于提高患者的依从性）。

（4）个体化：根据患者具体情况、耐受性、个人意愿和经济承受能力，选择适合患者的抗高血压药物。

5. 常用的抗高血压药物　钙通道阻滞药（calcium channel blocker，CCB）、血管紧张素转化酶抑制药（angiotensin converting enzyme inhibitor，ACEI）、血管紧张素 Ⅱ 受体阻滞药（angiotensin receptor blocker，ARB）、利尿药、β 受体阻滞药、α 受体阻滞药。

（1）钙通道阻滞药

1）适应证：中重度高血压，尤其适用于老年高血压、单纯收缩期高血压、伴稳定型心绞痛、冠状动脉或颈动脉粥样硬化及周围血管病患者。

2）药物及用法：①氨氯地平 2.5 ～ 10mg，每日 1 次；②非洛地平缓释片（不可掰开）2.5 ～ 5mg，每日 1 次；③硝苯地平控释片（不可掰开）30mg，每日 1 次；④拉西地平 4 ～ 8mg，每日 1 次。

3）注意事项：①不良反应有心搏加快、面部潮红、下肢水肿、牙龈增生；②二氢吡啶类 CCB 没有绝对禁忌证，但心动过速与心力衰竭患者应慎用。急性冠脉综合征患者一般不推荐使用短效硝苯地平。

（2）血管紧张素转化酶抑制药

1）适应证：各种程度的高血压，尤其适用于伴慢性心力衰竭、心肌梗死、糖尿病肾病、非糖尿病肾病、代谢综合征、蛋白尿或微白蛋白尿患者。

2）药物及用法：①卡托普利 12.5 ～ 50mg，每日 2 ～ 3 次；②依那普利 5 ～ 20mg，每日 2 次；③苯那普利 5 ～ 20mg，每日 1 次；④西拉普利 2.5 ～ 10mg，每日 1 次；⑤培哚普利 2 ～ 8mg，每日 1 次。

3）注意事项：①不良反应有干咳、血管性水肿；②高钾血症、双侧肾动脉狭窄患者禁用。

（3）血管紧张素 Ⅱ 受体阻滞药

1）适应证：各种程度的高血压，尤其适用于伴左心室肥厚、心力衰竭、冠心病、糖尿病肾病、代谢综合征、微量白蛋白尿或蛋白尿患者及不能耐受血管紧张素转化酶抑制药的患者。

2）药物及用法：①氯沙坦 50～100mg，每日 1 次；②缬沙坦 80～160mg，每日 1 次；③厄贝沙坦 150～300mg，每日 1 次；④替米沙坦 40～80mg，每日 1 次；⑤坎地沙坦 8～16mg，每日 1 次。

3）注意事项：①不良反应少见，偶有腹泻；②长期应用可升高血钾，应注意监测血钾及肌酐水平变化，高钾血症者禁用。双侧肾动脉狭窄患者禁用。

（4）利尿药

1）适应证：轻中度高血压，尤其适用于老年高血压、单纯收缩期高血压或伴心力衰竭患者。

2）药物及用法：①氢氯噻嗪 12.5mg，每日 1 次；②氨苯蝶啶 50mg，每日 1～2 次；③吲达帕胺 1.25～2.5mg，每日 1 次；④螺内酯 10～20mg，每日 1 次；⑤呋塞米 10～20mg，每日 1 次。

3）注意事项：①氢氯噻嗪可引起低血钾，长期应用者需要监测血钾，并适量补钾，痛风患者禁用；②选择保钾利尿药和排钾利尿药联合应用；③氨苯蝶啶、螺内酯等保钾利尿药与其他具有保钾作用的抗高血压药如血管紧张素转化酶抑制药或血管紧张素 II 受体阻滞药合用时需注意发生高钾血症的危险。

（5）β 受体阻滞药

1）适应证：伴快速性心律失常、冠心病、慢性心力衰竭、交感神经活性增高及高动力状态的高血压患者。

2）药物及用法：①美托洛尔 12.5～50mg，每日 2 次；②卡维地洛 6.25～25mg，每日 1～2 次。

3）注意事项：①不良反应有疲乏、肢体冷感、激动不安、胃肠不适等，还可能影响糖、脂代谢；②病态窦房结综合征、二度/三度房室传导阻滞、哮喘患者禁用；③慢性阻塞性肺疾病、运动员、周围血管病或糖耐量异常者慎用；④长期应用 β 受体阻滞药者突然停药可发生反跳现象，即原有的症状加重或出现新的表现。

（6）α 受体阻滞药

1）适应证：高血压伴前列腺增生患者。

2）药物及用法：①哌唑嗪 0.5～1mg，每日 2～3 次；②多沙唑嗪 1～6mg，每日 1 次；③特拉唑嗪 1～8mg，每日 1 次。

3）注意事项：①不良反应：直立性低血压；②为预防直立性低血压，首剂剂量减半，入睡前服用。

6. 抗高血药物的联合应用

（1）联合用药原则：血压 ≥ 160/100mmHg 或高于目标血压 20/10mmHg 的高危人群，初始治疗联合应用 2 种抗高血药物，药物治疗不能达标的高血压患者联合应用其他抗高血药物；选择降压作用机制互补的药物，使降压作用相加，不良反应相减。

（2）联合用药方案：两种药物联用方案：① ACEI 或 ARB 联合噻嗪类利尿药；②二氢吡啶类 CCB 联合 ACEI 或 ARB；③二氢吡啶类 CCB 联合噻嗪类利尿药；④二氢吡啶类 CCB 联合 β 受体阻滞药。3 种抗高血药物联用一般应包括利尿药，即 ACEI 或 ARB 联合二氢吡啶类 CCB 联合噻嗪类利尿药。

7. 特殊人群高血压的处理

（1）高龄老年高血压：高血压患者年龄 ≥ 80 岁，称为高龄老年高血压。降压目标 < 150/90mmHg，但不低于 130/60mmHg。选用抗高血药物原则：①小剂量单药作为初始治疗；

②选择平稳、有效、安全、不良反应少、服药简单、依从性好的抗高血药物，如利尿药、长效 CCB、ACEI 或 ARB；③若单药治疗血压不达标，推荐低剂量联合用药；④应警惕多重用药带来的风险和药物不良反应；⑤治疗过程中，应密切监测血压（包括立位血压）并评估耐受性，若出现低灌注症状，应考虑降低治疗强度。

（2）高血压合并脑血管病：遵循以下原则选用抗高血药物。①急性脑出血患者，应将收缩压控制在 180mmHg 以下；②急性缺血性脑卒中患者，应将收缩压控制在 200mmHg 以下；③既往长期接受抗高血药物治疗的急性缺血性脑卒中或短暂性脑缺血发作患者，为预防脑卒中复发和其他血管事件，推荐发病后数日恢复降压治疗；④既往缺血性脑卒中或短暂性脑缺血发作患者，应根据患者具体情况确定降压目标，一般认为应将血压控制在 140/90mmHg 以下；⑤既往缺血性脑卒中高龄患者血压应控制在 150/90mmHg 以下。

（3）高血压合并冠心病

1）降压目标：①对于＜ 80 岁患者，血压控制目标值为＜ 140/90mmHg；②若一般状况好、能耐受降压治疗，尤其伴既往心肌梗死者，可降至 130/80mmHg 以下；③对于≥ 80 岁患者，血压控制目标值为＜ 150/90mmHg，如耐受性良好，可进一步降至 140/90mmHg 以下；④对于脉压增大（≥ 60mmHg）者强调收缩压达标。舒张压＜ 60mmHg 时，需在密切监测下逐步降至目标收缩压。

2）药物选用：初始降压治疗首选 β 受体阻滞药和肾素 - 血管紧张素系统（RAS）抑制药。血压难以控制且心绞痛持续存在时，可加用长效二氢吡啶类 CCB；若无心绞痛持续存在，可选择二氢吡啶类 CCB、噻嗪类利尿药和（或）醛固酮受体拮抗药。对于变异型心绞痛患者，首选 CCB。对于伴稳定型心绞痛患者，如无心肌梗死和心力衰竭病史，长效二氢吡啶类 CCB 也可作为初始治疗药物。合并 ACS 者，若无禁忌，起始降压治疗应包括 β 受体阻滞药和 RAS 抑制药。若存在严重高血压或持续性心肌缺血，可选择静脉 β 受体阻滞药。若血压难以控制或 β 受体阻滞药存在禁忌，可选择长效二氢吡啶类 CCB；伴心力衰竭或肺淤血证据时，不宜给予非二氢吡啶类 CCB。硝酸酯类药物可用于控制血压，缓解心肌缺血和肺淤血症状。如伴心肌梗死、心力衰竭或糖尿病且血压控制欠佳，可加用醛固酮受体拮抗药。

（4）高血压合并心力衰竭：①首先将血压控制在 140/90mmHg 以下，若能耐受，进一步降至 130/80mmHg 以下；②若无禁忌证，ACEI 或 ARB、醛固酮受体拮抗药、利尿药、β 受体阻滞药、血管紧张素受体脑啡肽酶抑制药（ARNI）均可作为治疗的选择；③对于心力衰竭患者，不推荐应用非二氢吡啶类 CCB。

（5）高血压合并慢性肾脏病：降压目标为＜ 130/80mmHg。抗高血压药物使用原则：①首选 ACEI 或 ARB，尤其对合并蛋白尿患者；②应用 ACEI 或 ARB，可以从小剂量开始，对于高血压合并糖尿病肾病患者，用至可耐受最大剂量；③慢性肾脏病 3 ～ 4 期的患者使用 ACEI 或 ARB 时，初始剂量可减半，严密监测血钾和血肌酐水平以及 eGFR，并及时调整药物剂量和剂型；④对于有明显肾功能异常及盐敏感性高血压患者，推荐应用 CCB；⑤容量负荷过重的慢性肾脏病患者，慢性肾脏病 4 ～ 5 期患者推荐应用袢利尿药；⑥ α/β 受体阻滞药可以考虑用于难治性高血压患者的联合降压治疗。

（6）高血压合并糖尿病

1）降压目标：＜ 130/80mmHg。

2）药物选择：①首选 ACEI/ARB，ACEI 不能耐受时考虑 ARB 替代；②联合应用推荐二氢吡啶类 CCB 联合 ACEI 或 ARB；③糖尿病患者 eGFR ＜ 30ml/（min · 1.73m^2）时可选用袢利尿药，但应慎用大剂量利尿药；④糖尿病患者可选用小剂量、高选择性 β_1 受体阻滞药与 ACEI 或 ARB 联合治疗；⑤糖尿病患者慎用 β 受体阻滞药与利尿药联合应用；⑥老年前列腺增生患者可考虑应用 α 受体阻滞药，但要警惕直立性低血压的风险。

（7）高血压合并前列腺增生：可考虑应用 α 受体阻滞药，但要警惕直立性低血压的风险。

老年患者血压波动大、易发生直立性低血压、餐后低血压、血压昼夜节律异常、白大衣高血压等，同时常合并多种疾病，同时服用多种药物，需要个体化的服药指导；自理能力相对下降，行动不便，护理院诊治方便、快捷，集治疗和预防为一体；护理院医务人员对老年人的健康状况、生活习惯要详细掌握，干预措施更有针对性。

六、转院建议

入住护理院的高血压患者，出现以下情况应转至二级及二级以上医院。

1. 起病急、症状重、血压显著升高 ≥ 180/110mmHg，经短期处理仍无法控制。
2. 怀疑出现心、脑、肾并发症或其他严重临床情况。
3. 怀疑继发性高血压。
4. 多种药物无法控制的难治性高血压。
5. 至少 3 种抗高血压药物足量使用、血压仍未达标。
6. 血压明显波动难以控制。
7. 服用抗高血压药物后出现不能解释或难以处理的不良反应。

第二节　冠　心　病

一、概述

（一）定义

冠状动脉粥样硬化性心脏病（coronary heart disease，CHD），简称冠心病，是指冠状动脉粥样硬化使管腔狭窄或阻塞，导致心肌缺血、缺氧甚至坏死而引起的心脏病，亦称缺血性心脏病。

（二）分型

根据冠状动脉病变的部位、范围和程度不同，其临床表现也不同，1979 年世界卫生组织将冠心病分为 5 种类型：隐匿型、心绞痛型、心肌梗死型、缺血性心肌病型、猝死型。

根据冠心病发病特点和治疗原则分为两大类：①慢性心肌缺血综合征，也称慢性冠脉疾病，包括隐匿型冠心病、缺血性心肌病、稳定型心绞痛；②急性冠状动脉综合征，包括不稳定型心绞痛、非 ST 段抬高心肌梗死、ST 段抬高心肌梗死。

二、病因

冠心病病因尚未完全确定，是多种因素作用于不同环节所致，因此，这些因素常被称为危险因素，主要危险因素如下。

1. 饮食习惯：高热量、高动物脂肪、高胆固醇、高糖饮食摄入。
2. 职业：脑力劳动，从事高度精神紧张职业。
3. 血脂异常：脂质代谢异常是动脉粥样硬化最重要的危险因素。
4. 高血压。

5. 吸烟。

6. 糖尿病和糖耐量异常。

7. 肥胖。

8. 家族史。

三、临床表现

（一）症状

以发作性胸痛为主要临床表现。

1. 稳定型心绞痛具有以下特点。

（1）诱因：体力活动、情绪激动、饱食、寒冷、吸烟、心动过速、休克等因素可诱发胸痛，常发生在劳力或激动的当时，而不是之后。

（2）部位：多在胸骨体之后，可波及心前区，手掌大小，甚至横穿前胸，界线不清，常放射至左肩、左臂内侧达环指和小指，或至颈、咽、下颌部。

（3）性质：为压迫性，有些患者仅感觉胸闷不适，或感觉胸痛。

（4）时限：3 ～ 5 分钟多见，很少超过 30 分钟。

（5）缓解方式：消除诱发因素后，常可缓解；舌下含服硝酸甘油等硝酸酯类药物也能在几分钟内缓解。

2. 急性冠脉综合征的胸痛通常表现为：①症状程度更重；②持续时间更长，可达数十分钟；③休息时也可发生胸痛；④舌下含服硝酸甘油等硝酸酯类药物，可能暂时胸痛得到缓解。

3. 隐匿型冠心病临床常无胸痛等表现。

（二）体征

一般无特殊体征。发作时可出现各种心律失常，一旦出现心律失常，常持续存在。除极早期血压可增高外，几乎所有患者都有血压降低的表现。

（三）并发症

1. 乳头肌功能失调或断裂：是心肌梗死最常见并发症，一旦发生乳头肌整体断裂，约 1/3 患者迅速死亡。

2. 心室游离壁破裂：是心脏破裂最常见的一种，约在起病 1 周内出现，可迅速发生循环衰竭，造成心包积血，引起急性压塞而猝死，心脏破裂也可为亚急性，患者能存活数月。

3. 室间隔穿孔：常发生于急性心肌梗死后 3 ～ 7 天，超声心动图检查可确诊。

4. 心室壁瘤。

5. 血管栓塞。

6. 心肌梗死后综合征。

7. 猝死。

（四）实验室及辅助检查

冠心病的实验室检查及辅助检查见表 4-3。

表 4-3　冠心病的实验室检查及辅助检查

项目	内容
基本检查	心电图
	心肌肌钙蛋白 I 或 T、肌酸激酶及同工酶 CK-MB
	血常规、电解质、血糖、血脂、肝功能、肾功能、B 型脑钠肽
首选检查	冠状动脉造影
影像学检查	超声心动图、胸部 X 线检查或胸部 CT、磁共振等
其他检查	心电图负荷试验

（五）老年冠心病特点

1. 老年冠心病患者病程长，病变复杂，病情严重，常合并多种疾病。

2. 老年患者痛阈增高，对心肌缺血的反应迟钝，较少表现为典型胸痛，甚至老年急性心肌梗死患者无胸痛症状。

3. 老年冠心病患者易出现诊断治疗延迟的情况。

4. 老年人年龄越大预期寿命越有限，家人期望值低，对老年患者的治疗相对保守，对介入治疗或冠状动脉旁路移植等手术的接受程度低。

四、诊断

诊断要点见表 4-4。

1. 典型临床表现：体力劳动、情绪激动、寒冷或饱餐等后出现胸骨体后压迫性发闷，紧缩性或烧灼性疼痛，持续数分钟到数小时或更长时间，休息或含服硝酸甘油缓解或不缓解。

2. 存在危险因素：年龄在 40 岁以上的中老年人，存在血脂异常、高血压、糖尿病、肥胖、吸烟、家族史等冠心病的危险因素。

3. 特征性心电图改变及动态演变：缺血性 ST 段压低，损伤性 ST 段抬高，缺血性 T 波倒置，病理性 Q 波。

4. 心肌损伤标志物（cTnT、cTnI、CK-MB）升高。

5. 冠状动脉造影明确冠状动脉病变。

表 4-4　心绞痛和心肌梗死诊断要点

项目		心绞痛	急性心肌梗死
1. 疼痛			
	诱因	体力活动、情绪激动、寒冷及饱餐等	不常有
	部位	胸骨上中段后	胸骨上中段后，但可在较低位置或上腹部
	性质	压榨性或窒息性	压榨性或窒息性，更剧烈
	时限	1～5 分钟，多在 15 分钟内	数小时或 1～2 日
	缓解方式	硝酸甘油能迅速缓解	硝酸甘油作用差或无效

续　表

项目	心绞痛	急性心肌梗死
2. 坏死物吸收的表现		
发热	无	常有
血白细胞增加	无	常有
红细胞沉降率增快	无	常有
血清心肌坏死标志物	无	有
心电图特征	无变化或暂时性 ST 段和 T 波变化	有特征性和动态性变化

老年人，特别是高龄老年人，心肌梗死的临床诊断有一定的困难，高龄老年人，其临床症状极不典型，有时老年人不能描述确切的发病时间，心肌酶谱难以提供符合心肌梗死诊断的变化，老年人有时心肌梗死范围小，容易发生急性非 ST 段抬高心肌梗死，这时心电图变化不典型。症状不典型者应密切观察心电图和心肌酶的动态变化，将症状、心电图及心肌酶三者综合分析后做出诊断。

五、治疗

（一）治疗原则

恢复缺血心肌的血液供应，保护心功能，防治各种并发症（心律失常、泵衰竭等），预防严重不良反应（死亡、心肌梗死或再梗死）。

（二）生活方式调整及一般治疗

缓解时，尽量避免各种诱因；减轻工作压力和精神负担；清淡饮食，进食不宜过饱；戒烟限酒；保持适当的体力活动；发作时卧床休息，避免各种诱发因素；保持大便通畅；监测生命体征，镇静、吸氧；积极处理发热、感染、低氧血症、甲状腺功能亢进症，贫血、心力衰竭、低血压、心律失常等疾病，建立有效静脉通路。

（三）药物治疗

主要包括两类药物：①改善缺血、减轻症状药物，如硝酸酯类、β 受体阻滞药、钙通道阻滞药；②预防心肌梗死、改善预后的药物，如抗血小板药物、他汀类药物、血管紧张素转化酶抑制药（ACEI）/血管紧张素受体阻滞药（ARB）。

1. 抗心肌缺血、减轻症状药物

（1）硝酸酯类

1）适用人群：大多数心绞痛、急性心肌梗死患者。

2）禁忌证：对硝酸酯类过敏者，青光眼，颅内压增高，梗阻性肥厚型心肌病，右心室心肌梗死，使用西地那非患者，缩窄性心包炎。

3）不良反应：头晕、头痛、面部潮红、恶心、呕吐、心率加快、低血压。

4）注意事项：血容量不足或收缩压低的患者慎用；出现口干、视物模糊时，应停药；使用西地那非者 24 小时内不可使用硝酸酯类药物，严重主动脉瓣狭窄或梗阻性肥厚型心肌病引起的心绞痛，不宜使用硝酸酯类药物；静脉使用硝酸酯类药物应采取避光措施。

5）药物及用法。发作时药物：①硝酸甘油 0.5mg，舌下含服，1～2 分钟起效，30 分钟作用消失；②硝酸异山梨酯 5～10mg，舌下含服，2～5 分钟起效，作用维持 2～3 小时。缓解期药物治疗：①硝酸异山梨酯 2.5～10mg，每日 3 次；②单硝酸异山梨酯 10～20mg，每日 2 次。

（2）β 受体阻滞药

1）适用人群：冠心病稳定型及不稳定型心绞痛、未合并低心排血量、急性心力衰竭的心肌梗死患者。

2）禁忌证：病态窦房结综合征、高度房室传导阻滞、明显的支气管痉挛，重度急性心力衰竭。变异型心绞痛，不宜使用 β 受体阻滞药。

3）不良反应：头晕、头痛、心动过缓、恶心、呕吐、腹痛、肢端发冷。

4）注意事项：β 受体阻滞药应从小剂量开始，逐渐增加剂量，静息心率维持在 55～60 次/分为宜。β 受体阻滞药与硝酸酯类药物合用有协同作用。停用本类药应逐步减量，突然停用有诱发急性心肌梗死的可能。

5）药物及用法：①美托洛尔 6.25～50mg，每日 2～3 次；②阿替洛尔 6.25～25mg，每日 2 次；③比索洛尔 5～25mg，每日 2 次；④卡维地洛 6.25～25mg，每日 2 次。

（3）钙通道阻滞药

1）适用人群：变异型心绞痛的首选药物，合并高血压的心绞痛患者，维拉帕米和地尔硫䓬常用于伴有心房颤动和心房扑动的心绞痛患者。

2）禁忌证：维拉帕米和地尔硫䓬不能用于病态窦房结综合征、高度房室传导阻滞、严重窦性心动过缓患者。

3）不良反应：外周水肿、低血压、面部潮红、便秘、头晕、头痛。

4）注意事项：①维拉帕米、地尔硫䓬有负性传导作用，不宜与 β 受体阻滞药联合应用；②心功能不全患者，在应用 β 受体阻滞药基础上，加用钙通道阻滞药应特别慎重。

5）药物及用法：①地尔硫䓬 15～30mg，每日 3 次；②维拉帕米 20～40mg，每日 3 次；③氨氯地平 2.5～10mg，每日 1 次；④非洛地平缓释片 2.5～5mg，每日 1 次。

2. 预防心肌梗死、改善预后药物

（1）抗血小板药物

1）适用人群：阿司匹林适用于无禁忌证的所有冠心病患者，不能耐受阿司匹林者可用氯吡格雷替代。

2）禁忌证：消化道出血、孕妇、过敏者、血友病或血小板减少。

3）不良反应：恶心、呕吐、上腹部不适等消化道反应，肝、肾功能损害，过敏反应。

4）注意事项：①无禁忌证的冠心病患者，应尽早使用抗血小板药物；②对阿司匹林有禁忌者，可换用氯吡格雷；③急性心肌梗死或置入冠状动脉支架者，应联用阿司匹林与氯吡格雷（或替格瑞洛等）。

5）药物及用法：①阿司匹林 100mg，每日 1 次；②氯吡格雷 75mg，每日 1 次；③替格瑞洛 90mg，每日 2 次。

（2）他汀类药物

1）适用人群：所有冠心病患者。

2）禁忌证：活动性肝病、孕妇。

3）不良反应：肌痛、肝脏损害，少见，总体安全性高。

4）注意事项：监测转氨酶及肌酸激酶等，特别是使用大剂量他汀类药物时。

5）药物及用法：①氟伐他汀 40 ～ 80mg，每晚 1 次；②瑞舒伐他汀 5 ～ 10mg，每晚 1 次；③阿托伐他汀 10 ～ 20mg，每晚 1 次；④辛伐他汀 10 ～ 20mg，每晚 1 次。

（3）ACEI、ARB 类药物

1）适用人群：合并心力衰竭、高血压、糖尿病的稳定型心绞痛患者，不存在低血压及其他禁忌证的急性冠脉综合征患者。

2）禁忌证：血管神经性水肿、孕妇、无尿性肾衰竭、过敏者禁用。低血压、双侧肾动脉狭窄、血肌酐＞ 265μmol/L、血钾＞ 5.5mmol/L 慎用。

3）不良反应：干咳、血管神经性水肿、低血压、肾功能一过性恶化、高血钾。

4）注意事项：当使用 ACEI 出现咳嗽，不能耐受时可换用 ARB（如缬沙坦、氯沙坦、厄贝沙坦、替米沙坦等）；应避免 ACEI 与 ARB 联用。

5）药物及用法：①卡托普利 12.5 ～ 25mg，每日 2 ～ 3 次；②依那普利 5 ～ 10mg，每日 2 次；③苯那普利 5 ～ 20mg，每日 1 次；④西拉普利 2.5 ～ 5mg，每日 1 次；⑤培哚普利 2 ～ 8mg，每日 1 次。

（四）血运重建治疗

1. 经皮冠状动脉介入治疗（PCI）　包括经皮冠状动脉成形术、冠状动脉支架置入术等，主要用于症状发作 12 小时内并有持续新发 ST 段抬高或者新发左束支传导阻滞患者。

2. 冠状动脉旁路移植术（CABG）　对冠状动脉左主干合并 2 支以上冠状动脉病变，或多支血管病变合并糖尿病者，全身情况耐受开胸手术，患者及其家属同意手术的，冠状动脉旁路移植术为首选。

3. 溶栓治疗

（1）适应证：① 2 个或 2 个以上相邻导联 ST 段抬高（胸导联≥ 0.2mV，肢导联≥ 0.1mV），或病史提示急性心肌梗死伴左束支传导阻滞，起病时间＜ 12 小时，患者年龄＜ 75 岁；② ST 段抬高心肌梗死患者年龄＞ 75 岁，经慎重权衡利弊仍可考虑；③ ST 段抬高心肌梗死，发病时间已达 12 ～ 24 小时；但如有进行性缺血性胸痛，广泛 ST 段抬高者可考虑。

（2）禁忌证：①既往发生过出血性脑卒中，1 年内发生过缺血性脑卒中或脑血管事件；②颅内肿瘤；③近期（2 ～ 4 周）有活动性内脏出血；④未排除主动脉夹层；⑤入院时严重且未控制的高血压（＞ 180/110mmHg）或慢性严重高血压病史；⑥目前正在使用治疗剂量的抗凝血药或已知有出血倾向；⑦近期（2 ～ 4 周）创伤史，包括头部外伤、创伤性心肺复苏或较长时间（＞ 10 分钟）的心肺复苏；⑧近期（＜ 3 周）外科大手术；⑨近期（＜ 2 周）曾有在不能压迫部位的大血管行穿刺术。

（3）溶栓再通的指标：①胸痛 2 小时内迅速缓解或消失；② 2 小时内抬高的 ST 段迅速回降＞ 50% 或恢复至等电位；③ 2 小时内出现再灌注心律失常（室性心律失常或传导阻滞等）；④血清心肌酶 CK-MB 峰值提前至发病后 14 小时以内；以上出现 2 条可判断再通，但①和③除外；⑤冠状动脉造影证实原来闭塞的血管恢复前向血流（限于冠状动脉内溶栓治疗者）。

（五）并发症防治

冠心病患者发生心律失常、心力衰竭、休克等，应及时对症处理。

（六）冠心病二级预防（A，B，C，D，E）

见表 4-5。

表 4-5 冠心病二级预防

冠心病二级预防	内容
A	阿司匹林（aspirin）
	抗心绞痛药物（anti-anginal drugs）
	血管紧张素转化酶抑制药（ACEI）/ 血管紧张素受体阻滞药（ARB）
B	β 受体阻滞药（beta-blocker）
	控制好血压（blood pressure）
C	控制胆固醇（cholesterol）
	戒烟（cigarettes）
D	防治糖尿病（diabetes）
	控制饮食（diet）
E	普及有关冠心病的教育（患者和家属）（education）
	鼓励有计划、适当的运动锻炼（exercises）

六、转院建议

（一）出现以下情况之一者，建议转诊至有冠心病急诊救治能力的上级医院

1. 初次发生心绞痛。

2. 稳定型心绞痛患者出现心绞痛持续时间延长、胸痛加重、发作频率增加，硝酸甘油对胸痛缓解效果不好，活动耐量减低或伴发严重症状。

3. 无典型胸痛发作，心电图 ST-T 发生动态异常改变。

4. 反复心绞痛发作，心电图有或无 ST 段压低，但有明显心力衰竭症状或合并严重心律失常。

5. 胸痛伴新出现的左、右束支传导阻滞。

6. 首次发现陈旧性心肌梗死。

7. 新近发生或者可疑心力衰竭。

8. 急性冠脉综合征患者。

9. 不明原因的血流动力学不稳定、晕厥者。

10. 出现消化道出血、脑卒中等严重合并症，需要进一步检查者。

11. 需要做超声心动图、运动试验、冠脉 CT、核素成像检查或冠状动脉造影等检查者。

12. 抗血小板、抗凝药物需要调整。

13. 他汀类药物治疗 LDL-C 达标困难或有不良反应，需调整药物。

14. 冠心病患者对中医药治疗有需求，出现以下情况之一。

（1）护理院不能进行冠心病中医辨证治疗。

（2）护理院不能提供中药饮片、中成药等治疗措施。

（3）在中医辨证治疗 2 ～ 4 周后，患者心绞痛发作未见明显改善。

（二）紧急转院

对于病情较严重，风险较高的患者，应维持生命体征稳定，及时转诊至有冠心病急诊救治能力的二级以上医院救治。

第三节　心　律　失　常

一、概述

（一）定义

心律失常是指心脏冲动的频率、节律、起源部位、传导速度或激动次序发生异常。

（二）老年人心律失常特点

老年人心律失常不仅发病率高，危害性大，而且常伴复杂的临床情况，从而增加治疗难度，成为心血管病和心律失常领域的一个难点，缓慢性心律失常和心房颤动是老年人最为常见的心律失常。老年人缓慢性心律失常有以下独特的临床特点。

1. 大部分缓慢性心律失常发生于希氏束远端或束支。

2. 大多数起病隐匿、病史较长，进展缓慢。

3. 临床症状较年轻人明显。

4. 难以恢复或痊愈。

5. 老年人心脏传导阻滞，一旦发生常呈进行性发展。

6. 房室传导阻滞程度往往较重，如不处理预后差。

（三）诊断

心律失常的诊断应从采集病史开始，体格检查除心率、心律外，有些心脏体征有助于诊断，心电图是诊断心律失常最重要的无创检查，其他诊断和评估方法还有长时间心电图记录、心脏电生理检查、运动试验等。

（四）处理原则

心律失常急性期应以血流动力学状态为核心，通过纠正或控制心律失常，达到稳定血流动力学状态、改善症状的目的。并且注意基础疾病及诱发因素的纠正。

1. 首先识别纠正血流动力学障碍　心律失常急性期控制，应以血流动力学状态来决定处理原则。血流动力学状态不稳定包括进行性低血压、休克的症状及体征、急性心力衰竭、进行性缺血性胸痛、意识障碍等。此时应追求抢救治疗的效率，不必苛求完美的诊断流程，以免贻误抢救时机。

2. 基础疾病和诱因的治疗　心律失常紧急救治的同时不可忽略基础疾病的治疗。低血钾、酸碱平衡紊乱、甲状腺功能亢进等诱因可直接导致心律失常，纠正诱因后，心律失常往往能得到控制。

3. 衡量效益与风险比　对危及生命的心律失常的治疗，应追求抗心律失常治疗的有效性，挽救生命。对非威胁生命的心律失常的处理，需要更多地考虑治疗措施的安全性。

4. 对心律失常本身的处理

（1）终止心律失常：若心律失常造成严重的血流动力学障碍，终止心律失常就成为首要和立即的任务。有些心律失常可造成患者不可耐受的症状，也可采取终止措施，如症状明显的心房颤动、室上性心动过速等。

（2）改善症状：有些心律失常不容易立刻终止，但快速的心室率会使血流动力学状态恶化或伴有明显症状，减慢心室率可稳定病情，缓解症状，如快速心房颤动、心房扑动。有些新出现的室性期前收缩、房性期前收缩伴有明显症状，也可适当用药，缓解症状。

5. 正确处理治疗矛盾　在心律失常紧急处理时经常遇到治疗矛盾，应首先顾及矛盾的主要方面，针对当前对患者危害较大的方面进行处理，而对另一方面则需做好预案。当病情不允许进行抗心律失常药物治疗时，采取一些其他措施控制心律失常，减轻症状。

二、窦性心动过速

（一）定义

窦性心动过速（sinus tachycardia）是指成年人窦性心律频率超过 100 次 / 分。

（二）病因

1. 生理因素　体力活动、情绪激动、饱餐、吸烟、饮浓茶、饮咖啡、饮酒。

2. 病理因素

（1）心力衰竭：在心力衰竭早期，心率常增快。

（2）甲状腺功能亢进症。

（3）急性心肌梗死。

（4）休克。

（5）急性心肌炎：可出现与体温升高不成比例的窦性心动过速。

（6）贫血、发热、感染、缺氧、自主神经功能紊乱、心脏手术后等。

（7）药物：肾上腺素类、阿托品类药物可引起窦性心动过速。

（三）临床表现

1. 心悸，出汗、头晕、眼花、乏力，伴有原发疾病的表现。

2. 常伴胸闷或心绞痛。

3. 逐渐开始，逐渐终止。

4. 心率多为 101 ～ 160 次 / 分。

（四）心电图特征

1. P 波　P 波在 Ⅱ 导联直立，在 aVR 导联倒置。

2. P-R 间期　0.12 ～ 0.20 秒。

3. P-P 间期　可有轻度不规则。

4. QRS 波　形态、时限正常、心房率与心室率相等。

5. 频率　P 波频率多为 101 ～ 160 次 / 分。

（五）治疗

1. 消除诱因，治疗原发病。

2. 必要时使用镇静药、洋地黄制剂、β 受体阻滞药或钙通道阻滞药。

（1）由充血性心力衰竭引起的窦性心动过速，应用洋地黄制剂、β 受体阻滞药和利尿药等。

（2）甲状腺功能亢进症所引起的窦性心动过速，可选用 β 受体阻滞药、镇静药等。

（3）急性心肌梗死患者在无明确的心功能不全时，窦性心率持续＞ 110 次 / 分时，可试用小剂量 β 受体阻滞药：美托洛尔 6.25 ～ 12.5mg，每日 2 次；或钙通道阻滞药：地尔硫草 15 ～ 30mg，8 ～ 12 小时 1 次。

三、窦性心动过缓

（一）定义

窦性心动过缓（sinus bradycardia）是指成年人窦性心律频率低于 60 次 / 分。

（二）病因

1. 生理因素 健康人、老年人和睡眠时。

2. 病理因素 某些器质性心脏病、颅内压增高、血钾过高、甲状腺功能减退、低温，应用洋地黄、β 受体阻滞药、胺碘酮、利舍平、胍乙啶、甲基多巴等药物。

（三）临床表现

1. 无症状，或乏力，头晕。

2. 心率慢于 60 次 / 分。

（四）心电图特征

1.P 波 P 波在 Ⅱ 导联直立，在 aVR 导联倒置。

2. 频率 窦性 P 波的频率＜ 60 次 / 分，通常为 40 ～ 59 次 / 分。

3.P-R 间期 0.12 ～ 0.25 秒。

4.QRS 波 每个 P 波后紧随一个正常的 QRS 波，形态、时限均正常。

5.T 波 正常，也可表现振幅较低，u 波明显低。

6.Q-T 间期 延长。

（五）治疗

1. 无症状的窦性心动过缓通常不必治疗。

2. 必要时使用阿托品、沙丁胺醇、氨茶碱、异丙肾上腺素。如心率过缓，影响心、脑、肾的血液供应，可使用阿托品 0.3 ～ 0.5mg，每日 3 次；沙丁胺醇 1 ～ 2mg，每日 3 次；氨茶碱 0.1g，每日 3 次；异丙肾上腺素 1mg 加入 5% 葡萄糖溶液 500ml，缓慢静脉滴注，根据心率快慢调整剂量。

3. 安装人工心脏起搏器：当窦房结功能严重受损，心率很慢，有黑矇、晕厥发生时，考虑心脏起搏器治疗。

四、病态窦房结综合征

（一）定义

病态窦房结综合征（sick sinus syndrome，SSS）简称病窦综合征，是由窦房结病变导致功能减退，产生多种心律失常的综合表现。

（二）病因

常见病因为心肌病、冠心病、心肌炎，亦见于结缔组织病、代谢或浸润性疾病。

（三）临床表现

1. 轻者乏力、头晕、眼花、失眠、记忆力差、反应迟钝、易激动。

2. 严重者有短暂黑矇、晕厥或阿 - 斯综合征（Adams-Stokes 综合征）发作。

3. 心力衰竭或心绞痛。

4. 心率＜ 50 次 / 分。

5. 部分患者合并短阵室上性快速心律失常，又称慢 - 快综合征。

（四）心电图特征

1. 窦性心动过缓，频率＜ 50 次 / 分。

2. 窦性停搏、窦房阻滞。

3. 心动过缓与心动过速交替出现。

4. 心动过缓为窦性心动过缓，心动过速为室上性心动过速、心房颤动或心房扑动。

5. 房室交界区逸搏节律，可合并房室传导阻滞和束支传导阻滞。

6. 慢性心房颤动在电复律后不能转为窦性心律。

7. 阿托品试验：记录休息时心电图以便对照。静脉注射阿托品 1.5 ～ 2.0mg，在注射后即刻、1、2、3、5、10、15、20 分钟，分别描记 II 导联心电图。在上述时间内，窦性心率小于 90 次 / 分和（或）出现窦房阻滞、窦性停搏、交界区性心律、诱发心房颤动为阳性结果。

（五）治疗

1. 病因治疗

（1）改善冠状动脉血液供应。

（2）心肌炎患者可用能量合剂、维生素 C 静脉滴注。

2. 药物治疗

（1）对不伴快速性心律失常的患者，可试用阿托品 0.3 ～ 0.6mg，每日 3 次。

（2）烟酰胺 600 ～ 1000mg 溶于 5% 葡萄糖溶液 250 ～ 500ml，静脉滴注，每日 1 次。

（3）避免使用减慢心率的药物。

（4）中医治疗：可用心宝丸、人参加炙甘草汤、生脉散加四逆汤等。

3. 安装人工心脏起搏器。

五、房性期前收缩

（一）定义

房性期前收缩是指起源于窦房结以外心房的任何部位的心房激动，是临床常见的心律失常。

（二）病因

1. 心脏疾病：冠心病、风湿性心脏病、肺源性心脏病、心肌炎、心肌病、高血压心脏病、心力衰竭、二尖瓣脱垂等。

2. 药物：洋地黄、奎尼丁、普鲁卡因胺、肾上腺素、异丙肾上腺素、锑剂和各种麻醉药等药物引起。

3. 酸碱平衡失调、电解质紊乱，低血钾、低血钙、低血镁、酸碱中毒等引起。

4. 精神紧张、情绪激动、血压突然升高、疲劳、饮酒、吸烟、喝浓茶、喝浓咖啡、饱餐、便秘、腹胀、消化不良、失眠、体位突然改变等因素引起。

5. 甲状腺功能亢进症、肾上腺疾病等。

（三）临床表现

1. 部分患者无症状。

2. 心悸、胸闷、心前区不适、头晕、乏力、期前收缩频繁时自觉"心跳很乱"。

3. 脉搏有间歇。

（四）心电图特征

1. 提前出现的异形 P′ 波：P′ 波形状和窦性 P 波不同。
2. P′-R 间期均大于 0.12 秒。
3. QRS 波群的形态时限和基本窦性心律相同。
4. 多为不完全代偿间歇。

（五）治疗

1. 发生在健康人或无明显症状者，一般不需要治疗。
2. 器质性心脏病伴房性期前收缩者可选用下列药物
（1）β 受体阻滞药：为首选药物。①美托洛尔 6.25 ～ 25mg，每日 2 次；②阿替洛尔 6.25 ～ 25mg，每日 2 次。
（2）钙通道阻滞药：①维拉帕米 40 ～ 80mg，每日 3 ～ 4 次；②地尔硫䓬 30 ～ 60mg，每日 3 ～ 4 次。
（3）普罗帕酮：100 ～ 150mg，每 8 小时 1 次。
（4）胺碘酮：0.2g，每日 1 次，有效后改为每周服 5 天停 2 天，或隔日 1 次。
（5）地高辛：0.125mg，每日 1 次。

六、室性期前收缩

（一）定义

室性期前收缩又称室性早搏或室早，是指希氏束分叉以下部位过早发生的、提前使心肌除极的心搏，是一种临床最常见的心律失常。

（二）病因

1. 心脏疾病：冠心病、心肌炎、心肌病、风湿性心脏病与二尖瓣脱垂患者。
2. 电解质紊乱（特别是低钾血症）、缺血、缺氧。
3. 过量烟、酒、咖啡等。

（三）临床表现

1. 部分患者无症状。
2. 心悸、心前区重击感、停跳感、头晕等。
3 心脏听诊：早搏的第一心音较正常的第一心音响亮，第二心音微弱，早搏后的代偿间歇属于完全性。

（四）心电图特征

1. 提前发生的 QRS 波群，时限通常超过 0.12 秒、宽大畸形，ST 段与 T 波的方向与 QRS 波群主波方向相反。
2. 室性期前收缩与其前面的窦性搏动配对间期恒定。
3. 完全性代偿间歇：室性期前收缩后出现完全性代偿间歇，等于两个窦性 R-R 间期之和。如果室性期前收缩刚好插入两个窦性搏动之间，不产生室性期前收缩后停顿，称为间位性室性期前收缩。
4. 室性期前收缩可孤立或规律出现：每个窦性搏动后跟随一个室性期前收缩是二联律；每两个正常搏动后出现一个室性期前收缩是三联律；连续发生两个室性期前收缩称成对室性期前收缩。连续 3 个或 3 个以上室性期前收缩称室性心动过速。同一导联内，室性期前收缩形态相同者，为单形性室性期前收缩；形态不同者称多形或多源性室性期前收缩。

5. 室性并行心律：心室的异位起搏点独立地规律发放冲动，并能防止窦房结冲动入侵。心电图表现为：①与室早的配对间期恒定不同；②长的两个异位搏动之间期，是最短的两个异位搏动间期的整倍数；③当主导心律的冲动下传与心室异位起搏点的冲动几乎同时抵达心室，可产生室性融合波，其形态介乎以上两种 QRS 波群形态。

（五）治疗

1. 无器质性心脏病，无明显症状或症状轻微者，不必抗心律失常药物治疗。

2. 无器质性心脏病，症状明显者，以消除症状为目的，一般首先应用 β 受体阻滞药或非二氢吡啶类钙通道阻滞药和普罗帕酮等，做好解释，减轻患者的焦虑。

3. 器质性心脏病伴心功能不全者，原则上只处理心脏本身疾病，不必使用抗心律失常药物。

4. 器质性心脏病伴心功能不全者，症状明显，选用 β 受体阻滞药或非二氢吡啶类钙通道阻滞药和胺碘酮等。

5. 急性心肌缺血或梗死并室性期前收缩，首选再灌注治疗，不主张应用抗心律失常药物。

6. 急性心肌缺血或心肌梗死并室性期前收缩，再灌注治疗前已出现频发室性期前收缩、多源性室性期前收缩，选用 β 受体阻滞药，并纠正电解质紊乱等诱因，避免使用 IA 类抗心律失常药物。

七、阵发性室上性心动过速

（一）定义

阵发性室上性心动过速是起源于心室希氏束分支以上部位的心动过速，简称室上速。

（二）病因

1. 常见于无器质性心脏病者。

2. 亦可见于风湿性心脏病、二尖瓣狭窄、冠心病、高血压心脏病、甲状腺功能亢进、心肌病及预激综合征者。

3. 伴有房室传导阻滞多见于洋地黄过量、肺源性心脏病缺氧、低钾时。

（三）临床表现

1. 心悸、胸闷、气短、乏力、胸痛等，持续发作可有休克、心力衰竭。冠心病者可导致心绞痛、心肌梗死。

2. 心率常为 160 ～ 220 次 / 分，心律绝对规则，心动过速突然发作与突然终止，持续时间长短不一。

3. 听诊：第一心音强度恒定，心律绝对规则。

（四）心电图特征

1. QRS 波呈室上形，快而整齐。

2. 房室折返（含显性和隐性预激综合征）者，多在 QRS 波后见到逆行的 P′ 波。

3. 伴有束支传导阻滞时心动过速的 QRS 波宽大畸形。

（五）治疗

1. 兴奋迷走神经法

（1）Valsalva 屏气法：嘱患者深吸气后屏气，再用力作呼气动做 10 ～ 15 秒。

（2）刺激咽部引发呕吐反射。

（3）对老年人不宜用压迫颈动脉窦和压迫眼球的方法。

2. 药物治疗

（1）腺苷三磷酸：为首选药物。以 6 ～ 12mg 快速静脉注射，如无效，间隔 5 ～ 10 分钟后可重复。注射过程中连续心电图及血压监测。

（2）钙通道阻滞药：一般在物理刺激迷走神经和应用腺苷无效后选用。维拉帕米 5mg 稀释于 25% 葡萄糖 20ml，缓慢静脉注射。同时反复测量血压，观察心电图，发作中止，立刻停止注射。心脏扩大、心功能差及传导阻滞者禁用。

（3）洋地黄类药物：西地兰 0.2 ～ 0.4mg，加入 5% 葡萄糖 20 ～ 40ml 缓慢静脉推注。无效时，1 小时后再给 0.4mg。如仍不能中止发作，可重复迷走神经刺激，常可奏效。

（4）普罗帕酮：1 ～ 1.5mg/kg，常用 70mg，稀释缓慢静脉注射（10 分钟），半小时后可重复。

（5）β 受体阻滞药：上述药物无效时可试用美托洛尔 5mg，1 ～ 2mg/min 静脉注射。

八、房室传导阻滞

（一）定义

房室传导阻滞又称房室阻滞，是指房室交界区脱离了生理不应期后，心房冲动传导延迟或不能传导至心室。

（二）病因

1. 正常人或运动员　可发生文氏型房室阻滞（莫氏Ⅰ型），与迷走神经张力增高有关，常发生于夜间。

2. 其他导致房室阻滞的病变　病毒性心肌炎、心肌病、急性心肌梗死、冠状动脉痉挛、心内膜炎、急性风湿热、钙化性主动脉瓣狭窄、心脏肿瘤（特别是心包间皮瘤）、先天性心血管病、原发性高血压、心脏手术、电解质紊乱、药物中毒。

（三）临床表现

1. 症状　一度房室传导阻滞一般无症状。二度房室传导阻滞可以无症状，或有心悸症状。三度房室传导阻滞的症状取决于心室率的快慢与伴随病变，包括乏力、头晕、黑矇、晕厥、心绞痛、心力衰竭等。

2. 体征　一度房室传导阻滞第一心音减弱。二度房室传导阻滞，心搏脱漏。三度房室传导阻滞第一心音强度变化，听诊可闻及大炮音。

（四）心电图特征

1. 一度房室传导阻滞　每个冲动都能传导至心室，P-R 间期超过 0.2 秒。

2. 二度房室传导阻滞　通常分为Ⅰ型和Ⅱ型。

（1）Ⅰ型：P-R 间期进行性延长，间期进行性缩短，直到一个 P 波受阻不能下传至心室。

（2）Ⅱ型：心房冲动传导突然阻滞，P-R 间期恒定不变，下传搏动的 P-R 间期大多正常。

3. 三度（完全性）房室传导阻滞

（1）心房与心室活动各自独立、互不相关。

（2）心房率快于心室率。

（3）心室起搏点通常在阻滞部位稍下方。如位于希氏束及其近邻，心室率 40 ～ 60 次 / 分，QRS 波群正常，心律亦较稳定；如位于室内传导系统的远端，心室率可低至 40 次 / 分以下，QRS 波群增宽，心室律亦常不稳定。

（五）治疗

1. **急性房室传导阻滞**　常见于急性下壁心肌梗死的患者，在度过急性期后，房室传导阻滞常可以消失或减退，因此，对于此类二度以上房室传导阻滞，可以选择临时心脏起搏、肾上腺皮质激素及异丙肾上腺素对症治疗，对于难于恢复的房室传导阻滞，可安装永久心脏起搏器。

2. **缓慢性心律失常**　暂时未能安装心脏起搏器的患者，需临时改善症状，可使用药物治疗：阿托品口服或静脉滴注，对老年青光眼及男性前列腺肥大患者禁用，对于缓慢性心律失常患者，不建议长时间使用。

3. **异丙肾上腺素静脉注射或泵入**　但老年人容易诱发快速性心律失常，应谨慎，氨茶碱口服或静脉滴注，以缓释剂型较理想。

4. **人工心脏起搏治疗**　对症状明显、心室率缓慢者，应给予临时或永久性心脏起搏治疗。

九、心房颤动

（一）定义

心房颤动（atrial fibrillation，AF）简称房颤，是指规律有序的心房电活动丧失，代之以快速无序的颤动波，是严重的心房活动紊乱，是最常见的心律失常之一。≥80 岁人群中患病率可高达 7.5%。心房颤动是脑卒中的独立危险因素。

1. **首诊心房颤动**　第一次被确诊的心房颤动，与心房颤动持续时间及相关症状无关。

2. **阵发性心房颤动**　能在 7 天内自行转复为窦性心律者，一般持续时间 < 48 小时。

3. **持续性心房颤动**　常指持续 7 天以上，需要药物或电复律才能转复为窦性心律者。

4. **长期持续性心房颤动**　心房颤动持续时间 ≥ 1 年，并决定进行节律转复治疗的心房颤动。

5. **永久性心房颤动**　心房颤动持续时间 ≥ 1 年，不能终止或终止后复发，不再考虑节律控制策略的患者。

（二）病因

1. 风湿性二尖瓣病变。

2. 冠心病。

3. 高血压心脏病。

4. 心肌病、甲状腺功能亢进症、慢性缩窄性心包炎和其他病因的心脏病。

5. 急性感染及脑血管意外。

6. 洋地黄中毒及转移性肿瘤侵及心脏。

（三）临床表现

1. **症状**　心悸、胸闷、头晕、惊慌不安或心前区疼痛。心室率不快时，患者可无症状。

2. **体征**　心率多快速，120 ～ 180 次 / 分，心律完全不规则，心音强弱不一；脉搏短绌。

（四）心电图特征

1. P 波消失，代之以大小、形态不一且不整齐的颤动波（f 波）。

2. 心室率为 120 ～ 180 次 / 分。

3. QRS 波群形态通常正常，当心室率过快，发生心室内差异性传导时，QRS 波群增宽变形。

（五）治疗

1. 控制心室率

（1）发作时心室率不快且无症状的心房颤动患者，可以不予治疗。

（2）β 受体阻滞药：如美托洛尔，每次 12.5 ～ 25mg，每日 2 次。

（3）维拉帕米：每次 40 ～ 80mg，每日 3 ～ 4 次。

（4）胺碘酮：每次 0.2g，每日 1 次，有效后改为：每周服 5 天停 2 天或隔日一次。

（5）洋地黄制剂：合并心功能不全时，首选西地兰 0.2 ～ 0.4mg，加入 5% 葡萄糖液 20 ～ 40ml 缓慢静脉注射。心室率控制在 100 次 / 分以下，改为地高辛 0.125 ～ 0.25mg，每日 1 次，维持。

2. 转复心律　药物复律、电复律、导管消融治疗。

3. 抗凝治疗　CHA2DS2-VASc 评分 ≥ 2 分，需抗凝治疗，常用药物华法林（需定期检测 PT、INR）、达比加群酯、利伐沙班等。

十、室性心动过速

（一）定义

室性心动过速是起源于希氏束分支以下的特殊传导系统或心室肌的连续 3 个或 3 个以上的异位心搏，简称室速。

（二）病因

1. 冠心病最常见，特别是曾有心肌梗死的患者。

2. 心肌病、心力衰竭、二尖瓣脱垂、心脏瓣膜病等。

3. 代谢障碍、电解质紊乱、长 Q-T 综合征等。

4. 偶可发生在无器质性心脏病者。

（三）临床表现

1. 症状

（1）室速的临床表现症状轻重视发作时心室率、持续时间、基础心脏病变和心功能状况不同而异。

（2）非持续性室速（发作时间短于 30 秒，能自行终止）的患者通常无症状。

（3）持续性室速（发作时间超过 30 秒，需药物或电复律始能终止）常伴有明显血流动力学障碍与心肌缺血。临床症状包括低血压、少尿、晕厥、气促、心绞痛等。

2. 体征　听诊心律轻度不规则，第一、二心音分裂，收缩期血压可随心搏变化。

（四）心电图特征

1. 3 个或 3 个以上的室性期前收缩连续出现。

2. QRS 波群形态畸形，时限超过 0.12 秒；ST-T 波方向与 QRS 波群主波方向相反。

3. 心室率通常为 100 ～ 250 次 / 分；心律规则，但亦可略不规则。

4. 心房独立活动与 QRS 波群无固定关系，形成室房分离。

5. 通常发作突然开始。

6. 心室夺获与室性融合波：室速发作时少数室上性冲动可下传心室，产生心室夺获，表现为在 P 波之后，提前发生一次正常的 QRS 波群。室性融合波的 QRS 波群形态介于窦性与异位心室搏动之间，其意义为部分夺获心室。心室夺获与室性融合波的存在对确立室性心动过速诊断提供重要依据。

下列心电图表现提示为室性心动过速：①室性融合波；②心室夺获；③室房分离；④全部心前区导联 QRS 波群主波方向呈同向性，即全部向上或向下。

（五）治疗

1. 终止发作　①持续性室速伴有明显血流动力学障碍，立即给予电复律；②无血流动力学障碍的室速，可选用利多卡因或胺碘酮静脉推注。具体用法：利多卡因 50 ～ 100mg 静脉注射，后 1 ～ 4mg/min 泵入；胺碘酮 150mg（用葡萄糖稀释），持续 10 分钟静脉推注，后胺碘酮 1mg/min，6 小时，继而 0.5mg/min 维持。

2. 预防复发　寻找和治疗诱发及使室速持续的可逆性病变，如缺血、低血压及低血钾等。窦性心动过缓或房室传导阻滞时，心室率过于缓慢，室性心律失常易发生，可给予阿托品治疗或应用人工心脏起搏。治疗充血性心力衰竭有助于减少室速的发作。急性心肌缺血并室性心动过速的患者，首选冠状动脉血运重建，也可以应用 β 受体阻滞药预防室性心律失常。

十一、心室扑动与心室颤动

（一）定义

心室扑动与心室颤动，简称室扑与室颤。为致死性心律失常，常见于缺血性心脏病。

（二）病因

1. 冠心病，不稳定型心绞痛、急性心肌梗死、心功能不全、室壁瘤、急性心肌梗死后 6 个月内的患者。

2. 原发性扩张型和肥厚型心肌病。

3. 瓣膜病，尤其是主动脉瓣狭窄或关闭不全合并心绞痛或心功能不全的患者。

4. 原发性和继发性 Q-T 间期延长综合征，后者大多由药物作用或电解质失调引起。

5. 病窦综合征或完全性房室传导阻滞所致严重心动过缓。

6. 洋地黄、肾上腺素类药物过量。

7. 少数预激综合征。

8. 少数二尖瓣脱垂综合征。

（三）临床表现

1. 意识丧失，循环呼吸骤停，全身抽搐，呈阿 - 斯综合征发作和猝死。

2. 呼吸停止，大动脉搏动消失。

（四）心电图特征

1. 室扑　P-QRS-T 波群消失，代之 150 ～ 250 次 / 分，振幅较大而规则的室扑波。

2. 室颤　P-QRS-T 波群消失，代之 500 次 / 分，振幅大小不一且不规则的室颤波。

（五）治疗

1. 胸外心脏按压。

2. 人工呼吸。

3. 电除颤。

4. 静脉推注利多卡因 1mg/kg，2 分钟后重复此剂量。

5. 静脉注射肾上腺素并重复电除颤。

6. 异丙肾上腺素可用于治疗原发性或电除颤后的心动过缓，以提高心率，增加心排血量。

7. 一旦心肺复苏成功，送入加强监护病房继续密切监测 48 ～ 72 小时。

8. 积极治疗导致心搏骤停的原发疾病。

9. 心脏复苏后的处理原则和措施

（1）维持有效的循环和呼吸功能，预防再次心搏骤停。

（2）维持水、电解质和酸碱平衡，防治脑水肿、防治急性肾衰竭和继发感染。

十二、转院建议

（一）出现以下情况之一者，建议转诊至上级医院

1. 未接受过专科诊治的阵发性室上性心动过速。

2. 无症状非持续性室性心动过速。

3. 非阵发性交界性心动过速。

4. 心房颤动常规治疗后心室率控制不住或服用抗凝血药物需要调整抗凝血药物剂量。

5. 可疑病态窦房结综合征。

6. 有症状的预激综合征。

7. 心悸发作时出现头晕、黑矇、晕厥、胸痛、憋喘等症状，原因不明。

（二）心律失常出现下列情况之一者，应紧急转诊

1. 出现意识丧失、晕厥、低血压、休克等血流动力学不稳定。

2. 心室扑动、心室颤动复苏后。

3 原有心脏病者，新出现严重心律失常。

4. 宽 QRS 的心动过速。

5. 阵发性室上性心动过速未能复律。

6. 新出现一度、二度房室传导阻滞。

7. 窦性心动过缓、窦性停搏伴快速心律失常。

8. 新发的心房颤动、心房扑动。

9. 心动过缓者出现黑矇、晕厥等症状。

第四节　心 力 衰 竭

一、概述

（一）定义

心力衰竭简称心衰，是指因各种心脏结构改变或功能性疾病，导致心室充盈和（或）射血功能受损，心排血量减少不能满足机体组织代谢需要，导致肺循环和（或）体循环淤血，组织、器官血液灌流不足引起以呼吸困难，体力活动受限和体液潴留为临床表现的一组综合征。心功能不全或心功能障碍是广义的概念，心力衰竭是伴有临床症状的心功能不全。

（二）流行病学

心衰是各种心脏疾病的严重表现或晚期阶段，死亡率和再住院率居高不下。我国 35 ～ 74

岁成年人心衰患病率为 0.9%。随着我国人口老龄化加剧，冠心病、高血压、糖尿病、肥胖等慢性病的发病呈上升趋势，医疗水平的提高使心脏疾病患者生存期延长，导致我国心衰患病率呈持续升高趋势。

（三）分类

1. 根据心衰发生部位分类　左心衰竭、右心衰竭和全心衰竭。

2. 根据心衰发生的时间、速度和严重程度分类　急性心衰和慢性心衰。

3. 根据左心室射血分数分类

（1）射血分数降低性心衰（HFrEF）：左心室射血分数＜40%。

（2）射血分数保留性心衰（HFpEF）：左心室射血分数≥50%。

（3）中间范围射血分数心衰（HFmrEF）：左心室射血分数 40%～49%。

（四）心功能分级

通常采用美国纽约心脏病学会的心功能分级方法（1928 年）。

Ⅰ级：心脏病患者日常活动无心力衰竭症状（呼吸困难、乏力）。

Ⅱ级：心脏病患者日常活动出现心力衰竭症状。

Ⅲ级：心脏病患者低于日常活动出现心力衰竭症状。

Ⅳ级：心脏病患者在休息时出现心力衰竭症状，活动后加重。

（五）心力衰竭检验检查

心力衰竭常用实验室及器械检查见表 4-6。

表 4-6　心力衰竭常用实验室及器械检查

项目	内容
基本检查	（1）血常规、尿常规、电解质、肾功能、肝功能、血糖、血脂
	（2）心电图
	（3）利钠肽：BNP、NT-proBNP
	（4）肌钙蛋白、甲状腺功能
推荐检查	（5）胸部 X 线检查、超声心动图
	（6）心肌放射性核素扫描、心脏磁共振、冠状动脉造影

二、慢性心力衰竭

（一）定义

慢性心力衰竭是慢性心功能不全出现症状时的称谓，是各种病因所致心脏疾病的最后归宿和最主要的死因，又称充血性心力衰竭。

（二）病因

几乎所有类型的心脏、大血管疾病均可引起心力衰竭，任何年龄均可发生。

1. 原发性心肌损害

（1）缺血性心脏病：心肌缺血、心肌梗死。

（2）心肌炎、心肌病：病毒性心肌炎、扩张性心肌病等。

（3）心肌代谢异常：糖尿病性心肌病。

2. 心脏负荷过重

（1）压力负荷（后负荷）过重：高血压、主动脉瓣狭窄、肺动脉高压、肺动脉瓣狭窄。

（2）容量负荷（前负荷）过重：心脏瓣膜关闭不全；左、右或动静脉分流性先天性心血管病；慢性贫血、甲状腺功能亢进症。

（3）心室前负荷不足：二尖瓣狭窄、缩窄性心包炎。

（三）诱因

1. 感染：呼吸道感染是最常见，也最重要的诱因。

2. 心律失常：尤其是快速性心律失常，均可使心脏负荷增加，心排血量减低，而导致心力衰竭。其中心房颤动是器质性心脏病最常见的心律失常，也是诱发心力衰竭最重要的因素。

3. 血容量增加：如钠盐摄入过多，静脉输液过多、过快，使心脏负荷过重而诱发心力衰竭。

4. 过度的体力劳累或情绪激动：如暴怒。

5. 治疗不当：不适当的停用利尿药、抗高血压药等。

6. 原有心脏病变加重或并发其他疾病：如冠心病发生心肌梗死，风湿性心脏瓣膜病出现风湿活动；合并甲状腺功能亢进症或贫血。

（四）临床表现

1. **左心衰竭**　以肺循环淤血及心排血量降低引起的表现为主。

（1）症状

1）呼吸困难：①劳力性呼吸困难。是左心衰竭最早出现的症状，主要由于急性或慢性肺淤血和肺活量减低所引起。患者体力劳动时出现呼吸困难，休息后消失。②端坐呼吸：肺淤血达到一定程度时，因平卧位时回心血量增多、膈肌上抬，呼吸困难加重，患者不能平卧，半卧位甚至端坐位时呼吸困难好转。③夜间阵发性呼吸困难。发生机制除因睡眠平卧使肺血量增加外，与夜间迷走神经张力增加、小支气管收缩、膈位抬高、肺活量减少等因素有关。患者入睡后憋醒，被迫坐起，频繁咳嗽，呼吸困难。轻者坐起后数分钟，症状消失，重者出现发绀、冷汗、肺部哮鸣音，称心源性哮喘。④急性肺水肿，是左心衰竭呼吸困难最严重的表现。

2）咳嗽、咳痰、咯血：肺泡和支气管黏膜淤血所致，多于夜间发生，坐位或立位时可减轻，以白色浆液性泡沫痰为其特点。长期慢性淤血肺静脉压力升高，在支气管黏膜下的血管扩张，一旦血管破裂引起大咯血。

3）疲乏无力：心排血量不足，器官、组织灌注不足及代偿性心率加快所致。

4）少尿、肾功能损害：严重左心衰竭发生血液再分配，使肾的血液回流量减少，患者出现少尿。长时间肾血流量减少后，血尿素氮、肌酐升高，出现相应症状。

（2）体征

1）肺部湿啰音：肺毛细血管压增多，液体可渗出到肺泡而出现湿啰音。随着病情加重，肺部湿啰音增加。肺部湿啰音位于肺底部，深吸气时明显。

2）心脏体征：原有心脏病的体征，心脏扩大、肺动脉瓣区第二心音亢进及舒张期奔马律。

2. **右心衰竭**　以体循环淤血所致的表现为主。

（1）症状

1）消化道症状：腹胀、食欲缺乏、恶心、呕吐等右心衰竭最常见的症状，也是右心衰竭较早的症状，由胃肠道及肝淤血引起。

2）劳力性呼吸困难：继发于左心衰竭的右心衰竭呼吸困难已经存在。

（2）体征

1）水肿：体静脉压力升高使皮肤等软组织出现水肿，在水肿出现前先有体重的增加，体液潴留达 5kg 以上时才出现水肿。特征为首先出现于身体最低的部位，常呈对称性压陷性。下肢水肿多于傍晚出现或加重，休息一夜后可减轻或消失，常伴有夜间尿量的增加。少数患者可有胸腔积液和腹水。胸腔积液以双侧为多见，如单侧则以右侧为多见，可能与右膈下肝淤血有关。

2）颈静脉征：颈静脉搏动增强、充盈、怒张，出现较皮下水肿或肝大为早，是右心衰竭时的主要体征，肝颈静脉回流征阳性是更具特征性的表现。

3）肝大：肝因淤血而肿大，常伴压痛。可有心源性肝硬化。晚期甚至出现黄疸和大量腹水。

4）心脏体征：基础心脏病的体征，右心室扩大，可闻及三尖瓣关闭不全的反流性杂音。

3. **全心衰竭**　右心衰竭继发于左心衰竭而形成全心衰竭。右心衰竭出现后，因右心排血量减少，阵发性呼吸困难等肺淤血症状减轻。

4. **老年心力衰竭**

（1）症状：不典型。

1）无症状。

2）非特异性症状：①疲乏无力；②大汗淋漓；③慢性咳嗽；④胃肠道症状明显；⑤味觉异常；⑥白天尿量减少，夜尿增多；⑦精神神经症状。

（2）体征：常因并存疾病掩盖而较隐匿，易混淆。

1）心浊音界缩小：肺气肿的存在，叩诊时心界比心脏实际小。

2）心率不快或心动过缓。

3）老年患者肺部啰音可能由肺部疾病引起，不一定是心力衰竭，如呼吸困难时肺部啰音增多或范围扩大，对心力衰竭有诊断价值。

4）骶部水肿：长期卧床者，发生心力衰竭时水肿首发于骶部。

（3）并发症

1）心律失常：心房颤动和窦性心动过缓最多见。

2）肾功能不全：心、肾均衰竭增加了治疗的难度。

3）水、电解质及酸碱平衡失调。

（五）诊断

心力衰竭的诊断要结合病因、病史、症状、体征及辅助检查，早期发现心力衰竭应重点关注患者的症状、体征，左心衰竭的呼吸困难、肺部啰音，右心衰竭的颈静脉征、肝大、水肿，以及心力衰竭的心脏奔马律等是诊断心力衰竭的重要依据，此外，实验室检查亦可提供较为确切的诊断依据。诊断标准如下。

1. 具备以下 4 项考虑心力衰竭。

（1）呼吸急促。

（2）心动过速。

（3）心脏扩大。

（4）烦躁、多汗、发绀、呛咳、进食困难、体重增加、少尿、水肿、阵发性呼吸困难等症状具备其中 2 项以上者。

2. 具备以上 4 项加以下 1 项或以上 2 项加以下 2 项，可确诊心力衰竭。

（1）肝脾大。

（2）肺水肿。

（3）奔马律。

3. 严重心力衰竭可出现周围循环衰竭。

（六）治疗

1. 治疗目的　缓解心力衰竭症状，提高生活质量，防止和延缓心室重塑的进展，降低病死率。

2. 一般治疗

（1）去除诱因：如感染、电解质紊乱和酸碱平衡失调、过量摄盐、过度静脉补液及应用损害心肌或心功能的药物如非甾体抗炎药、肿瘤化疗药物等。

（2）调整生活方式：限钠，NYHA 心功能 Ⅲ～Ⅳ级心力衰竭患者＜ 3g/d。对于血钠＜ 130mmol/L 患者水摄入量应＜ 2L/d。低脂饮食，吸烟患者应戒烟，肥胖患者应减轻体重。严重心力衰竭伴明显消瘦者，应给予营养支持。失代偿期需卧床休息，多做被动运动以预防深静脉血栓形成。临床情况改善后在不引起症状的情况下，患者应进行规律的体力活动。

3. 药物治疗

（1）利尿药

1）适应证：有液体潴留的所有心力衰竭患者均应给予利尿药。

2）禁忌证：从无液体潴留的表现；利尿药过敏或存在不良反应；痛风是噻嗪类利尿药的禁忌证。

3）注意事项：①首选袢利尿药；②根据患者对利尿药的反应调整剂量，每天体重减轻 0.5 ～ 1.0kg 为宜；③症状缓解，以最小有效剂量长期维持。④复查血钾和肾功能。

4）药物及用法

1）噻嗪类利尿药：氢氯噻嗪 12.5 ～ 25mg，每日 1 次。最大剂量每天不超过 100mg。

2）袢利尿药：呋塞米 20 ～ 40mg 或布美他尼 0.5 ～ 1mg，每日 1 次，必要时增加剂量，可注意补钾。

3）保钾利尿药：螺内酯 20 ～ 40mg，每日 3 ～ 4 次；氨苯蝶啶 50 ～ 100mg，每日 3 ～ 4 次。

4）AVP 受体拮抗药：托伐普坦 7.5 ～ 15mg，每日 1 次。

（2）血管紧张素转化酶抑制药（ACEI）

1）适应证：所有 LVEF 值下降的心力衰竭患者，必须终身使用，除非有禁忌证或不能耐受。

2）禁忌证：①绝对禁忌证。ACEI 使用后发生过血管神经性水肿（导致喉头水肿）；妊娠女性；双侧肾动脉狭窄。②以下情况慎用，血肌酐＞ 221μmol/L；血钾＞ 5.0mmol/L；症状性低血压（收缩压＜ 90mmHg）；左心室流出道梗阻（如主动脉瓣狭窄、肥厚型梗阻性心肌病）。

3）注意事项：尽早使用，从小剂量开始，逐渐递增，每隔 2 周调整一次剂量，直至达到最大耐受剂量或目标剂量；应监测血压、血钾及肾功能；调整到最佳剂量后长期维持，避免突然停药。

4）药物及用法：①卡托普利 6.25 ～ 12.5mg，每日 2 次，目标剂量 25 ～ 50mg，每日 3 次；②依那普利 2.5mg，每日 1 次，目标剂量 10mg，每日 2 次；③贝那普利 2.5mg，每日 1 次，目标剂量 10mg，每日 2 次；④福辛普利 5mg，每日 1 次，目标剂量 20mg，每日 1 次；⑤培哚普利 2mg，每日 1 次，目标剂量 4 ～ 8mg，每日 1 次。

（3）血管紧张素受体阻滞药（ARB）

1）适应证：推荐用于不能耐受 ACEI 的 HFrEF 患者。

2）禁忌证：使用后发生过血管神经性水肿；妊娠女性；双侧肾动脉狭窄。下列情况慎用：

血肌酐＞221μmol/L；血钾＞5.0mmol/L；症状性低血压（收缩压＜90mmHg）；左心室流出道梗阻（如主动脉瓣狭窄、梗阻性肥厚型心肌病）。

3）注意事项：小剂量开始，逐渐加量至目标剂量或可耐受的最大剂量；应监测血压、肾功能和血钾。

4）药物及用法：①氯沙坦25mg，每日1次，目标剂量100mg，每日1次；②缬沙坦40mg，每日1次，目标剂量160mg，每日1次；③厄贝沙坦75mg，每日1次，目标剂量300mg，每日1次；④替米沙坦40mg，每日1次，目标剂量80mg，每日1次；⑤奥美沙坦10mg，每日1次，目标剂量40mg，每日1次。

（4）β受体阻滞药

1）适应证：有症状或曾经有症状的NYHA Ⅱ～Ⅲ级患者。除非有禁忌证或不能耐受，LVEF下降、病情稳定的慢性心力衰竭患者必须终身应用。

2）禁忌证：心源性休克、病态窦房结综合征、心率＜50次/分、二度及二度以上房室传导阻滞（无心脏起搏器）、低血压（收缩压＜90mmHg）、支气管哮喘急性发作期。

3）注意事项：小剂量开始，每隔2周可调整剂量，逐渐达到指南目标剂量或最大可耐受剂量，并长期使用。静息心率降至60次/分左右的剂量为目标剂量或最大耐受剂量。

4）药物及用法：①美托洛尔6.25mg，每日2次，目标剂量50mg，每日2～3次；②卡维地洛3.125mg，每日2次，目标剂量25mg，每日2次；③比索洛尔1.25mg，每日1次，目标剂量10mg，每日1次。

（5）沙库巴曲缬沙坦

1）适应证：对于NYHA心功能Ⅱ～Ⅲ级、有症状的HFrEF患者，若能够耐受ACEI/ARB，推荐以ARNI替代ACEI/ARB。

2）禁忌证：①有血管神经性水肿病史；②双侧肾动脉严重狭窄；③妊娠女性、哺乳期女性；④重度肝损害（Child-Pugh分级C级），胆汁性肝硬化和胆汁淤积；⑤已知对ARB或ARNI过敏。

3）以下情况者须慎用：①血肌酐＞221μmol/L；②血钾＞5.4mmol/L；③症状性低血压（收缩压＜95mmHg）。

4）应用方法：患者由服用ACEI/ARB转为ARNI前血压需稳定，并停用ACEI 36小时，小剂量开始，每2～4周剂量加倍，逐渐滴定至目标剂量。中度肝损伤（Child-Pugh分级B级）、≥75岁患者起始剂量要小。监测血压、肾功能和血钾。

5）用法：沙库巴曲缬沙坦25～100mg，每日2次。

（6）醛固酮受体拮抗药

1）适应证：LVEF＜35%、使用ACEI/ARB/ARNI和β受体阻滞药治疗后仍有症状的HFrEF患者；急性心肌梗死后且LVEF≤40%，有心力衰竭症状或合并糖尿病者。

2）禁忌证：①肌酐＞221μmol/L；②血钾＞5.0mmol/L；③妊娠女性。

3）注意事项：醛固酮受体拮抗药应与袢利尿药合用，避免同时补钾及食用高钾；应监测血钾和肾功能。

4）药物及用法：①螺内酯，初始剂量10～20mg，每日1次，至少观察2周后再加量，目标剂量20～40mg，每日1次；②依普利酮，初始剂量25mg，每日1次，目标剂量50mg，每日1次。

（7）伊伐布雷定

1）适应证：NYHA 心功能 Ⅱ～Ⅳ级、LVEF ≤ 35% 的窦性心律患者，合并以下情况之一可加用伊伐布雷定：①已使用 ACEI/ARB/ARNI、β 受体阻滞药、醛固酮受体拮抗药，β 受体阻滞药已达到目标剂量或最大耐受剂量，心率仍≥ 70 次 / 分；②心率≥ 70 次 / 分，对 β 受体阻滞药禁忌或不能耐受者。

2）禁忌证：①病态窦房结综合征、窦房传导阻滞、二度及二度以上房室传导阻滞、治疗前静息心率< 60 次 / 分；②血压< 90/50mmHg；③急性失代偿性心力衰竭；④重度肝功能不全；⑤心房颤动 / 心房扑动；⑥依赖心房起搏。

3）注意事项：老年、伴有室内传导障碍的患者起始剂量要小。对合用 β 受体阻滞药、地高辛、胺碘酮的患者应监测心率和 Q-T 间期，因低钾血症和心动过缓合并存在是发生严重心律失常的易感因素，特别是长 Q-T 综合征患者。避免与强效细胞色素 $P_{450}3A4$ 抑制药（如唑类抗真菌药、大环内酯类抗生素）合用。

4）用法：伊伐布雷定 2.5mg，每日 2 次，治疗 2 周后，根据静息心率调整剂量，每次剂量增加 2.5mg，使患者的静息心率控制在 60 次 / 分左右，最大剂量 7.5mg，每日 2 次。

（8）洋地黄类正性肌力药物

1）适应证：应用利尿药、ACEI/ARB/ARNI、β 受体阻滞药和醛固酮受体拮抗药，仍持续有症状的 HFrEF 患者，适用于合并心室率增快，心房扑动、心房颤动者更有效。

2）禁忌证：病态窦房结综合征、二度及以上房室传导阻滞患者；心肌梗死急性期（< 24 小时）；预激综合征伴心房颤动或心房扑动；梗阻性肥厚型心肌病。

3）注意事项：肾功能受损者、老年人、低体重患者剂量减少，应监测地高辛血药浓度，建议维持 0.5 ～ 0.9μg/L。

4）常用药物：地高辛 0.125mg，每日 1 次。注意洋地黄中毒反应及时处理。

（9）慢性收缩性心力衰竭根据纽约心功能分级药物选择

1）纽约心功能 Ⅰ 级：控制危险因素；ACEI（或 ARB）治疗。

2）纽约心功能 Ⅱ 级：ACEI（或 ARB）；利尿药；β 受体阻滞药；地高辛用或不用。

3）纽约心功能 Ⅲ 级：ACEI（或 ARB）；利尿药；β 受体阻滞药；地高辛。

4）纽约心功能 Ⅳ 级：ACEI（或 ARB）；利尿药；地高辛；醛固酮拮抗药。病情稳定者，谨慎应用 β 受体阻滞药。

（10）射血分数保留性心力衰竭（舒张性心力衰竭）的治疗

1）积极寻找并治疗基础病因如冠心病血运重建治疗，有效控制血压< 130/80 mmHg 等。

2）纠正液体潴留利尿药。

3）逆转左心室肥厚：ACEI、ARB。

4）松弛心肌：β 受体阻滞药、钙拮抗药。

5）控制心房颤动心率和节律：①慢性心房颤动应控制心室率；②心房颤动转复并维持窦性心律。

6）无收缩功能障碍的情况下禁用正性肌力药。

（七）转院建议

1. 初诊或怀疑慢性心力衰竭，需明确病因和治疗方案的慢性心力衰竭患者。

2. 慢性心力衰竭患者病情加重，经常规治疗不能缓解，出现以下情况之一，应及时转院：①心力衰竭症状、体征加重，如呼吸困难、水肿加重、生命体征不稳定；②心力衰竭生物标志物如 BNP 水平明显增高；③基础心脏疾病加重；④出现新的疾病，如肺部感染、心律失常、电解质紊乱、肾功能恶化、血栓栓塞等；⑤需调整治疗方案：需有创检查或治疗，包括血运重建、心脏手术、置入心脏复律除颤器、心脏再同步化治疗等。

3. 诊断明确、病情平稳的心力衰竭患者每 6 个月应由专科医师进行一次全面评估，优化治疗方案。

三、急性心力衰竭

（一）定义

急性心力衰竭是指由于急性心脏病变引起心排血量显著、急骤降低导致组织器官灌注不足和急性淤血综合征。

（二）病因

1. 冠心病（急性广泛前壁心肌梗死、室间隔破裂穿孔、乳头肌梗死断裂等）。

2. 感染性心内膜炎引起的腱索断裂、瓣膜穿孔所致瓣膜性急性反流。

3. 高血压心脏病血压急剧升高，输液过多过快，在心脏病的基础上快速心律失常或严重缓慢性心律失常等。

（三）临床表现

1. 症状　突然严重呼吸困难、呼吸频率多达 30 ～ 50 次 / 分；强迫坐位；面色灰白、发绀、烦躁、大汗；咳嗽、咳白色浆液样泡沫痰；重者脑缺氧而神志模糊。

2. 体征　血压可一过性升高，若病情未缓解，血压可持续下降甚至休克。听诊双肺满布湿啰音和哮鸣音，第一心音减弱，频率增快，同时可有舒张早期第三心音奔马律，肺动脉瓣第二心音亢进。

3. 分级　急性心力衰竭严重程度用 Killip 分级。

（1）Ⅰ级：无心力衰竭。

（2）Ⅱ级：有心力衰竭，两肺中下部有湿啰音，占肺野下 1/2，可闻及奔马律，X 线胸片有肺淤血。

（3）Ⅲ级：严重心力衰竭，有肺水肿，细湿啰音遍布两肺（超过肺野下 1/2）。

（4）Ⅳ级：心源性休克、低血压（收缩压≤ 90 mmHg）、发绀、出汗、少尿。

（四）诊断

根据典型症状和体征，可以做出急性心力衰竭的诊断。

（五）治疗

急性心力衰竭的高度呼吸困难和严重缺氧是患者致命的威胁，必须尽快抢救。

1. 体位　患者端坐位或半卧位，两腿下垂。

2. 给氧　高流量吸氧。

3. 吗啡　3 ～ 5mg 静脉注射（不少于 3 分钟），必要时间隔 15 分钟重复使用，共 2 ～ 3 次。

4. 快速利尿　呋塞米 20 ～ 40mg 静脉注射，2 分钟推完，4 小时后可重复一次。

5. 血管扩张药　收缩压＞ 110mmHg 的患者通常可安全使用；收缩压为 90 ～ 110mmHg，应谨慎使用；收缩压＜ 90mmHg，禁忌使用。硝普钠 12.5 ～ 25μg/min 开始，或硝酸甘油从 10μg/min 开始静脉注射。根据血压每隔 5 ～ 15 分钟增加剂量。注意事项：①硝普钠滴注瓶及输液管要用黑布避光；②超过 6 小时重新配制；③密切观察血压；④连续使用不超过 24 小时；⑤药液中不可加其他药物。人重组脑钠肽：奈西立肽起始 2μg/kg，静脉注射，继以 0.01μg/（kg·min）速度静脉注射。

6. 正性肌力药

（1）多巴胺：起始剂量 1 ～ 2μg/（kg·min），可根据尿量和血流动力学监测结果调整剂量，不超过 5μg/（kg·min）。

（2）多巴酚丁胺：起始剂量为 2 ～ 3μg/（kg·min），不超过 20μg/（kg·min）。

（3）磷酸二酯酶抑制药：米力农起始 25μg/kg，10 ～ 20 分钟静脉推注，继以 0.375 ～ 0.75μg/（kg·min）速度静脉注射。

（4）左西孟旦：起始以 6 ～ 24μg/kg 负荷剂量静脉注射 10 分钟，然后以 0.1μg/（kg·min）的速度静脉滴注。

7. 洋地黄类药物　最适用于有心房颤动伴有快速心室率并已知有心室扩大伴左心室收缩功能不全者。急性心肌梗死 24 小时内不宜应用，毛花苷 C 0.4mg，静脉推注。2 小时后可重复给药。老年人用量减半。

8. 氨茶碱　0.25g 氨茶碱加入 5% 葡萄糖 40ml 稀释，静脉注射（＞ 10 分钟）。

9. 病因治疗　根据条件适时对诱因及基本病因进行治疗。

（六）转院建议

应根据患者病情、生命体征及护理院处理能力决定是否转诊患者至上级医院；应预判患者转诊至上级医院可进行的下一步处理方案，并直接转诊至可承担相应处理的上级医院。

1. 患者表现为急性肺水肿和急性呼吸困难甚至是心源性休克。

2. 急性心力衰竭患者需使用机械辅助治疗措施，包括：①主动脉内球囊反搏；②机械通气，包括无创呼吸机辅助通气和气道插管 / 人工机械通气；③肾脏替代治疗；④机械循环辅助装置，包括经皮心室辅助装置、体外生命支持装置和体外膜肺氧合装置。

3. 急性心力衰竭经治疗已稳定，需明确急性心力衰竭病因者。

4. 拟针对急性心力衰竭病因行介入治疗或外科手术治疗者。

5. 拟行心脏移植者（严重急性心力衰竭已知其预后不良可考虑心脏移植，且经过辅助装置或人工泵帮助病情稳定）。

（彭美娣　龚亚驰）

第 5 章

护理院呼吸系统常见疾病和处理要点

第一节　上呼吸道感染

一、概述

（一）定义

急性上呼吸道感染（acute upper respiratory tract infection）简称上感，是鼻、咽或喉部急性炎症的总称。主要病原体是病毒，少数是细菌。发病不分年龄、性别、职业和地区，免疫功能低下者易感。一般情况下病情较轻、病程短、可自愈，预后良好。但因为发病率高，会影响工作、生活，有时还可伴有严重并发症，有一定的传染性，应积极预防。

（二）流行病学

上感是护理院最常见的传染病之一，冬春季多发，可在气候变化时小规模流行。主要通过患者的喷嚏和含有病毒的飞沫空气传播，或经过污染的手和用具接触传播。引起上感的病原体大多为自然界中广泛存在的多种类型病毒，同时健康人群也可携带，机体对其感染后产生的免疫力较弱而且短暂，病毒间也没有交叉免疫，所以可反复发病。

二、病因

急性上感 70% ～ 80% 由病毒引起，另外 20% ～ 30% 由细菌引起，可单纯发生或继发于病毒感染后。接触病原体后是否发病，还取决于传播途径和人群的易感性。淋雨、受凉、气候突变、过度劳累等可降低呼吸道局部防御功能，导致原有的病毒或细菌快速繁殖，或者直接接触病原体携带者，由喷嚏、空气及污染的手和用具诱发本病。老幼体弱、免疫功能低下或有慢性呼吸道疾病者更易发病。

三、临床表现

根据病因和病变范围的不同，临床表现有以下类型：

1. 普通感冒　普通感冒（common cold）为病毒感染引起，俗称"伤风"，又称急性鼻炎或上呼吸道卡他。起病较急，一般 5 ～ 7 天痊愈，有并发症者可致病程迁延。症状：发病同时或数小时后可有打喷嚏、鼻塞、流清水样鼻涕等症状。2 ～ 3 天后鼻涕变稠，可伴咽痛、流泪、味觉减退、呼吸不畅、声嘶等。严重者可有发热、轻度畏寒和头痛等。体征：查体可见鼻腔黏膜充血、水肿、有分泌物，咽部轻度充血。

2.急性病毒性咽炎和喉炎　①急性病毒性咽炎症状：咽痒和灼热感，咽痛不明显。咳嗽少见。当吞咽疼痛时常提示有链球菌感染。体征：咽部明显充血水肿，颌下淋巴结肿大且触痛。②急性喉炎症状：声嘶、讲话困难、常有发热、咽痛或咳嗽。体征：查体可见喉部充血、水肿。局部淋巴结轻度肿大和触痛，可闻及喉部的喘鸣音。

3.急性疱疹性咽峡炎　多发生于夏季，多见于儿童，偶见于成年人。症状：咽痛、发热，病程约 1 周。体征：查体可见咽充血，软腭、悬雍垂、咽及扁桃体表面有灰白色的疱疹及浅表溃疡，周围伴有红晕，以后形成疱疹。

4.急性咽结膜炎　常发生于夏季，游泳易传播，儿童多见。病程 4 ～ 6 天。症状：发热、咽痛、畏光、流泪。体征：查体可见咽及结膜明显充血。

5.急性咽扁桃体炎　起病急，症状：咽痛明显，伴发热、畏寒，体温可达 39℃以上。体征：查体可见咽部明显充血，扁桃体肿大和充血，表面有黄色脓性分泌物，有时伴有颌下淋巴结肿大、压痛，肺部体征无异常。

四、诊断

根据患者的鼻咽部症状和体征，结合血常规及阴性的胸部 X 线检查可做出临床诊断。

（一）辅助检查

1.外周血常规　病毒性感染时外周血白细胞计数正常或偏低，淋巴细胞的比例升高；细菌性感染时，外周血白细胞总数和中性粒细胞比例增多。

2.X 线胸片检查　一般情况下不需要做此项检查，如果需要鉴别肺炎时可考虑该检查。

3.病原学检查　因病毒种类繁多，且明确类型对治疗帮助不大，一般情况下不需要做此项检查。

（二）并发症

少部分患者可并发急性鼻窦炎、中耳炎、气管 - 支气管炎。以咽炎为表现的上呼吸道感染，有部分患者会继发溶血性链球菌引起的风湿热、肾小球肾炎等，少部分患者可并发病毒性心肌炎，需警惕。

五、治疗

目前没有特效的抗病毒药物，以对症治疗为主，同时注意休息、多饮水、戒烟、保持室内空气流通和防治继发性细菌感染。

（一）对症治疗

1.对有头痛、发热、全身肌肉酸痛等症状者，可酌情加用解热镇痛类药物，如对乙酰氨基酚（每次 0.5g，4 ～ 6 小时 1 次，用于解热连续使用不超过 3 天，用于镇痛连续使用不超过 5 天）；阿司匹林（每次 0.3 ～ 0.6g，4 ～ 6 小时 1 次，用于解热连续使用不超过 3 天，用于镇痛连续使用不超过 5 天）；布洛芬（口服常释剂型每次 0.2 ～ 0.4g，4 ～ 6 小时 1 次，用于解热连续使用不超过 3 天，用于镇痛连续使用不超过 5 天）。

2.对有鼻塞、鼻黏膜充血、水肿、咽痛等症状者，可给予盐酸伪麻黄碱等，也可用 1% 麻黄碱滴鼻。有频繁打喷嚏及流涕多量等症状的患者，可酌情选用氯苯那敏、氯雷他定、苯海拉明等药物。临床用于缓解感冒症状的药物均为复方非处方药制剂，宜睡前服用。

3.对咳嗽症状较为明显者，可给予镇咳药可待因（口服每次 15 ～ 30mg，每日 30 ～

90mg；每次极量 100mg，每日 250mg）；氢溴酸右美沙芬（每次 1 ～ 2 片，每日 3 ～ 4 次）。

（二）抗生素治疗

普通感冒无须使用抗生素，若有白细胞增高、咽部脓苔、咳黄痰等细菌感染的证据时，可酌情使用青霉素、第一代头孢菌素、大环内酯类或喹诺酮类。极少需要根据病原菌选用敏感的抗生素。

（三）抗病毒治疗

一般情况下无须积极抗病毒治疗。

（四）中药治疗

可辨证给予清热解毒、辛温解表或有抗病毒作用的中成药，如风寒者可选用正柴胡饮颗粒（每次 1 袋，每日 3 次）、感冒清热颗粒（每次 1 袋，每日 2 次）等；风热者可选用清开灵胶囊（每次 2 粒，每日 3 次）、双黄连口服液（每次 1 支，每日 3 次）等。抗病毒的中成药有连花清瘟胶囊（每次 4 粒，每日 3 次）、蓝芩口服液（每次 1 支，每日 3 次）等。

六、转院建议

1. 药物治疗后不缓解需及时转诊。

2. 有以下表现需及时转诊

（1）患者持续高热，体温＞ 39℃，且经过常规抗病毒、抗感染治疗 3 天无效。

（2）患者存在上呼吸道梗阻，有窒息的风险。

（3）患者短期内迅速出现呼吸或者循环系统衰竭症状及体征者。

（4）患者出现严重并发症如风湿病、肾小球肾炎或病毒性心肌炎等。

（5）患者一般情况差，患有严重基础疾病（如慢性心功能不全、糖尿病等）或者长期使用免疫抑制药。

第二节　吸入性肺炎

一、概述

（一）定义

吸入性肺炎是指在吞咽时将食物、药物、口腔鼻咽部分泌物或呕吐的胃内容物吸入呼吸道，引起的继发性肺部炎症（亦可直接将致病菌吸入引起本病）。误吸是指吞咽中或吞咽后出现食物经过声门水平，进入声门下或气管内，根据患者误吸后是否有咳嗽或呛咳的症状分为显性误吸和隐性误吸；根据吞咽障碍发生的解剖水平分为口咽性吞咽障碍（口咽性吞咽障碍是指吞咽启动过程或将食团从口腔推送入食管过程存在障碍）和食管性吞咽障碍（食管性吞咽障碍是指食物进入食管的能力下降）。

（二）流行病学

美国有一项研究表明，吞咽障碍在一般人群中的患病率为 15%，但在护理院中的患病率可达 40%。据估计，社区获得性肺炎中，仅有 10% 是由误吸引起的，而在长期护理院机构中，约 30% 由误吸引起。在护理院中 50% ～ 75% 的老年人存在吞咽困难，这些人中 1/2 会发生误吸，1/3 会发展为肺炎。吸入性肺炎在老年脑卒中患者中非常常见，由误吸引起的吸入性肺炎显著增加脑卒中患者的病死率，是脑卒中患者第一个月内的第三大致死原因，且可造成脑卒中后第一年内 20%、以后每年 10% ～ 15% 的病死率，所以，对脑卒中合并吞咽困难的患者给予较早期的诊断、评估及有效的治疗，对于避免和减少患者的误吸具有重要的临床意义。

二、病因

1. **吞咽障碍** 帕金森病、老年性痴呆、慢性阻塞性肺疾病、呼吸系统疾病合并慢性感染等均可影响吞咽功能导致误吸。

2. **胃食管反流病、药物** 老年人食管解剖结构改变或者长期服用茶碱类、钙离子拮抗药、硝酸酯类等药物可引起下食管括约肌松弛，从而导致抗反流屏障减弱，易发生食物反流、胃潴留、呛咳等。

3. **意识障碍** 各种疾病导致的意识障碍使咳嗽等保护性反射减弱，增加了吸入性肺炎的发生。

4. **长期卧床、留置胃管** 长期卧床老人进食时卧位或者半卧位，导致消化道微生态环境发生改变，呼吸道和口腔分泌物增加。留置胃管使食管相对关闭不全，咽反射减弱，导致胃内容物易反流至口咽部误吸入肺部，发生吸入性肺炎。

5. **口咽细菌定植** 老年人口腔清除能力常受损，会引起口咽部定植菌发生变化，牙菌斑、口腔唾液中的细菌是老年人发生吸入性肺炎的危险因素。

三、临床表现

老年人吸入性肺炎的临床表现往往不典型，仅有 50% 的人群表现出典型的发热和咳嗽。呼吸急促（呼吸 ≥ 26 次 / 分）多是吸入性肺炎的早期临床表现，有时可伴有咳嗽、呼吸困难等症状，神志改变、全身无力、食欲缺乏等表现明显，听诊可闻及异常呼吸音。

1. 细菌性吸入性肺炎

（1）症状

1）典型症状：表现为发热、寒战、胸痛、咳嗽、咳铁锈色痰等典型的呼吸道症状，老年人多不典型，以发热、咳嗽、咳痰最多见。

2）不典型症状：食欲缺乏、厌食、倦怠不适、活动能力下降、急性意识障碍、恶心呕吐、体重减轻、大小便失禁甚至精神错乱等，或仅表现为原有基础疾病的恶化或恢复变慢。

（2）体征：①典型的肺实变体征少见，病变部位出现语颤增强、叩诊实音；②25% 的患者可闻及肺部湿啰音；③部分可听到干啰音；④约 25% 无异常体征；⑤出现脓胸时可呈胸腔积液体征。

2. 化学性吸入性肺炎

（1）症状：多有误吸或者呛咳的病史，与诱因有关，初期可无明显症状，于吸入数小时后（多 2 小时内）出现症状：主要表现为喘鸣、剧咳、呼吸困难。神志不清者吸入时常无明显症状，于 1 ～ 2 天后突发呼吸困难，发绀，咳浆液性泡沫痰，带血。食管和支气管瘘引起的吸入性肺炎每于进食后出现痉挛性咳嗽和气急。

（2）体征：心动过速，低血压，低体温，双肺可闻及湿啰音、哮鸣音。

3. **类脂性肺炎** 老年人在服液状石蜡通便或药物滴鼻时亦易于吸入，反复吸入可在肺中逐渐形成包块，成为类脂性肺炎。

（1）症状：咳嗽、咳痰、呼吸困难。

（2）体征：两肺底可闻到捻发音。

4. **阻塞性吸入性肺炎**　症状视吸入物大小而定，吸入较大异物阻塞在大气道可突然窒息死亡，阻塞在小气道可引起肺不张或阻塞性肺炎、出现相应的咳嗽，咳痰及气短等症状。

四、诊断

老年人吸入性肺炎根据误吸史、社区获得性肺炎与院内获得性肺炎的诊断标准可明确诊断。

（一）辅助检查（表 5-1）

表 5-1　实验室及器械检查

项目	内容
基本检查	血常规、尿常规、粪常规、电解质、肾功能、肝功能、血糖、血脂、C 反应蛋白（CRP）与降钙素原（PCT） 心电图，胸部 X 线 血气分析 3 次痰涂片，1 次痰培养
推荐检查	胸部 CT

（二）并发症

吸入性肺炎会引起气道损伤和肺实质的变化，并发症多，而且轻重不一，如出血性肺炎、肺脓肿、急性呼吸窘迫综合征等。

五、治疗

（一）一般治疗

纠正缺氧，一般选用鼻导管或面罩给氧；促进排痰，保持呼吸道通畅，目前对于老年吞咽困难患者的干预包括以下几点。

1. 体位调节：患者采取躯干坐姿、颈部直立或者低头姿势。

2. 放慢进食速度，限制食团大小。

3. 辅助器具：如带缺口的杯子（搁在鼻梁上），或改变饮水习惯来防止喝到杯底时头部后仰。

4. 改良饮食：不饮用稀薄饮料，以糊状食物为主。

5. 其他：注意口腔卫生，并定期检查牙齿，对于病情确认或疑似吞咽相关误吸或营养不良和脱水的患者，可选择留置鼻饲管；对于神经系统疾病导致的严重吞咽困难的患者，可选择经皮内镜下胃造瘘。

（二）抗菌药物治疗

吸入性肺炎一旦确诊，应根据罹患肺炎的不同场所进行经验性抗菌治疗，待细菌培养及药敏结果可针对该病原体进行目标性治疗。

1. 吸入性肺炎为社区获得性

（1）第二代头孢菌素类（如头孢克洛 0.25g，口服，每日 3 次）单用或联合大环内酯类（如阿奇霉素 0.5g，口服，每日 1 次）。

（2）β- 内酰胺类 /β- 内酰胺酶抑制药（如阿莫西林克拉维酸钾 1.2g，静脉输注，8 小时 1 次）单用或联合大环内酯类（如阿奇霉素 0.5g，口服，每日 1 次）。

（3）呼吸喹诺酮类抗生素（如莫西沙星 0.4g，口服，每日 1 次）。

2. 吸入性肺炎为院内获得性　早发性院内获得性肺炎，指入院后 48 小时后、5 天内发生的 HAP，推荐头孢曲松（每次 2.0g，静脉输入，每日 1 次）、左氧氟沙星（每次 0.5g，静脉输注，每日 1 次）、莫西沙星（每次 0.4g，静脉输注，每日 1 次）；迟发性院内获得性肺炎，指入院 5 天后发生的肺炎，推荐头孢他啶（每次 2.0g，静脉输注，每日 2 次）、哌拉西林 / 他唑巴坦（每次 4.5g，静脉输注，8 小时 1 次）联合左氧氟沙星（每次 0.5g，静脉输注，每日 1 次）或莫西沙星（每次 0.4g，静脉输注，每日 1 次）联合利奈唑胺（每次 600mg，静脉输注，12 小时 1 次）。

（三）疗效评价

抗菌药物治疗 48 ～ 72 小时应对疗效进行评价，治疗有效的表现：体温下降；症状改善；白细胞、CRP、PCT 下降或逐渐正常。但老年人影像学表现炎性病灶吸收却较迟，多数需要 1 ～ 2 个月才能完全吸收，所以不能以影像学表现作为停药指征。

六、转院建议

1. 基础疾病多，治疗效果不佳者需及时转院。

2. 有下列情况之一，需及时转院

（1）意识障碍。

（2）呼吸频率≥ 30 次 / 分。

（3）呼吸衰竭或需行机械通气治疗。

（4）收缩压＜ 90mmHg。

（5）并发脓毒性休克。

（6）CT 提示双侧或多肺叶受累，或发病 48 小时病变扩大≥ 50%。

（7）少尿，尿量＜ 20ml/h，或急性肾功能异常。

第三节　支气管哮喘

一、概述

（一）定义

支气管哮喘是由多种细胞（如嗜酸性粒细胞、肥大细胞、T 淋巴细胞、平滑肌细胞、气道上皮细胞等）和细胞组分参与的慢性气道炎性疾病。主要特点为气道慢性炎症，以及对多种刺激因素引起的高反应性，可逆性气流受限及随着病情的进展，出现气道重构。

（二）流行病学

哮喘是一个世界性广泛存在的疾病，估计全球有 3 亿人受累，预计到 2025 年，全球患者将达到 4 亿人。不同国家和地区的发病率不一样，一般认为，发达国家的发病率大于发展中国家，城市大于农村，目前，儿童的发病率呈现上升趋势。约 1/2 患者在 10 岁前发病，另外的 1/3 在 40 岁以前发病。

二、病因

哮喘是复杂的具有多基因遗传倾向的疾病，其发病有家族聚集现象，常见的诱因主要有急性上呼吸道感染、室内变应原、室外变应原、食物、药物以及寒冷、运动、紧张、焦虑等均可诱发。

三、临床表现

（一）症状

主要表现为咳嗽，胸闷，喘息，呼吸困难，夜间加重，影响睡眠。最为典型的症状为发作性伴有哮鸣音的呼气性呼吸困难。

（二）体征

两肺可闻及广泛的哮鸣音，呼吸相延长，但需注意，严重哮喘发作时有时哮鸣音并不明显，可有沉默肺的表现，往往提示病情严重。

（三）实验室检查（表 5-2）

表 5-2　实验室及辅助检查

项目	内容
基本检查	血常规、尿常规、粪常规、电解质、肾功能、肝功能、血糖、血脂
	心电图，肺功能（支气管舒张试验），胸部 X 线
	血气分析
	痰涂片
推荐检查	支气管激发试验
	胸部 CT
	总 IgE 水平

支气管舒张试验：测定基础 FEV_1，如果低于预计值 70%，予以吸入 $2 \sim 4$ 喷沙丁胺醇，过 $15 \sim 20$ 分钟后再次测 FEV_1，其值提高 12%，同时 FEV_1 绝对值提高 $\geq$ 200ml，提示阳性。若其基础 $FEV_1 >$ 预计值 70%，仍可行支气管舒张试验，若符合上述标准，仍判定有意义。

支气管激发试验：怀疑有运动诱发的哮喘可行激发试验，但需注意有心脏基础疾病的患者为禁忌证

四、诊断

（一）病史

大多数患者有家族性哮喘病史，或者个人有过敏史，如过敏性鼻炎、荨麻疹、湿疹等。

（二）诊断标准

1. 发作性喘息，气急，胸闷，咳嗽，多与接触变应原、冷空气、物理、化学性刺激及病毒性上呼吸道感染、运动等有关。

2. 发作时在双肺可闻及散在或弥漫性，以呼气相为主的哮鸣音，呼气相延长。

3. 上述症状和体征可经治疗缓解或自行缓解。

4. 除外其他疾病引起的喘息、气急、胸闷和咳嗽。

5. 临床表现不典型者（如无明显喘息或体征），应至少具备以下 1 项试验阳性：①支气管

激发试验或运动激发试验阳性；②支气管舒张试验阳性，FEV_1 增加 ≥ 12%，且 FEV_1 增加绝对值 ≥ 200ml；③呼气流量峰值（PEF）日内（或 2 周）变异率 ≥ 20%。符合 1 ～ 4 条或 4、5 条者，可以诊断为哮喘。

（三）哮喘的分期和分级

1. 分期　主要分为急性发作期、慢性持续期、临床缓解期。
2. 分级　①间歇发作。②轻度持续。③中度持续。④重度持续。
3. 哮喘控制水平分级　见表 5-3。

表 5-3　非急性发作期哮喘控制水平的分级

A. 目前临床控制评估（最好 4 周以上）

临床特征	控制 （满足以下所有条件）	部分控制 （出现以下任何 1 项临床特征）	未控制
白天症状	无（或 ≤ 2 次 / 周）	> 2 次 / 周	出现 ≥ 3 项哮喘部分控制的表现
活动受限	无	有	
夜间症状 / 憋醒	无	有	
需要使用缓解药或急救治疗	无（或 ≤ 2 次 / 周）	> 2 次 / 周	
肺功能（PEF 或 FEV_1）	正常	< 正常预计值或个人最佳值的 80%	

B. 未来风险评估（急性发作风险，病情不稳定，肺功能迅速下降，药物不良反应）

与未来不良事件风险增加的相关因素包括：临床控制不佳；过去一年频繁急性发作；曾因严重哮喘而住院治疗；FEV_1 低；烟草暴露；高剂量药物治疗

（四）并发症

严重者可并发气胸、纵隔气肿、肺不张；长期反复发作或感染可导致慢性并发症，如慢性阻塞性肺疾病、支气管扩张、肺源性心脏病。

五、治疗

（一）急性发作期的治疗

1. 吸氧　通常要求低流量吸氧，严重的低氧血症需要适当高流量吸氧，注意避免高流量吸氧导致二氧化碳潴留或呼吸衰竭加重。

2. 药物治疗

（1）吸入足量的速效 β_2 受体激动药：第 1 个小时每 20 分钟 2 ～ 4 喷，随后，中度急性发作者每 1 ～ 2 小时 6 ～ 10 喷，轻度发作者每 3 ～ 4 小时 2 ～ 4 喷。常用的药物有沙丁胺醇气雾剂。

（2）糖皮质激素吸入性糖皮质激素：由于其抗炎作用强，不良反应少，已经成为哮喘长期治疗的首选药物。但中重度哮喘急性发作应尽早予以全身用激素。推荐剂量甲泼尼龙

80 ～ 160mg/d，或氢化可的松 400 ～ 1000mg/d 分次给药。临床上常用：布地奈德 4ml 雾化吸入，每日 2 次，0.9% 氯化钠注射液 100ml 联合甲泼尼龙 40mg 静脉滴注，每日 2 次。

（3）茶碱：茶碱不作为哮喘急性发作的一线用药，理论上讲，茶碱是辅助性用药，其可以使得小气道扩张，改善呼吸肌的耐受性，改善呼吸肌疲劳。若已经吸入大剂量的 $β_2$ 受体激动药，不建议使用茶碱，未使用的可用氨茶碱。

（4）吸入 $β_2$ 受体激动药联合抗胆碱能药物。临床上常用的特布他林 2ml+ 异丙托溴铵 2ml 雾化吸入，每日 2 次。

（5）谨慎使用抗生素，除非有细菌感染的证据或属于重度或危重症哮喘急性发作。

3. 机械通气　无创呼吸机可辅助患者呼吸，改善缺氧，减轻呼吸肌疲劳，使用时应使用双水平无创呼吸机。重度和危重哮喘急性发作，经过上述治疗，临床症状或血气无改善或持续恶化，应及时给予有创机械通气治疗。

4. 其他治疗

（1）抗 IgE 治疗：抗 IgE 单克隆抗体可应用于血清 IgE 水平增高的患者。

（2）肥大细胞调节剂：通过阻断氯通道调整肥大细胞释放及嗜酸性粒细胞聚集发挥抗炎作用。

（3）过敏源特异的免疫治疗。

（二）慢性持续期的治疗（表 5-4）

表 5-4　哮喘患者长期（阶梯式）治疗方案

治疗方案	第 1 级	第 2 级	第 3 级	第 4 级	第 5 级
首选控制药物	不需要使用药物	低剂量 ICS	低剂量 ICS/ LABA	中高剂量 ICS/ LABA	添加治疗
其他可选控制 药物	低剂量 ICS	LTRA 低剂量茶碱	中 / 高剂量 ICS 低剂量 ICS/ LTRA	加用噻托溴铵 中 / 高剂量 ICS/LTRA	
缓解药物	按需使用 SABA / ICS/ 福莫特罗 复合制剂				

六、转院建议

对于护理院老年患者，下列情况予以转院。

（一）紧急转院

当哮喘患者出现中度及中度以上程度急性发作，经过紧急处理后症状无明显缓解应该考虑及时转诊至综合医院专科治疗。

（二）普通转院

1. 因确诊或随访需要做肺功能检查。

2. 为明确过敏源，需要做过敏原皮肤试验或血清学检查。

3. 经过规范化治疗哮喘仍然不能得到有效控制。

第四节　慢性支气管炎

一、概述

慢性支气管炎简称慢支，是气管、支气管黏膜及其周围组织的慢性非特异性炎症。临床上表现为咳嗽、咳痰，可伴有喘息，每年发作持续时间≥ 3 个月，连续 2 年或 2 年以上，并排除具有咳嗽、咳痰、喘息症状的其他疾病。

二、病因

本病的病因尚未完全清楚，可能是由多种环境因素与机体自身因素长期相互作用的结果。

1. 吸烟。

2. 职业粉尘和化学物质。

3. 空气污染。

4. 感染因素：病毒、支原体、细菌等感染。

5. 其他因素免疫功能紊乱、气道高反应性、自主神经功能失调、年龄增长、气候等。

三、临床表现

（一）症状

起病缓慢，病程长，反复急性发作使病情加重。主要症状为咳嗽咳痰，可伴有喘息。急性加重系指咳嗽、咳痰、喘息等症状突然加重。急性加重的主要原因为呼吸道感染，可以是病毒、细菌、支原体、衣原体等病原体感染。

1. 咳嗽：以晨间咳咳嗽为主，睡眠时有阵咳或排痰。

2. 咳痰：一般为白色黏液痰或浆液泡沫痰，偶可带血。清晨排痰较多，起床后或体位变动可刺激排痰。

3. 喘息或气急喘息明显者可能伴有支气管哮喘。若伴肺气肿时可出现活动后气促。

（二）体征

早期多无异常体征。急性发作期背部或双肺底可听到干、湿啰音，咳嗽后可减少或消失。如伴有哮喘可闻及广泛哮鸣音伴呼气期延长。

（三）实验室及器械检查（表 5-5）

表 5-5　慢性支气管炎常用实验室及器械检查

项目	内容
基本检查	血常规
	痰涂片
	痰培养
	胸部 X 线片
推荐检查	肺功能
	胸部 CT

四、诊断

依据咳嗽、咳痰或伴有喘息，每年发作持续 3 个月，连续 2 年或 2 年以上，排除其他可以引起上述症状的慢性病。

五、治疗

（一）急性加重期的治疗

1. 控制感染　根据患者所在地常见病原菌经验性选用抗生素，一般可以口服，如左氧氟沙星 0.4g，每日 1 次；罗红霉素 0.3g，每日 2 次；阿莫西林每日 2 ~ 4g，分 2 ~ 4 次口服；头孢呋辛每天 1.0g，分 2 次口服；复方磺胺甲噁唑片（SMZ-TMP），2 片，每日 2 次，病情严重时静脉给药。如果能培养出致病菌，则按药敏试验选用抗生素。

2. 镇咳祛痰　可使用复方甘草合剂 10ml，每日 3 次；或复方氯化铵合剂 10ml，每日 3 次；或溴己新 8 ~ 16mg，每日 3 次；或盐酸氨溴索 30mg，每日 3 次，或桃金娘油 0.3g，每日 3 次。干咳为主可用镇咳药物，如右美沙芬或其合剂等。

3. 平喘　有气喘者可加用支气管扩张药，如氨茶碱 0.1g，每日 3 次，也可用茶碱控释剂；或 β 受体激动药吸入，比如沙丁胺醇、特布他林。

（二）缓解期治疗

1. 戒烟，应避免吸入有害气体及其他有害颗粒。
2. 增强体质，预防感冒。
3. 反复呼吸道感染者可试用疫苗、免疫调节剂或中医中药，如流感疫苗、肺炎疫苗、卡介苗多糖核酸、胸腺素等，部分患者可能见效。

六、转院建议

初始诊断为慢支需进一步行鉴别诊断、治疗过程中出现严重不良反应、经规范治疗后症状不改善并进行性加重需转诊至二级及二级以上医院。

第五节　慢性阻塞性肺疾病

一、概述

（一）定义

慢性阻塞性肺疾病（COPD）简称慢阻肺，是常见的以气流受限为特征的可以预防和治疗的疾病，气流受限多呈进行性发展，与气道和肺对有毒颗粒或气体的慢性炎症反应增强有关。急性加重和合并症影响患者整体疾病的严重程度。慢性气流受限由小气道疾病（阻塞性支气管炎）及肺实质破坏（肺气肿）共同引起，二者在不同患者中所占比重不同。

（二）流行病学

我国慢阻肺流行病学调查结果显示，40 岁以上人群慢阻肺的患病率为 13.7%，60 岁以上人群患病率超过 27%。在我国慢阻肺是导致慢性呼吸衰竭和慢性肺源性心脏病最常见的病因，约占全部病例的 80%。因肺功能进行性减退，严重影响患者的劳动能力和生活质量。慢阻肺造成巨大的社会和经济负担。

二、病因

慢阻肺的危险因素包括个体易感因素和环境因素，两者相互影响。

1. 吸烟。

2. 大气中直径 2.5 ～ 10μm 的颗粒物可能与慢阻肺的发生有一定关系。

3. 职业性粉尘（二氧化硅、煤尘、棉尘和蔗尘等）及化学物质（烟雾、过敏源、工业废气和室内空气污染等）。

4. 使用生物燃料烹饪时产生的大量烟雾。

5. 反复呼吸道感染。

6. 社会经济地位与慢阻肺的发病相关。

7. α_1 抗胰蛋白酶缺乏。

三、临床表现

（一）症状

缓慢起病，病程较长，早期可没有自觉症状。主要症状如下。

1. 慢性咳嗽：随病程发展可终身不愈，往往晨间咳嗽明显，夜间阵咳或排痰。

2. 咳痰：痰液性状一般为白色黏液痰或浆液泡沫痰，偶可带血丝，清晨排痰较多。急性加重时痰量增多，可有脓痰。

3. 气短或呼吸困难：早期在较剧烈活动时出现，后逐渐加重，以致在日常活动甚至休息时也感到气短，是慢阻肺的标志性症状。

4. 喘息和胸闷：部分患者特别是重度患者或急性加重期出现喘息。

5. 其他晚期患者有体重减轻、食欲缺乏等。

（二）体征

胸廓前后径增大，肋间隙增宽，剑突下胸骨下角增宽称为桶状胸。部分患者呼吸变浅，频率增快，严重时可有缩唇呼吸等。双侧语颤减弱。叩诊肺部呈过清音，心浊音界缩小，肺下界和肝浊音界下降。两肺呼吸音减弱，呼气期延长，部分患者可闻及干、湿啰音。

（三）实验室及器械检查（表 5-6）

表 5-6　慢性阻塞性肺疾病实验室及器械检查

项目	内容
基本检查	血常规
	肝肾功能、电解质、血气分析
	痰涂片、痰培养
	胸部 X 线片、肺功能、心电图
推荐检查	D- 二聚体、BNP、肌钙蛋白
	胸部 CT、心脏超声

（四）并发症

慢性呼吸衰竭、自发性气胸或慢性肺源性心脏病等。

四、诊断

（一）诊断标准

1. 典型的症状：慢性进行性加重的呼吸困难、咳嗽、咳痰。

2. 有危险因素暴露史：①年龄≥35岁；②吸烟或长期接触"二手烟"；③患有某些特定疾病，如支气管哮喘、过敏性鼻炎、慢性支气管炎、肺气肿；④有慢阻肺家族史；⑤居住于空气污染严重地区，尤其是二氧化硫等有害气体污染区域；⑥长期从事接触粉尘、有毒有害化学气体、重金属颗粒等工作；⑦婴幼儿时期反复患下呼吸道感染；⑧居住在寒冷、潮湿地区及使用燃煤、木柴取暖；⑨维生素A缺乏或胎儿时期肺发育不良；⑩营养状况较差，体重指数低。

3. 肺功能检查：吸入支气管扩张药（如沙丁胺醇）第1秒用力呼气容积/用力肺活量（FEV_1/FVC）<0.7。

4. X线胸片等检查除外其他疾病。

当基层医院不具备肺功能检查设备时，临床医师可以通过问卷筛查慢阻肺高危人群（表5-7），对疑诊患者应该向上级医院转诊以进一步确诊。

表5-7　慢性阻塞性肺疾病筛查问卷

这是一份有关您最近呼吸状况和活动能力的问卷，请您回答问卷时选择最能描述您实际情况的答案。				
1.过去的1个月内，您感到气短有多频繁？				
从未感觉气短	很少感觉气短	有时感觉气短	经常感觉气短	总是感觉气短
□ 0	□ 0	□ 1	□ 2	□ 2
2.您是否曾咳出"东西"，例如，黏液或痰？				
从未咳出	是的，仅偶尔感冒或胸部感染时咳出		是的，每月咳几天	
□ 0	□ 0		□ 1	
是的，大多数日子都咳	是的，每天都咳			
□ 2	□ 2			

3. 请选择能够最准确地描述您在过去12个月内日常生活状态的答案。因为呼吸问题，我的活动量比从前少了。

强烈反对	反对	不确定	同意	非常同意
□ 0	□ 0	□ 1	□ 2	□ 2

4. 在您的生命中，您是否已至少吸了100支烟？

否	是	不知道		
□ 0	□ 1	□ 2		

5. 您今年多少岁？

35～49	50～59	60～69	≥70	
□ 0	□ 1	□ 2	□ 2	

注：问卷评估办法

把每个问题的答案旁边的数字相加得到总分，总分为0～10分。

如果您的总分≥5分，说明您的呼吸问题可能是慢性阻塞性肺疾病（COPD）导致。您的得分越高，说明您有慢阻肺的可能性越大。医师可以做一个简单的呼吸测试（也称为肺功能测定），帮助评价您的呼吸状况。

如果您的总分为0～4分，而且您有呼吸问题，请将这份文件拿给师生看。医师会帮助评估您呼吸问题的类型

（二）慢阻肺稳定期病情评估

慢阻肺稳定期评估的目的是明确患者气流受限的水平及其对患者健康状况的影响，预测未来可能发生不良事件（如急性加重、住院或者死亡）的风险，以便指导治疗。

1.肺功能评估　应用气流受限的程度进行肺功能评估，即 FEV_1 占预计值百分比为分级标准。慢阻肺患者气流受限的肺功能分级分为 4 级（表 5-8）。

表 5-8　慢性阻塞性肺疾病气流受限严重程度的肺功能分级

（支气管扩张药后 FEV_1）

肺功能分级	气流受限程度	FEV_1 占预计值 %
GOLD1 级	轻度	$\geqslant 80\%$
GOLD2 级	中度	$50\% \sim 79\%$
GOLD3 级	重度	$30\% \sim 49\%$
GOLD4 级	极重度	$< 30\%$

注：GOLD.慢性阻塞性肺疾病全球倡议；FEV_1.第 1 秒用力呼气容积

2.症状评估　采用改良版英国医学研究委员会呼吸问卷（mMRC）对呼吸困难严重程度进行评估（表 5-9），也可以采用慢阻肺患者自我评估测试（CAT）（表 5-10）问卷进行评估。mMRC 只反映呼吸困难评分，0～1 分为症状少，2 分以上为症状多。CAT 评分为综合症状评分，分值范围 0～40 分(其中 0～10 分为轻微影响；11～20 分为中等影响；21～30 分为严重影响；31～40 分为非常严重影响)，10 分以上为症状多。

3.急性加重风险评估　根据症状、肺功能、过去 1 年内急性加重史等预测未来急性加重风险。高风险患者有下列特征：症状多，mMRC ≥2 分或 CAT ≥10 分；FEV_1 占预计值百分比<50%；过去 1 年中重度急性加重≥ 2 次或因急性加重住院≥ 1 次。

表 5-9　改良版英国医学研究委员会呼吸问卷（mMRC）

评价等级	严重程度
mMRC0 级	只有在剧烈活动时感到呼吸困难
mMRC1 级	快走或上缓坡时感到呼吸困难
mMRC2 级	因呼吸困难比同龄人走得慢，或者以自己的速度在平地上行走时需要停下来呼吸
mMRC3 级	在平地上步行 100m 或数分钟需要停下来呼吸
mMRC4 级	因明显呼吸困难而不能离开房屋或者换衣服时也感到气短

表 5-10　慢性阻塞性肺疾病患者自我评估测试问卷（CAT）

症状	评分	症状
我从不咳嗽	0/1/2/3/4/5	我总是在咳嗽
我一点痰也没有	0/1/2/3/4/5	我有很多痰
当我爬坡或上楼梯时，没有气喘的感觉	0/1/2/3/4/5	当我爬坡或上楼梯时，感觉喘不过气来
我在家里能做任何事情	0/1/2/3/4/5	我在家里做什么都很受影响
尽管我有肺部疾病，但是对外出很有信心	0/1/2/3/4/5	由于我有肺部疾病，对离开家一点信心也没有
我的睡眠非常好	0/1/2/3/4/5	由于我有肺部疾病，睡眠相当差
我精力旺盛	0/1/2/3/4/5	我一点精力都没有

注：数字 0～5 表示严重程度，请标记最能反映你当前情况的选项，在数字上打标记，每个问题只能标记一个选项

4.慢性合并症的评估　慢阻肺常见合并症包括心血管疾病、代谢综合征、骨质疏松、骨骼肌功能障碍、焦虑抑郁和肺癌等。基层医院根据条件选择相应的检查进行相关合并症评估。

（三）慢阻肺急性加重期的病情评估

慢阻肺急性加重是指呼吸道症状急性加重超过日常变异水平，需要改变治疗方案。根据急性加重治疗所需药物和治疗地点将慢阻肺急性加重分为轻度（仅需使用短效支气管扩张药治疗）、中度（需使用短效支气管扩张药及抗生素治疗，有些需要加用口服糖皮质激素）和重度（需要住院或急诊治疗）。重度急性加重可能并发急性呼吸衰竭。

五、治疗

（一）慢阻肺稳定期的治疗

1.治疗的目标　①减轻症状：包括缓解症状、改善运动耐力、改善健康状况。②降低未来风险：包括预防疾病进展、治疗和预防急性加重、减少病死率。

2.药物治疗　根据患者病情评估、药物的适应证和禁忌证、药物的可获得性及经济状况选择适宜的治疗药物。优先选用吸入药物，坚持长期规律用药，个体化治疗。常用药物包括支气管扩张药、磷酸二酯酶抑制药、糖皮质激素及其他药物（祛痰药、抗氧化剂等）。

（1）常用药物用法及注意事项

1）β_2受体激动药：短效β_2受体激动药（SABA），代表药物有沙丁胺醇、特布他林，每次100～200μg（每喷100μg），每天剂量不超过8～12喷。长效β_2受体激动药（LABA），代表药物有福莫特罗4.5～9.0μg，每次1吸，每日2次；沙美特罗25μg，每次2吸，每日2次。不良反应：大剂量可引起心悸、手抖、肌颤、低血钾。

2）抗胆碱能药物：短效M受体阻滞药（SAMA），代表药物有异丙托溴铵，每次为20～40μg（每喷20μg），每日3～4次。长效M受体阻滞药（LAMA），代表药物有噻托溴铵粉吸入剂18μg，每次1吸，每日1次；喷雾剂2.5μg，每次2吸，每日1次。不良反应：可引起口干等症状，妊娠早期女性和患有青光眼或前列腺肥大的患者应慎用。

3）吸入糖皮质激素（ICS）：常用药物有布地奈德，低剂量为每天200～400μg，中剂量为每天400～800μg，大剂量每天＞800μg；丙酸氟替卡松，低剂量为每天100～250μg，中剂量为每天250～500μg，大剂量每天＞500μg。规律单独使用ICS不能改变FEV_1的长期下降，也不能改变慢阻肺患者的病死率，故不建议单用。ICS和LABA联合应用较分别单用的效果好，建议有指征的患者采用联合应用。常见不良反应：长期吸入临床推荐剂量范围的ICS是安全的，少数患者可出现口咽局部的不良反应（如咽部不适、声嘶、念珠菌感染等），吸药后需及时用清水含漱口咽部，选用干粉吸入剂或加用储雾器可减少上述不良反应。

4）ICS/LABA：布地奈德/福莫特罗，160/4.5μg，每次2吸，每日2次，或者320/9μg，每次1吸，每日2次；氟替卡松/沙美特罗，250/50μg或500/50μg，每次1吸，每日2次。常见不良反应：同单独大剂量使用ICS或LABA时的不良反应。

5）茶碱：茶碱缓释片，每次0.2～0.4g，每日2次。常见不良反应：有效血药浓度与中毒浓度接近，治疗窗窄，影响茶碱代谢的因素较多，如同时应用西咪替丁、大环内酯类、喹诺酮类等药物可影响茶碱代谢致使其排泄减慢，增加不良反应，如恶心、呕吐、心率增快、心律失常等。

6）抗氧化剂：N- 乙酰半胱氨酸，每次 0.6 g，每日 2 次。常见不良反应：呛咳、支气管痉挛、恶心、呕吐、胃炎等，减量后可缓解。

（2）药物治疗决策：根据患者能否自主吸入、有无足够的吸气流速、能否口手协调，选择正确的吸入装置。雾化吸入给药对于部分年老体弱、吸气流速较低、疾病较重、使用干粉吸入器存在困难的患者可能是更好的选择。每次随访应检查患者吸入技术是否正确。

1）支气管扩张药是慢阻肺治疗的基础药物，针对有呼吸困难和运动受限的患者最初治疗包括短效 β₂ 受体激动药（SABA）或短效 M 受体阻滞药（SAMA）。这些是按需使用，无法提供 LAMA 时可考虑规律使用。

2）根据患者症状、肺功能检查、急性加重风险进行分层。对于轻、中度气流受限（FEV_1 占预计值 % ≥ 50%）者，在吸入技术和依从性良好的情况下，如果短效支气管扩张药未控制症状，可加用 LAMA 或者 LABA，经上述药物治疗后患者仍持续存在症状，建议联合治疗，包括 ICS/LABA、双支气管扩张药（LAMA/LABA）。

3）有严重气流受限（FEV_1 占预计值百分比 < 50%）、症状多、频发急性加重的患者，建议采用联合治疗，包括 ICS/LABA 或 LAMA/LABA。

4）如果慢阻肺合并哮喘（ACO），起始治疗应该为 ICS/LABA。

5）经上述治疗症状缓解不明显、频发急性加重的患者，可以采取 ICS/LABA/LAMA 三联治疗。

6）其他辅助治疗药物有茶碱缓释片、抗氧化治疗等。

3. 非药物治疗

（1）减少危险因素暴露：应督促慢阻肺患者戒烟，减少室外空气污染暴露，改善厨房通风，减少生物燃料接触，使用清洁燃料，减少职业粉尘暴露和化学物质暴露。

（2）疫苗：推荐慢阻肺患者注射流感疫苗，年龄 ≥ 65 岁的患者推荐注射肺炎链球菌疫苗，如 13 价肺炎球菌结合疫苗和 23 价肺炎球菌多糖疫苗。

（3）康复、教育、自我管理：肺康复包括运动训练、教育和自我管理干预。最好持续 6 ～ 8 周，推荐每周进行 2 次指导下的运动训练，包括耐力训练、抗阻 / 力量训练、间歇训练。此外，还包括合理膳食，营养均衡摄入，心态平和。

（4）其他治疗：慢性呼吸衰竭患者需进行长期氧疗（每日吸氧 15 小时以上）。无创通气联合长期氧疗对某些患者，尤其是在日间有明显高碳酸血症的患者有一定益处。外科治疗有肺减容术、肺大疱切除术、肺移植等。

（二）慢阻肺急性加重期的治疗

慢阻肺急性加重的治疗目标：尽量降低本次急性加重的不良影响，预防急性加重的发生。

慢阻肺急性加重早期及病情较轻的患者可在基层医疗卫生机构治疗，但需密切注意病情变化，一旦初始治疗效果不佳，症状加重，需及时转送二级及二级以上医院诊治。诊疗流程如下。

1. 评估症状严重程度，胸部 X 线除外其他疾病。

2. 监测动脉血气、血氧饱和度决定是否需要氧疗。

3. 支气管扩张药治疗：增加短效支气管扩张药的剂量和（或）频率，联合 SABA（沙丁胺醇 2.5

mg 或特布他林 5 mg，每日 3 次雾化吸入）和 SAMA（异丙托溴铵 500μg，每日 3～4 次雾化吸入），或两种短效支气管扩张药的复方制剂（复方异丙托溴铵，每支 2.5 ml，含异丙托溴铵 500μg 和沙丁胺醇 2.5mg，每次 2.5 ml，每日 3～4 次，雾化吸入），使用储雾罐或雾化器雾化吸入治疗。

4. 考虑雾化吸入激素（如吸入用布地奈德混悬液，每次 2 mg，每日 3～4 次，疗程 10～14 天，雾化吸入等）或口服糖皮质激素（如每日口服泼尼松 30～40 mg，持续 5～7 天）治疗。

5. 有细菌感染征象时考虑应用抗生素（口服）。

6. 其他对症支持治疗。

六、转院建议

（一）紧急转诊

当慢阻肺患者出现中 - 重度急性加重，经过紧急处理后症状未缓解，需要住院或行机械通气治疗，应考虑紧急转诊。

（二）普通转诊

1. 因确诊或随访需求或条件所限，需做肺功能等检查。

2. 经过规范化治疗症状控制不理想，仍然频繁急性加重。

3. 为评价慢阻肺合并症、并发症，需要做进一步检查或治疗。

第六节　慢性肺源性心脏病

一、概述

（一）定义

肺源性心脏病（简称肺心病）是由呼吸系统疾病（支气管 - 肺组织、胸廓或肺血管病变）导致右心室结构和（或）功能改变的疾病，其中肺血管阻力增加和肺动脉高压是关键环节。根据起病缓急和病程长短，可分为急性和慢性肺心病两类。急性肺心病见于急性大面积肺栓塞，本节主要论述慢性肺心病。

（二）流行病学

1992 年在北京、湖北、辽宁三地农村调查的 102 230 例居民慢性肺心病患病率为 4.4%，其中 ≥ 15 岁人群的患病率为 6.7%。慢性肺心病患病率存在着地区差异，北方高于南方，农村高于城市，且随年龄增长而增加。吸烟者比不吸烟者患病率明显增高，男女无明显差异。冬春季节和气候突然变化时，容易出现急性发作。

二、病因

（一）支气管、肺疾病

以慢阻肺最为常见，占 80%～90%，其次是支气管哮喘、支气管扩张、肺结核、间质性肺疾病等。

（二）胸廓运动障碍性疾病

比较少见，严重胸廓或脊柱畸形及神经肌肉疾病可引起胸廓活动受限、肺受压、支气管扭曲变形，导致肺功能受损。气道引流不畅，反复肺部感染，并发肺气肿或纤维化。

（三）肺血管疾病

特发性肺动脉高压、慢性血栓栓塞性肺动脉高压、肺小动脉炎引起肺血管阻力增加肺动脉压升高和右心室负荷加重，发展成慢性肺心病。

（四）其他

睡眠呼吸暂停低通气综合征、原发性肺泡通气不足、先天性口咽畸形等均可产生低氧血症，引起肺血管收缩，导致肺动脉高压，最后发展为慢性肺心病。

三、临床表现

（一）症状

1. 肺、心功能代偿期　咳嗽、咳痰、气促，活动后可有心悸、呼吸困难、乏力和劳动耐力下降。少数患者可有胸痛或咯血。

2. 肺、心功能失代偿期　①呼吸衰竭症状：呼吸困难加重，尤以夜间为甚，常伴有头痛、失眠、食欲缺乏，白天嗜睡，甚至出现表情淡漠、神志恍惚、谵妄等肺性脑病的表现。②右心衰竭症状：明显气促，心悸、食欲缺乏、腹胀、恶心等。

（二）体征

1. 肺、心功能代偿期　可有不同程度的发绀，原发肺疾病的体征，如肺气肿征，干、湿啰音，$P_2 > A_2$，三尖瓣区可闻及收缩期杂音，剑突下心脏搏动增强，提示右心室肥厚。部分患者因肺气肿胸膜腔内压升高，阻碍腔静脉回流，可出现颈静脉充盈甚至怒张，或使横膈下降致肝界下移。

2. 肺、心功能失代偿期　呼吸衰竭发绀明显，球结膜充血水肿，严重时可有视网膜血管扩张、视盘水肿等颅内压升高的表现。腱反射减弱或消失，出现病理反射。高碳酸血症可出现周围血管扩张的表现，如皮肤潮红、多汗。

右心衰竭发绀明显，颈静脉怒张，心率加快，可出现心律失常，剑突下可闻及收缩期杂音，甚至舒张期杂音。肝大且有压痛，肝颈静脉回流征阳性，双下肢水肿，重者可有腹腔积液。少数患者可出现肺水肿及全心衰竭的体征。

（三）实验室及器械检查（表 5-11）

表 5-11　慢性肺心病常用实验室及器械检查

项目	内容
基本检查	血常规
	肝肾功能、电解质、血气分析、D- 二聚体
	痰涂片、痰培养
	心电图、心脏超声、胸部 X 线片、肺功能
推荐检查	肌钙蛋白、BNP
	胸部 CT、24 小时动态心电图

（四）并发症

肺性脑病、酸碱失衡及电解质紊乱、心律失常、消化道出血、弥散性血管内凝血、深静脉血栓形成。

四、诊断

1. 既往有慢性支气管炎、慢性阻塞性肺疾病、肺气肿、其他胸肺疾病等病史。

2. 出现乏力、活动后呼吸困难、劳动耐力下降等症状。

3. 查体有肺动脉压增高、右心室增大或右心功能不全的征象（颈静脉怒张、剑突下心脏搏动增强、$P_2 > A_2$、肝大压痛、肝颈静脉回流征阳性、双下肢水肿等）。

4. 心电图、X 线胸片提示有肺心病的征象。

5. 超声心动图有肺动脉增宽和右心增大、肥厚的征象。

符合上述 1～4 条中的任一条加第 5 条，并除外其他疾病所致右心改变（如风湿性心脏病、心肌病、先天性心脏病），可诊断为慢性肺源性心病。

五、治疗

治疗目标：减轻症状，改善患者生活质量和活动耐力，减少急性加重次数，提高患者生存率。

（一）稳定期（肺心功能代偿期）的治疗方案

1. 积极治疗及改善基础支气管、肺疾病，延缓基础疾病进展；对于有明显气流受限患者，吸入性糖皮质激素（ICS）+ 长效 β 受体激动药（LABA）和（或）长效 M 受体阻滞药（LAMA）吸入。

2. $PaO_2 < 60mmHg$ 患者，长期家庭氧疗（每天 > 16 小时）和（或）家庭无创呼吸机治疗。

3. 调节免疫功能，预防感染：每年行流感疫苗接种，反复发生肺炎者，可接种肺炎疫苗。

4. 加强康复锻炼及营养支持。

5. 避免急性加重的诱因：戒烟；改善生活环境，减少环境污染等。

（二）急性加重期（肺心功能失代偿期）的治疗方案

最好能住院治疗。主要治疗原则为控制感染、通畅气道、控制呼吸衰竭和心力衰竭、处理并发症。

1. 控制感染　慢性肺心病急性加重致肺心功能失代偿的常见原因是呼吸系统感染，如存在感染征象，需积极控制感染。

2. 控制呼吸衰竭　给予舒张支气管、祛痰等治疗，可以改善通气功能。进行合理氧疗纠正缺氧。必要时给予无创正压通气或气管插管有创正压通气治疗。

3. 控制心力衰竭　经抗感染及呼吸衰竭治疗后仍然存在严重心力衰竭患者，可适当选用利尿药、正性肌力药及扩血管药物。对于肺血管疾病（如动脉性肺动脉高压、栓塞性肺动脉高压）患者，利尿治疗是改善右心功能的基础治疗方法，需要根据患者的液体出入量情况给予利尿药物。

（1）利尿药：宜选作用温和的药物，联合保钾利尿药，小剂量、短疗程应用。如氢氯噻嗪 25mg，每日 1～3 次，联用螺内酯 20～40mg，每日 1～2 次。应用利尿药期间注意观察尿量及电解质情况。

（2）正性肌力药：不推荐常规应用。其应用指征：感染已控制，呼吸功能已改善，利尿治疗后右心功能仍无改善者；主要表现为右心衰竭而无明显感染的患者；合并室上性快速心律失常，如室上性心动过速、快速心房颤动（心室率＞ 100 次 / 分）者；合并急性左心衰竭的患者。宜选作用快、排泄快的洋地黄类药物，小剂量（常规剂量的 1/2 或 2/3）静脉给药，常用药物有毒毛花苷 K 0.125 ～ 0.25mg，或毛花苷 C 0.2 ～ 0.4mg 加入 10% 葡萄糖液内缓慢静脉注射。

（3）血管扩张药：对于慢性肺脏疾病所致肺动脉高压及肺心病不建议使用前列环素类药物、内皮素受体拮抗药及磷酸二酯酶 -5 抑制药。如果患者心率无明显增快（静息状态下心率＜ 100 次 / 分），可使用米力农静脉滴注。

4. 并发症的治疗

（1）酸碱失衡及电解质紊乱：呼吸性酸中毒以改善通气、纠正缺氧和解除二氧化碳潴留为主。呼吸性酸中毒合并代谢性酸中毒往往需要补碱治疗，当 pH ＜ 7.2 时，可先补充 5% 碳酸氢钠 100ml，然后根据血气分析结果酌情处理。呼吸性酸中毒合并代谢性碱中毒往往伴有低钠、低钾、低氯等电解质紊乱，应根据具体情况做相应补充。低钾、低氯所致代谢性碱中毒多是医源性的，应注意预防。

（2）心律失常：根据心律失常的具体类型选用相应药物。

（3）静脉血栓栓塞症：慢性肺心病患者常存在静脉血栓栓塞症风险，急性加重住院患者，如无禁忌，需常规预防性使用抗凝血药物，如低分子肝素 0.4ml，皮下注射，每日 1 次。

（4）消化道出血：由于感染、呼吸衰竭、心力衰竭致胃肠道淤血，加之应用糖皮质激素等，易并发消化道出血，需预防治疗，一旦发生要积极处理。

六、转院建议

（一）紧急转诊

患者存在以下情况建议紧急转诊至上级医院。

1. 出现意识状态改变，如嗜睡、谵妄或昏迷。

2. 高度怀疑急性肺栓塞导致的急性加重。

3. 难以纠正的呼吸衰竭，如经皮血氧饱和度＜ 90%，或呼吸困难持续不缓解。

4. 心律失常症状持续不缓解，药物治疗无改善。

5. 血流动力学不稳定，如低血压经治疗不改善。

（二）普通转诊

以下情况建议择期转诊至上级医院进一步诊治。

1. 根据患者的病史、体检疑诊肺心病，但无诊断条件。

2. 常规检查无法诊断、无法明确病因的肺心病。

3. 经过常规治疗，呼吸衰竭无法纠正（SpO_2 ＜ 90%）。

4. 心功能改善不明显，心力衰竭症状持续存在，如持续尿少、双下肢水肿等。

第七节　慢性呼吸衰竭

一、概述

（一）定义

慢性呼吸衰竭是指一些慢性疾病，导致呼吸衰竭的损害逐渐加重，出现肺通气和（或）换气功能障碍，导致低氧血症伴（或者不伴）高碳酸血症，但机体通过自身的代偿适应，生理功能障碍和代谢紊乱较轻，仍保持一定的生活活动能力，动脉血气分析 pH 在正常范围。

（二）流行病学

慢性呼吸衰竭是在慢性呼吸系统疾病的基础上，如慢阻肺，病情逐渐进展，呼吸功能损害加重，发展到慢性呼吸衰竭，我国估计仅急性肺损伤和呼吸窘迫综合征的患者每年近 70 万例，慢阻肺年死亡约 128 万例，这些与呼吸衰竭均有直接或间接关系。

二、病因

（一）气道阻塞性病变

气管 - 支气管炎症，痉挛，肿瘤等可引起气道阻塞。如慢阻肺，哮喘发作时可出现气道痉挛，导致肺通气不足或通气与血流比值失调，发生呼吸衰竭。

（二）肺组织病变

各种累及肺泡和间质病变，如肺炎，肺纤维化，肺水肿等，均可使有效弥散面积减少，肺顺应性下降，通气血流比例失调，出现缺氧和（或）二氧化碳潴留。

（三）肺血管疾病

肺栓塞、肺血管炎可引起通气与血流比值失调，或部分静脉血未经氧合直接流入肺静脉，导致呼吸衰竭。

（四）心脏疾病

各种缺血性心脏病、瓣膜病、心肌病等均可导致通气和换气功能障碍，出现呼吸衰竭。

（五）胸廓和胸膜病变

胸部外伤所致的连枷胸、气胸、大量胸腔积液等，均可限制胸廓活动，引起通气不足，出现呼吸衰竭。

（六）神经肌肉疾病

脑血管疾病、脑炎、脊髓损伤、脊髓侧索硬化症、重症肌无力等，可直接或间接抑制呼吸中枢，导致呼吸衰竭。

三、临床表现

（一）症状

1. 呼吸困难　可表现为呼吸频率、节律和幅度的改变，对于慢阻肺所致的呼吸困难，病情较轻时表现为呼吸费力伴呼气延长，严重时为浅快呼吸。若并发二氧化碳潴留，$PaCO_2$ 升高过快，呼吸可转为浅慢呼吸或潮式呼吸。

2. 发绀　发绀是缺氧的典型表现，常在口唇及指甲等处出现，真正由于动脉血氧饱和度下降引起的发绀为中央型发绀，此外，由于严重休克导致末梢循环障碍，四肢湿冷，即使动脉血氧正常，仍可出现发绀，称为外周性发绀。

3. 精神症状　慢性呼吸衰竭伴二氧化碳潴留时，可表现为先兴奋后抑制现象。兴奋主要表现为失眠，烦躁，躁动，昼夜颠倒等，但切忌应用镇静或催眠药物，以免加重二氧化碳潴留，引起肺性脑病。肺性脑病的主要表现为神志淡漠，肌肉震颤或扑翼样震颤，昏睡，甚至昏迷等，查体可见腱反射减弱或消失，锥体束征阳性等。

4. 循环系统　二氧化碳潴留可使外周体表静脉充盈，温暖多汗，血压升高，心排血量增多；大多患者心率加快。因血管扩张可出现搏动性头痛。严重低氧血症和酸中毒可出现心肌损害。

5. 消化和泌尿系统　严重呼吸衰竭对肝肾功能均影响，出现肝酶升高，尿素氮肌酐上升，因胃肠道黏膜屏障功能受损，导致胃肠道黏膜充血水肿、糜烂渗血，发生应激性溃疡，导致消化道出血等。

（二）体征

主要的体征为口唇、甲床发绀，呼吸费力，合并慢阻肺时有桶状胸，肋间隙增宽，胸部叩诊呈过清音，听诊心音剑突下明显等。

（三）实验室检查（表 5-12）

表 5-12　实验室及辅助检查

项目	内容
基本检查	血常规、尿常规、粪常规、电解质、肾功能、肝功能、血糖、血脂
	心电图，肺功能，胸部 X 线
	血气分析
推荐检查	胸部 CT

四、诊断

呼吸衰竭的诊断主要靠动脉血气分析：在海平面，静息状态下，呼吸空气条件下动脉血氧分压 $< 60mmHg$，伴或不伴二氧化碳分压 $> 50mmHg$，可诊断为呼吸衰竭。

Ⅰ型呼吸衰竭：血气分析特点为 $PaO_2 < 60mmHg$，$PaCO_2$ 降低或正常。主要见于肺换气功能障碍，如严重肺部感染性疾病，间质性肺病，急性肺栓塞。

Ⅱ型呼吸衰竭：血气分析特点为 $PaO_2 < 60mmHg$，$PaCO_2 > 50mmHg$。系肺泡通气不足所致。若伴有换气功能障碍，低氧更为明显。但在临床上Ⅱ型呼吸衰竭常见于另一种情况，即吸氧后 $PaO_2 > 60mmHg$，但 $PaCO_2$ 仍高于正常水平。

五、治疗

呼吸衰竭的治疗原则是治疗病因，去除诱因，保持呼吸道通畅，纠正缺氧，解除 CO_2 潴留，治疗与防止缺氧和 CO_2 潴留所引起的各种症状。

（一）氧疗

慢阻肺是导致慢性呼吸衰竭最常见的疾病，慢阻肺患者往往合并有 CO_2 潴留，需注意低浓度吸氧，防止血氧浓度过高，因为慢性高碳酸血症患者呼吸中枢的化学感受器对 CO_2 反应差，呼吸主要靠低氧血症对颈动脉体，主动脉体化学感受器的刺激来维持，若高浓度吸氧，会导致 CO_2 潴留加重，严重者可出现 CO_2 麻醉。慢性呼吸衰竭患者临床上最常用、简便的方法是应用鼻导管，低流量吸氧，氧流量 $1 \sim 3L/min$，其吸氧浓度（%）= 21+4× 氧流量（L/min）。

（二）呼吸道的湿化和雾化治疗

主要有支气管扩张药：β_2 受体激动药，抗胆碱能药物，吸入性激素，最常用的药物有：特布他林 2ml+ 布地奈德 2ml+ 异丙托溴铵 2ml，每日 2 次。

（三）机械通气治疗

对于慢性呼吸衰竭患者正确使用机械通气治疗能有效地纠正缺氧和 CO_2 潴留，为原发病的治疗赢得时间，减少和避免缺氧和 CO_2 潴留对其他脏器造成的损害。根据病情选用无创机械通气，或有创机械通气，对于护理院患者，首先考虑使用无创机械通气。对慢性呼吸衰竭应用机械通气的适应证，以下标准可供临床参考：① $PaCO_2$ 进行性升高，或较缓解期明显升高且绝对值超过 70～80mmHg；②严重的低氧血症，合理氧疗后，$PaO_2 < 40$mmHg；③呼吸频率超过＞35次/分，或出现呼吸抑制；④并发肺性脑病。

（四）抗感染治疗

慢性呼吸衰竭急性加重的诱因往往是感染，因此，积极防治支气管-肺部感染是成功治疗慢性呼吸衰竭的关键，其抗感染治疗的原则和方法为：选择有效的抗菌药物：慢性呼吸衰竭患者特点往往为年老体弱，基础疾病多，免疫力低下，经常使用抗生素治疗的患者。因此对于此类患者，病原菌大多为革兰阴性杆菌、耐甲氧西林金黄色葡萄球菌（MRSA）和厌氧菌，并且细菌的耐药性明显增高。因此，经验性治疗应首先选用呼吸喹诺酮类药物如左氧氟沙星、莫西沙星。因护理院老年高龄患者居多，氨基糖苷类耳肾毒性大，一般不选用，可以选择大环内酯类药物联合下列药物之一。

1. 抗假单胞菌内酰胺类如头孢他啶、头孢哌酮、哌拉西林、替卡西林、美洛西林等。
2. 广谱 β 内酰胺类/β 内酰胺酶抑制药（替卡西林/克拉维酸钾、头孢哌酮/舒巴坦、哌拉西林/三唑巴坦钠）。
3. 碳青霉烯类（如亚胺培南）。
4. 必要时联合万古霉素（针对 MRSA）。估计真菌感染可能性较大时应选用有效的抗真菌药物。有条件者应尽快行痰培养及药物敏感试验，明确致病菌和选用敏感有效的抗生素。慢性呼吸衰竭多有混合感染，常需联合应用抗生素治疗。兼顾革兰阳性、阴性和厌氧菌感染。常用有第二、三代头孢菌素药物与喹诺酮药物联合应用，青霉素过敏者选用氟喹诺酮类或克林霉素联合大环内酯类药物。

（五）酸碱失衡及电解质紊乱的治疗

慢性呼吸衰竭大部分是由于支气管、肺部感染加重而引起气道阻塞加重，使 CO_2 潴留和严重缺氧，随之出现酸碱平衡失调和电解质紊乱。因此，在治疗上首先要积极治疗原发病，保持气道通畅，解除 CO_2 潴留，呼吸性酸中毒及低氧血症随之可纠正。因此原则上不需要补碱性药物。但是当 pH < 7.20 时，可以适当补 5% 碳酸氢钠，一次量为 40～60ml，以后再根据动脉血气分析结果酌情补充。只要将 pH 升至 7.20 以上即可。当呼吸性酸中毒并代谢性酸中毒时，补碱量可适当加大，在 pH < 7.20 时，一次补 5% 碳酸氢钠量可控制在 80～100ml，以后再根据动脉血气分析结果处理。而对于伴有严重低氧血症的呼吸性碱中毒，只要治疗肺部感染，通畅气道，吸氧纠正低氧血症即可。慢性呼吸衰竭患者酸碱平衡失调常同时存在严重的水和电解质紊乱。注意针对不同情况，进行相应的预防与治疗。

（六）呼吸中枢兴奋药的应用适应证

缺氧伴有 CO_2 潴留患者若出现神经精神症状时，即肺性脑病时，可以使用呼吸中枢兴奋药。这不仅可以起到兴奋呼吸中枢的目的，而且可以起到清醒意识、利于祛痰作用。Ⅱ型呼吸衰竭患者当 $PaCO_2 > 75$mmHg 时，即使无意识障碍也可酌情使用呼吸中枢兴奋药。临床上常用 0.9% 氯化钠注射液 42ml+ 尼可刹米 1.875g 静脉泵入，泵速以 2～4ml/h 起。或 0.9% 氯化钠注射液

500ml+ 洛贝林 15mg 静脉滴注。

（七）利尿药的使用

对于慢性肺源性心脏病的患者，根据症状、体征，合理使用利尿药及强心药。

（八）糖皮质激素

对于慢性呼吸衰竭患者临床上可应用糖皮质激素治疗，其目的是减轻气道炎症、通畅气道和提高患者的应激能力，减轻脑水肿。常用 0.9% 氯化钠注射液 100ml+ 甲泼尼龙 40mg 静脉滴注 3 ～ 5 天。

（九）营养支持

慢性呼吸衰竭患者因能量代谢增高，蛋白分解加速，摄入不足，机体处于负代谢。长时间营养不良会降低机体的免疫功能，感染不易控制，呼吸肌疲劳，以致发生呼吸泵功能衰竭。

六、转院建议

对于护理院老年患者，若出现呼吸费力、呼吸节律不规则，监护提示氧饱和度下降，需考虑及时转诊至综合医院专科治疗。

（杨玲美　马　亮　杨永忠）

第 6 章

护理院消化系统常见疾病和处理要点

第一节 慢 性 胃 炎

一、概述

（一）定义

慢性胃炎是由各种病因引起的胃黏膜慢性炎症。

（二）流行病学

幽门螺杆菌（Hp）感染是最常见的病因。我国属幽门螺杆菌高感染率国家，估计感染率为 40%～70%。人是目前唯一被确认的幽门螺杆菌传染源。一般认为人与人之间口 - 口或粪 - 口传播是幽门螺杆菌的主传播途径。经济落后、居住环境差及不良卫生习惯，则幽门螺杆菌感染率高。幽门螺杆菌感染引起胃黏膜炎症，感染后机体一般难以将其清除而变成慢性感染。北欧国家多见自身免疫性胃炎，在我国罕见。

二、病因

（一）幽门螺杆菌感染

幽门螺杆菌具有鞭毛，能在胃内穿过黏液层移向胃黏膜，其所分泌的黏附素能使其贴紧上皮细胞，其释放尿素酶分解尿素产生氨。从而保持细菌周围中性环境，有利于其在胃黏膜表面定植。幽门螺杆菌通过上述产氨作用、分泌空泡毒素等物质而导致细胞损害；促进上皮细胞释放炎症介质；菌体细胞壁 Lewis X、Lewis Y 抗原引起自身免疫反应；多种机制使炎症反应迁延或加重。这些因素的长期存在导致胃黏膜的慢性炎症。

（二）十二指肠 - 胃反流

幽门括约肌功能不全时含胆汁和胰液的十二指肠液反流入胃，可削弱胃黏膜屏障功能。

（三）自身免疫因素

胃体腺壁细胞除分泌盐酸外，还分泌一种黏蛋白，称为内因子。它与食物中的维生素 B_{12}（外因子）结合形成复合物，使之不被酶消化，到达回肠后，维生素 B_{12} 得以吸收。

自身抗体攻击壁细胞，使壁细胞总数减少，导致胃酸分泌减少或丧失；内因子抗体与内因子结合，维生素 B_{12} 吸收不良从而导致恶性贫血。在北欧国家多见。

（四）年龄因素和胃黏膜营养因子缺乏

老年人的胃黏膜常见黏膜小血管扭曲，小动脉壁玻璃样变性，管腔狭窄。这种胃局部血管因素可使黏膜营养不良、分泌功能下降和屏障功能降低，可视为老年人胃黏膜退行性改变。

长期消化吸收不良、食物单一、营养缺乏，均可使胃黏膜修复再生功能降低，炎症慢性化，上皮增殖异常及胃腺萎缩。

三、临床表现

（一）症状

大多数患者无症状。有症状者表现为上腹痛或不适、上腹胀、早饱、嗳气、恶心等消化不良症状。恶性贫血者，可出现明显的厌食、体重减轻、贫血，表现为全身衰弱、乏力，消化道症状较少。

（二）体征

体征不明显，部分患者有上腹部按压不适或压痛。可出现黄、白厚腻舌苔。

（三）并发症

1. 胃出血。
2. 贫血。
3. 胃溃疡。
4. 胃癌前期。

（四）实验室及器械检查（表 6-1）

表 6-1　慢性胃炎常用实验室及器械检查

项目	内容
基本检查	血常规＋血型、尿常规、粪常规＋隐血试验
	血液生化检查（肝肾功能电解质、输血前四项）
	胃镜检查
	心电图
推荐检查	B 超（肝胆脾胰）、胸部 X 线检查
	血清抗壁细胞抗体、内因子抗体及维生素 B_{12} 水平

（五）老年慢性胃炎特点

1. 无特异性临床表现，有症状老年患者较中青年患者多。
2. 症状主要表现为上腹痛、腹胀、早饱感，与消化不良症状谱相似。
3. 心理因素加重患者的临床症状。

四、诊断

确诊必须依靠胃镜检查及胃黏膜活组织病理学检查。幽门螺杆菌检测有助于病因诊断。怀疑自身免疫性胃炎应检测血清抗壁细胞抗体、内因子抗体及维生素 B_{12} 水平。

五、治疗

（一）治疗目的

缓解症状和改善黏膜组织学异常，应尽可能针对病因，遵循个体化原则。

（二）药物治疗

1. 幽门螺杆菌相关胃炎　根据我国情况，推荐铋剂四联方案，10 天或 14 天疗程，见表 6-2。

表 6-2　四联方案中的抗生素组合、剂量和用法

方案	抗生素 1	抗生素 2
1	阿莫西林 1000mg，每日 2 次	克拉霉素 500mg，每日 2 次
2	阿莫西林 1000mg，每日 2 次	左氧氟沙星 500mg，每日 1 次；或 200mg，每日 2 次
3	阿莫西林 1000mg，每日 2 次	呋喃唑酮 100mg，每日 2 次
4	四环素 500mg，每日 3 次或每日 4 次	甲硝唑 400mg，每日 3 次或每日 4 次
5	四环素 500mg，每日 3 次或每日 4 次	呋喃唑酮 100mg，每日 2 次
6	阿莫西林 1000mg，每日 2 次	甲硝唑 400mg，每日 3 次或每日 4 次
7	阿莫西林 1000mg，每日 2 次	四环素 500mg，每日 3 次或每日 4 次

注：标准剂量（质子泵抑制药 + 铋剂）（每日 2 次，餐前半小时口服）+2 种抗生素（餐后口服）。标准剂量质子泵抑制药为艾司奥美拉唑 20mg、雷贝拉唑 10mg（或 20mg）、奥美拉唑 20mg、兰索拉唑 30mg、潘托拉唑 40mg、艾普拉唑 5mg，以上选一；标准剂量铋剂为枸橼酸铋钾 220mg（果胶铋标准剂量待确定）

2. 黏膜保护剂　是老年人慢性胃炎的常用治疗方法，应加强对长期服用 NSAID 或伴有胆汁反流患者的黏膜保护。铝碳酸镁 0.5 ～ 1.0g，每日 3 ～ 4 次（饭后 1 ～ 2 小时，睡前或胃部不适时嚼服）。

3. 抗酸药及抑酸药　适用于上腹痛和上腹烧灼感为主要症状，尤其是伴有胃黏膜糜烂的患者。抗酸药（如铝碳酸镁等）起效迅速，作用相对短；抑酸药（如各种 PPI、H_2 受体拮抗药）作用较强，抑酸作用持久，可根据病情或症状严重程度选择。考虑到药物的代谢途径和药物间相互作用，当患者同时服用氯吡格雷时，推荐选用泮托拉唑或雷贝拉唑。

4. 胃肠动力药物　适用于上腹饱胀、恶心或呕吐等为主要症状的患者。如多潘立酮 10mg，每日 3 次；莫沙必利片 5mg，每日 3 次。多潘立酮是选择性外周多巴胺受体拮抗药，因陆续有报道该药引发严重室性心律失常甚至心脏性猝死，老年患者应慎用，确需应用时，剂量应控制在 30 mg/d 内。

5. 消化酶制剂　与进食相关的上腹饱胀、食欲缺乏等消化功能低下症状的老年患者，推荐患者餐中服用。如：胰酶肠溶胶囊 0.3 ～ 1.0g，每日 3 次；复方消化酶胶囊 1 ～ 2 粒，每日 3 次。

6. 抗抑郁药或抗焦虑药　适用于有消化不良症状且伴明显精神心理因素的慢性胃炎患者。可酌情、合理选用选择性 5-HT 再摄取抑制药或三环类抗抑郁药及其复方制剂（如氟哌噻吨美利曲辛等）。

7. 抗氧化剂　某些具有生物活性功能的维生素、微量元素硒及叶酸。

8. 中药　康复新液 10ml，每日 3 次；胃复春 4 片，每日 3 次等。

9. 自身免疫因素　可考虑糖皮质激素。

10. 胃黏膜营养因子缺乏　补充复合维生素等。

11. 恶性贫血者　需注射维生素 B_{12}。

（三）癌前状态处理

1. 口服选择性 COX-2 抑制药塞来昔布，对胃黏膜重度炎症、肠化、萎缩及异性增生的逆转有一定益处；适当补充复合维生素和含硒食物。

2. 对药物不能逆转的局灶中、重度不典型增生，在没有确定淋巴结转移时，可胃镜下行黏膜下剥离术，定期随访。

3. 对药物不能逆转的灶性重度不典型增生伴淋巴结肿大时，考虑手术治疗。

（四）预防

预防慢性胃炎的发生比治疗更重要。

1. 健康饮食　①进餐时要细嚼慢咽，有助于消化和减少胃部的刺激。②食物多样化，不吃霉变食物，少吃熏制、腌制、富含硝酸盐和亚硝酸盐的食物，多吃新鲜食品。③公碗公筷、分餐制，降低幽门螺杆菌感染风险。

2. 戒烟忌酒　烟草中的有害成分使胃酸分泌增加，刺激胃黏膜，过量吸烟会引起胆汁反流。过量饮酒或长期饮用烈性酒能使胃黏膜充血、水肿、甚至糜烂，慢性胃炎发生率明显增高。

3. 慎用对胃黏膜有损伤的药物　如阿司匹林、布洛芬等药物的长期使用会损伤胃黏膜，从而引起慢性胃炎甚至溃疡。

4. 生活方式要规律　保持良好的心理状态及充分睡眠。精神抑郁或过度紧张和疲劳，容易造成幽门括约肌功能紊乱，胆汁反流而发生慢性胃炎。

六、转院建议

入住护理院的慢性胃炎患者，出现以下情况应转至二级及二级以上医院：①上腹部不适加剧，经短期处理仍无法控制；②怀疑出现消化道出血或其他严重临床情况；③需要行胃镜检查或内镜下治疗；④服用常规药物后出现不能解释或难以处理的不良反应。

第二节　胃食管反流病

一、概述

（一）定义

胃食管反流病（GERD）是指胃十二指肠内容物反流入食管引起反酸、胃灼热感等症状，反流也可引起口腔、咽喉、气道等食管邻近的组织损害，出现食管外表现，如哮喘、慢性咳嗽、特发性肺纤维化、声嘶、咽喉炎和牙蚀症等。根据反流是否导致食管黏膜糜烂、溃疡，分为糜烂性食管炎（EE）和非糜烂性反流病（NERD）。其中 NERD 最常见。

（二）流行病学

胃食管反流病在西方国家十分常见，人群中 7% ～ 15% 有胃食管反流症状，发病率随年龄增长而增加，40 ～ 60 岁为高峰发病年龄，男女发病无差异，但反流性食管炎中，男性多于女性[（2～3）：1]。胃食管反流病在北京、上海两地的患病率为5.77%，反流性食管炎为1.92%，低于西方国家，病情亦较轻。

二、病因

（一）抗反流屏障结构和功能异常

食管裂孔疝、贲门切除术后、腹压增高（如肥胖、妊娠、腹水、呕吐等）及长期胃内压增高（如胃扩张、胃排空延迟等），均可引起食管下括约肌结构受损；某些激素（如缩胆囊素、胰高血糖素、血管活性肠肽等）、食物（如高脂肪、巧克力等）、药物（如钙通道阻滞药、地西泮等）可引起食管下括约肌压力下降。

（二）食管清除反流物功能降低

多见于可引起食管蠕动异常或唾液分泌异常的疾病，如干燥综合征等。

（三）食管黏膜屏障作用减弱

长期吸烟、饮酒及进食刺激性食物等可使食管黏膜不能抵御反流物的损害。

三、临床表现

胃食管反流病的临床表现多样，轻重不一，主要表现如下。

（一）症状

1.食管症状　①典型症状：胃灼热感和反流是本病最常见和典型的症状。②非典型症状：反流物刺激食管引起胸痛，发生在胸骨后。严重时可为剧烈刺痛，可放射到后背、胸部、肩部、颈部、耳后，有时酷似心绞痛，可伴有或不伴有胃灼热感和反流。由GERD引起的胸痛是非心源性胸痛的常见病因之一。吞咽困难见于部分患者，可能是由于食管痉挛或功能紊乱，症状呈间歇性，进食固体或液体食物均可发生。少部分患者吞咽困难是由食管狭窄引起的，此时吞咽困难可呈持续性或进行性加重。有严重食管炎或并发食管溃疡者，可伴吞咽疼痛。

2.食管外症状　由反流物刺激或损伤食管以外的组织或器官引起，如咽喉炎、慢性咳嗽和哮喘。对一些病因不明、久治不愈的上述疾病患者，要注意是否存在GERD，伴有胃灼热感和反流症状有提示作用，但少部分患者以咽喉炎、慢性咳嗽或哮喘为首发或主要表现。严重者可发生吸入性肺炎，甚至出现肺间质纤维化。一些患者诉咽部不适，有异物感、棉团感或堵塞感，但无真正吞咽困难，称为癔球症，目前也认为与GERD相关。

（二）体征

GERD患者缺乏比较特异的体征。

（三）并发症

1.上消化道出血　食管黏膜糜烂及溃疡可以导致呕血和（或）黑粪，伴有不同程度的缺铁性贫血。

2.食管狭窄　食管炎反复发作使纤维组织增生，最终形成瘢痕狭窄。

3.Barrett食管　腺癌的发生率较正常人高10～20倍。

（四）实验室及器械检查（表 6-3）

表 6-3　常用实验室及器械检查

项目	内容
基本检查	血常规 + 血型、尿常规、粪常规 + 隐血试验
	血液生化检查（肝肾功能电解质、输血前四项）
	胃镜检查
	心电图
推荐检查	护理院消化系统常见疾病和处理要点 24 小时食管 pH 监测、食管 X 线钡剂、食管测压
	B 超（肝胆脾胰）、胸部 X 线检查

（五）老年 GERD 患者的特点

1. 反酸、胃灼热感等食管症状不明显。

2. 多以食管外症状就诊。

3. 胃镜下反流性食管炎程度较重，且 24 小时食管 pH 监测所示的食管酸暴露增多，与典型症状不平行。

四、诊断

（一）诊断标准

1. 反复发作的症状。

2. 消化道内镜下发现有反流性食管炎并能排除其他原因引起的食管病变。

3. 内镜检查阴性，但食管 pH 监测证实存在食管过度酸反流。

（二）病情评估

确诊的 GERD 患者，可评估其分型（EE 或 NERD）、分级（轻或重度）、食管并发症（有无、性质和严重程度）、食管外表现（有无与 GERD 症状的相关性）、心理睡眠障碍（有无及其严重程度）等。必要时，需要进行有关的胃食管反流检查，使患者能得到个体化合理治疗。

五、治疗

治疗目标：缓解症状、治愈食管炎、提高生活质量、预防复发和并发症。

（一）生活方式干预

改变生活方式是治疗 GERD 的基础，而且应贯穿于整个治疗过程。

1. 减轻体重：尽量将 BMI 控制在 $< 25 \text{ kg/m}^2$。

2. 改变睡眠习惯：抬高床头 15°～20°，睡前 3 小时不再进食。

3. 戒烟、限制饮酒。

4. 避免降低 LES 压力的食物：浓茶、咖啡、可乐、巧克力等。

5. 避免降低 LES 压力和影响胃排空的药物：硝酸甘油、抗胆碱能药物、茶碱、钙通道阻滞药等。

6. 减少引起腹压增高因素：肥胖、便秘、避免穿紧身衣、长时间弯腰劳作等。

（二）药物治疗

1. 质子泵抑制药（proton pump inhibitor，PPI） 为 GERD 治疗的首选药物，适用于症状重、有严重食管炎的患者。奥美拉唑 20 mg，每日 2 次，其他 PPI 包括艾司奥美拉唑、兰索拉唑、泮托拉唑和雷贝拉唑等。

2. H_2 受体拮抗药（H_2 receptor antagonist，H_2RA） 适合于轻、中症患者。如西咪替丁、雷尼替丁、法莫替丁和罗沙替丁等。患者年龄大、伴肾功能损害和其他疾病时，易产生如腹泻、头痛、嗜睡、疲劳、便秘等不良反应，因此，H_2RA 在老年 GERD 患者需慎用。

3. 促胃动力药 如多潘立酮 10mg，每日 3 次；莫沙必利片 5mg，每日 3 次。多潘立酮为一种作用较强的多巴胺受体拮抗药。促动力药不推荐单独用于 GERD 的治疗，多与抑酸药联合使用。注意不良反应，如腹痛、腹泻、口干等消化系统及心悸、心电图 Q-T 间期延长等心血管系统不良反应，多潘立酮亦可使血催乳素水平升高，引起非哺乳期泌乳等不良反应。

4. 黏膜保护剂 铝碳酸镁 0.5 ～ 1.0g，每日 3 ～ 4 次（饭后 1 ～ 2 小时，睡前或胃部不适时嚼服）。其他如硫糖铝和枸橼酸铋钾等。黏膜保护剂不良反应较少，少数患者可出现便秘、皮疹、消化不良、恶心等不良反应。

5. 抗抑郁或焦虑治疗 三环类抗抑郁药和选择性 5- 羟色胺再摄取抑制药可用于伴有抑郁或焦虑症状的 GERD 患者的治疗。

（三）手术治疗

1.GERD 的内镜治疗。

2. 抗反流手术。

（四）治疗方案

1. 联合用药 GERD 患者如单用抑酸药物效果不理想，可考虑联合使用促动力药。

2. 维持治疗 包括按需治疗和长期治疗。NERD 及轻度食管炎患者可采用按需或者间歇治疗可以很好地控制症状。PPI 为首选药物，抗酸剂也可选用。PPI 停药后症状复发、重度食管炎患者需要长期治疗。维持治疗的剂量应调整至患者无症状之最低剂量为适宜剂量。

3. 难治性 GERD 双倍剂量 PPI 治疗 8 ～ 12 周后胃灼热感或反酸症状无明显改善者，首先需检查患者的依从性，优化 PPI 的使用。无效者在 PPI 停药后采用食管阻抗 pH 监测、内镜检查等进行评估，排除其他食管和胃的疾病。明确存在病理性反流但若药物治疗效果不佳，或患者不能耐受长期服药，可考虑内镜或外科手术治疗。

（五）预防

1. 一级预防 针对一般人群，普及防病知识，宣传健康生活方式，避免烟酒，节制饮食，如过重或肥胖需减轻体重，避免辛辣酸甜等刺激性食物，避免增加腹压的因素。

2. 二级预防 针对高危人群定期社区筛查，对危险人群进行监测，积极控制危险因素。

3. 三级预防 针对患者群，积极进行治疗性生活干预，指导合理用药，控制食管反流症状及预防并发症，改善患者的生命质量，对伴有 Barrett 食管者等并发症者，定期接受内镜检查。

（六）健康教育

应从 GERD 发生的危险因素入手，采取必要的措施进行积极预防和干预。

1. 避免饮食过多、过快、过饱；避免刺激性饮食，如咖啡、浓茶、辛辣食物等；戒烟及禁酒；避免睡前进食、餐后立即卧床等。

2. 肥胖会使腹压增加，诱发胃食管反流，鼓励肥胖患者减轻体重。

3. 治疗便秘、慢性咳嗽等可诱发腹压增加的疾病。

4. 睡觉时抬高床头，床头抬高 $15°\sim 20°$，减少反流的发生。

5. 提高患者用药依从性。

6. 注意心理指导。

六、转院建议

（一）紧急转诊

当患者有明显的报警症状发生时，如进行性吞咽困难、吞咽疼痛、体重减轻、贫血、呕血或黑粪等。

（二）普通转诊

1. 怀疑有并发症（如食管狭窄或 Barrett 食管）的患者。

2. 对经验性治疗反应不佳，如 PPI 治疗 $8\sim 12$ 周后，疗效不明显的难治性 GERD。

3. 需考虑内镜检查来帮助诊断，如肿瘤或感染等。

4. 需行内镜微创治疗或外科手术。

第三节　消化性溃疡

一、概述

（一）定义

消化性溃疡（PU）是指在各种致病因子的作用下，黏膜发生炎性反应与坏死、脱落、形成溃疡，溃疡的黏膜坏死缺损穿透黏膜肌层，严重者可达固有肌层或更深。病变可发生于食管、胃或十二指肠，也可发生于胃 - 空肠吻合口附近或含有胃黏膜的 Meckel 憩室内，其中以胃、十二指肠最常见。

（二）流行病学

消化性溃疡是一种全球性的常见病，一般认为人群中约有 10% 在其一生中患过消化性溃疡。在不同国家和地区，其发病率有较大差异。欧美文献报道患病率为 $6\%\sim 15\%$。消化性溃疡在我国人群中的发病率尚无确切的流行病学调查资料。本病可出现在任何年龄段，以 $20\sim 50$ 岁居多，男性多于女性 [（$2\sim 5$）∶1]，临床上十二指肠溃疡（DU）多于胃溃疡（GU），两者之比约为 3∶1。消化性溃疡的自然复发率较高，1 年的自然复发率为 $60\%\sim 80\%$，幽门螺杆菌 Hp 成功根治后，复发率可降为 $3\%\sim 7\%$，若根治失败，则溃疡的复发率可达到 $60\%\sim 95\%$。发病常有一定的季节性，秋冬、冬春之交发病。

二、病因

1. 幽门螺杆菌感染　幽门螺杆菌感染是消化性溃疡的主要病因。十二指肠溃疡患者的幽门螺杆菌感染率高达 90% ～ 100%，胃溃疡为 80% ～ 90%。

2. 药物　长期服用非甾体抗炎药（NSAID）、糖皮质激素、氯吡格雷、化疗药物、双膦酸盐、西罗莫司等药物的患者可出现溃疡。

3. 胃酸　胃酸对消化道黏膜的损伤一般只在正常防御和修复功能受到破坏时才发生。

4. 胃排空障碍

5. 吸烟、饮食因素、心理

三、临床表现

（一）症状

上腹痛为主要症状，性质多为灼痛，亦可为钝痛、胀痛、剧痛或饥饿样不适感。多位于中上腹，可偏右或偏左。一般为轻至中度持续性痛。上腹痛呈周期、节律发作。胃溃疡的腹痛多发生于餐后 0.5 ～ 1.0 小时，而十二指肠溃疡的腹痛则常发生于空腹时。腹痛多在进食或服用抗酸药后缓解。由于抗酸药和抑酸药等的广泛使用，症状不典型患者增多。由于 NSAID 和阿司匹林有较强的镇痛作用，临床 NSAID 所致的溃疡以无症状者居多，部分患者首发症状为上消化道出血，或表现恶心、厌食、腹胀、食欲缺乏等非特异性症状。

（二）体征

发作时剑突下可有局限性压痛，缓解期无明显体征。

（三）并发症

1. 出血　消化性溃疡是上消化道大出血最常见的病因（约占所有病因的 50%），十二指肠球部溃疡较胃溃疡易发生。

2. 穿孔　溃疡穿透胃、十二指肠壁有 3 种后果：①破入腹腔引起弥漫性腹膜炎；②穿孔受阻于相邻实质性器官，如肝、脾、胰等；③穿入空腔器官形成瘘管。

3. 幽门梗阻　主要是由十二指肠溃疡或幽门管溃疡引起。表现为：餐后上腹饱胀、上腹疼痛加重，伴恶心、呕吐，大量呕吐后症状可改善，呕吐物含发酵酸性宿食。严重呕吐可致失水和低氯低钾性碱中毒。可发生营养不良和体重减轻。体检可见胃型和胃蠕动波，清晨空腹时检查胃内有振水声。

4. 癌变　少数胃溃疡可发生癌变，十二指肠溃疡一般不发生癌变。

（四）实验室及器械检查（表 6-4）

表 6-4　消化性溃疡常用实验室及器械检查

项目	内容
基本检查	血常规＋血型、粪常规＋隐血、尿常规
	血液生化检查（肝肾功能电解质、输血前四项、CEA）
	胃镜检查及黏膜活检
	心电图
推荐检查	X 线钡剂、幽门螺杆菌检测（^{13}C 或 ^{14}C 呼气试验）
	B 超（肝胆脾胰）、胸部 X 线检查

（五）老年消化性溃疡的特点

1. 以初发、急性溃疡多见，相当一部分患者与服药有关。
2. 胃溃疡多于十二指肠溃疡。
3. 巨大溃疡较多。
4. 常无典型的临床表现。

四、诊断

1. 慢性病程、发作呈周期性、节律性上腹疼痛，进食或抗酸药能缓解上腹痛是诊断消化性溃疡的重要病史。
2. 确诊依靠胃镜检查。
3. X 线钡剂检查发现龛影亦有确诊价值。
4. 注意是否有功能性消化不良、慢性胃炎、慢性肝胆胰疾病等与消化性溃疡曾经共存。
5. 消化性溃疡还须与胃癌、结核病、淋巴瘤、克罗恩病、巨细胞病毒感染等继发的上消化性溃疡相鉴别。

五、治疗

（一）治疗目的

目标：消除病因、控制症状、愈合溃疡、防止复发和避免并发症。

（二）非药物治疗

注意休息，避免剧烈运动及刺激性饮食，建议戒烟、戒酒。

（三）药物治疗

1. 抑制胃酸分泌

（1）H_2 受体拮抗药（H_2RA）：如法莫替丁 20mg，每日 2 次或雷尼替丁 0.15g，每日 2 次。患者年龄大、伴肾功能损害和其他疾病时，容易产生如腹泻、头痛、嗜睡、疲劳、便秘等不良反应，因此，H_2RA 在老年患者需慎用。

（2）质子泵抑制药（PPI）：抑酸作用强，可使胃内达到无酸水平。如奥美拉唑、艾司奥美拉唑、兰索拉唑、泮托拉唑和雷贝拉唑等。

2. 根除幽门螺杆菌　参照表 6-2。

3. 胃黏膜保护剂　联合应用胃黏膜保护剂可提高消化性溃疡的愈合质量，有助于减少溃疡复发。

（1）铋剂：分子量较大，在酸性溶液中呈胶体状，覆于溃疡表面，阻断胃酸、胃蛋白酶对黏膜的自身消化。铋剂还可通过包裹幽门螺杆菌，干扰其代谢，起到杀菌作用。

（2）弱碱性抗酸剂：常见铝碳酸镁、硫糖铝、氢氧化铝凝胶等，可中和胃酸，短暂缓解疼痛。

4. 中医药治疗　以健脾理气、和胃止痛为主要原则。

（四）治疗方案及疗程

1. 抑酸治疗是缓解消化性溃疡症状、愈合溃疡的最主要措施。首选 PPI。通常采用标准剂量 PPI，每日 1 次，早餐前半小时服药。疗程：十二指肠溃疡为 4～6 周，胃溃疡为 6～8 周。

2. H$_2$受体拮抗药的抑酸效果弱于PPI，常规采用标准剂量，每日2次，十二指肠溃疡的疗程需要8周，胃溃疡疗程应更长。

3. 推荐PPI用于治疗胃泌素瘤或G细胞增生等致促胃液素分泌增多而引起的消化性溃疡。对于胃泌素瘤的治疗，通常应用双倍标准剂量的PPI，每日2次。若BAO＞10mmol/h，需增加剂量，以达到理想的抑酸效果。对于胃泌素瘤根治性手术的患者，因术前长期处于高促胃液素血症状态，故术后仍需继续抑酸治疗，维持一段时期。

4. NSAID导致的溃疡的防治在病情允许的情况下，首先停用NSAID。药物首选PPI。PPI能高效抑制胃酸分泌，显著改善患者的胃肠道症状，预防消化出血并能促进溃疡愈合。

5. 溃疡出血患者，应尽可能在24小时内做急诊胃镜检查，有循环衰竭征象者应先迅速纠正循环衰竭后，再行胃镜检查。建议早期行幽门螺杆菌检查，根除治疗应在出血停止后尽早开始。对于急性期检测幽门螺杆菌阴性的溃疡出血患者，建议出血停止4周后重复行幽门螺杆菌检测。

6. 接受低剂量阿司匹林治疗用于心血管二级预防的患者，在发生消化性溃疡出血时，欧洲胃肠内镜协会推荐对胃镜评估为再次出血风险低的患者行胃镜检查后，可即刻恢复阿司匹林治疗；而对于胃镜评估为高风险溃疡的患者，在充分止血3天后，亦可恢复阿司匹林治疗。我国的专家共识（2012年更新版）中提出，发生消化道损伤后是否停用抗血小板药物，需平衡患者血栓和出血的风险，出血控制稳定后尽早恢复抗小板治疗，但尚未给出恢复治疗的具体时间，应根据患者的情况进行具体分析。

（五）维持治疗

消化性溃疡愈合后，绝大多数患者可停药。对非幽门螺杆菌感染、幽门螺杆菌根除失败及其他不明原因的复发性消化溃疡的预防，建议使用PPI或H$_2$受体拮抗药维持治疗。

（六）手术治疗

大多数消化性溃疡无须手术治疗。但在下列情况下，可考虑手术：①大量出血，经药物、胃镜及血管介入治疗无效；②急性穿孔、慢性穿透溃疡；③瘢痕性幽门梗阻；④胃溃疡疑癌变。

六、转院建议

入住护理院的消化性溃疡患者，出现以下情况应转至二级及二级以上医院：①消化道出血，出现循环衰竭征象或药物治疗无效；②怀疑出现急性穿孔、慢性穿透溃疡情况；③怀疑瘢痕所致幽门梗阻；④既往有胃溃疡，近期疼痛节律发生改变，伴消瘦、贫血、呕血或黑粪等情况，怀疑癌变者；⑤治疗过程中，疗效不佳或出现严重的药物不良反应；⑥缺乏治疗的药物、经验或治疗失败。

第四节　上消化道出血

一、概述

（一）定义

上消化道出血是指屈氏韧带以上的消化道出血，包括食管、胃、十二指肠、胰胆管、胃空肠吻合术后的空肠病变等疾病引起的出血。根据出血病因可分为非静脉曲张性出血和静脉曲张性出血两大类。大量出血时常伴有血容量减少，引起急性周围循环衰竭，是消化系统最常见的急症之一。

（二）流行病学

80% ～ 90% 上消化道出血是非静脉曲张性出血。成人年发病率为（100 ～ 180）/10 万。发病年龄呈上升趋势，病死率无明显下降。

二、病因

消化性溃疡、食管胃底曲张静脉破裂、急性胃黏膜病变和胃癌是最常见的病因。近年来，药物也逐渐成为上消化道出血的主要病因之一，主要包括阿司匹林等非甾体抗炎药、氯吡格雷等抗血小板类药物、抗生素、抗肿瘤类药物、皮质类固醇等激素类药物。

其他病因有：①食管疾病，如食管贲门黏膜撕裂伤（Mallory- Weiss tear）、食管癌、食管伤（器械检查、异物或放射性损伤、强酸强碱等化学剂损伤）、食管憩室炎、食管炎、主动脉瘤破入食管等；②胃十二指肠疾病，如息肉、恒径动脉破裂（Dieulafoy 病变）、胃间质瘤、门静脉高压性胃病、血管瘤、异物或放射性损伤、吻合口溃疡、十二指肠憩室、促胃液瘤等；③胆道出血，如胆管或胆囊结石、胆道蛔虫病、胆囊或胆管癌、胆道术后损伤、肝癌、肝脓肿破入胆道；④胰腺疾病累及十二指肠，如胰腺癌或急性胰腺炎并发脓肿溃破。

三、临床表现

主要取决于出血量、出血速度、出血部位及性质。

（一）症状

1. 呕血：是上消化道出血的特征性表现。呕血呈现红色或血块提示出血量大且速度快；呕血呈棕褐色咖啡样，则表明血液在胃内停留时间长，经胃酸作用形成正铁血红素所致。

2. 黑粪：出血部位在幽门以上者常有呕血和黑粪，在幽门以下者可仅表现为黑粪。血量不大，在肠内停留时间较长，表现为黑粪，呈柏油样黑粪，黏稠而发亮，是因血红蛋白中铁与肠内硫化物作用形成硫化铁所致。出血量较大时，粪便可呈暗红色甚至鲜红色。

3. 失血性周围循环衰竭症状：出血量＜ 400ml 可无症状；＞ 400ml 时可出现头晕、心悸、出汗、乏力、口干等症状；＞ 700ml 时上述症状显著，并出现皮肤苍白、肢体发冷、晕厥、血压下降等；＞ 1000ml 时可产生休克。

4. 发热：部分患者在 24 小时内出现发热，多在 38.5℃ 以下，持续 3 ～ 5 天后降至正常。

5. 氮质血症。

（二）体征

贫血貌、皮肤苍白、上腹部压痛不适、心动过速、低血压、休克等。如消化性溃疡常有慢性反复发作性上腹痛，应激性溃疡患者多有明确的应激源，恶性肿瘤患者多有乏力、食欲缺乏、消瘦等表现，有黄疸、右上腹绞痛症状应考虑胆道出血。

（三）实验室及器械检查表（6-5）

表 6-5　常用实验室及器械检查

项目	内容
基本检查	血常规＋血型、尿常规、粪便常规＋隐血
	肝功能、电解质、肾功能、凝血象、输血前四项（乙肝、丙肝、艾滋病、梅毒）、呕吐物隐血
	内镜、心电图
推荐检查	胸部 X 线片、腹部 CT
	肿瘤指标（甲胎蛋白，癌胚抗原，糖类抗原）

四、诊断

结合呕血、黑粪、失血性周围循环衰竭等症状，血常规等检查结果可诊断。明确病因的主要手段是内镜检查。

五、治疗

（一）一般治疗

1. 绝对卧床，禁食，意识障碍者将头偏向一侧，意识清楚、能够配合者可留置胃管并冲洗，迅速建立两条及 2 条以上静脉通路，并选择较粗静脉以备输血，最好能留置中心静脉导管。

2. 记录呕血、黑粪和便血的频率、颜色、性状、次数和总量，定期复查红细胞计数、血红蛋白、血细胞比容与尿素氮等。

3. 监测患者意识状态、心率、脉搏、血压、呼吸、肢体温度、皮肤和甲床色泽、周围静脉特别是颈静脉充盈情况、尿量等。

4. 立即查血型和配血。

5. 停用可诱发或加重出血的药物。

（二）血容量的补充

常用液体有生理盐水、平衡液、血液制品或其他血浆代用品。根据失血的多少在短时间内输入足量液体，以纠正循环血量的不足。对高龄、伴心肺肾疾病的患者，应防止输液量过多过快，以免引起急性肺水肿。对于急性大量出血者，应尽可能监测中心静脉压以指导液体的输入量。对于血流动力学不稳的患者，液体复苏要优先于内镜止血治疗。

下列情况时可输血，紧急时输液、输血同时进行：①Hb ＜ 70g/L，血细胞比容＜ 25%；②收缩压＜ 90mmHg，或较基础收缩压下降＞ 30mmHg；③心率＞ 120 次 / 分。

下述征象对血容量补充有很好的指导作用：①四肢末端由湿冷、发泔转为温暖、红润，肛温与皮肤温差减少（＜ 1℃）；②脉搏由快弱转为正常有力，收缩压接近正常，脉压＞ 30mmHg；③意识恢复；④尿量＞ 0.5ml/（kg·h）；⑤中心静脉压改善。

（三）止血措施

1. 血管活性药物

（1）适应证：静脉曲张性上消化道出血。

（2）药物及用法：①生长抑素。首剂量为 250μg 快速静脉滴注或缓慢推注，继之以 250μg/h 持续静脉泵入，疗程 5 天。②奥曲肽。首剂 100μg 静脉缓注，继之以 25μg/h 持续静脉泵入。③垂体后叶素。0.2 ～ 0.4U/min 持续静脉泵入，最高可加至 0.8U/min。④去甲肾上腺素。对消化性溃疡和糜烂性胃炎出血，可用去甲肾上腺素 8mg 加入冰盐水 100ml，口服或做鼻胃管灌注。

（3）注意事项：生长抑素半衰期极短，滴注过程中不能中断，若中断超过 5 分钟，应重新注射首剂。垂体后叶素可导致腹痛、血压升高、心律失常、心绞痛等副作用，甚至心肌梗死，老年患者可同时使用硝酸甘油以减少该药的不良反应。

2. 抑酸药物

（1）适应证：非静脉曲张性上消化道出血。

（2）药物及用法：①艾司奥美拉唑 40mg，静脉滴注，每日 2 次。如出血量大，首剂可给予 80mg，以后 8mg/h 维持，持续 72 小时；②西咪替丁 400mg 静脉滴注，每日 3 ～ 4 次；③雷尼替丁 400mg，静脉滴注，每日 3 ～ 4 次。上述药物用 3 ～ 5 日，血止住后改为口服。

3. 内镜下止血治疗：应在出血后 24 小时内尽快进行，并备好止血药物和器械。有循环衰竭征象者（如心率＞ 120 次 / 分，收缩压＜ 90mmHg 或在未使用药物降压的情况下收缩压较平时水平下降＞ 30mmHg，血红蛋白＜ 50g/L），应先迅速纠正循环衰竭后再行内镜检查。

4. 三腔二囊管压迫止血：限于静脉曲张性出血。

5. 介入治疗。

6. 手术治疗：老年人不易止血又易复发，宜及早手术。

（四）病因治疗

积极寻找确切病因并对症治疗。

六、转院建议

1. 经常规治疗后，病情无缓解或进行性加重的患者。

2. 出现以下情况应转至二级及二级以上医院。

（1）需要做内镜明确出血原因的患者。

（2）需要内镜下止血或介入、手术处理的患者。

（3）出现心率＞ 100 次 / 分，收缩压＜ 90mmHg（或在未使用药物降压的情况下收缩压较平时水平下降＞ 30mmHg），四肢末梢发冷，晕厥，休克等表现的患者。

第五节　药物性肝病

一、概述

（一）定义

药物性肝病（DILI）是指由各种处方或非处方的化学药物、生物制剂、传统中药、保健品、天然药、膳食补充剂及其代谢产物或辅料等诱发的肝损伤。我国在 2014 年发布了中国 HepaTox 网站（http ://www.hepatox.org），记录了近 400 余种常见药物的肝损伤信息。

（二）流行病学

我国报道的 DILI 主要来自相关医疗机构的住院或门诊患者。我国人口基数庞大，药物品种繁多，人群不规范用药较为普遍，因此，DILI 发病率有逐年升高的趋势。各地药物种类、用药习惯存在差异，以及不同地区、不同种族及不同人群药物代谢酶的基因多态性等，使得 DILI 的种类和发病率也可能存在地区差异。

（三）临床分型

1. 固有型和特异质型。

2. 急性 DILI 和慢性 DILI：是基于病程的分型。①急性 DILI：是指病程＜ 3 个月，急性 DILI 占绝大多数，其中 6% ～ 20% 可发展为慢性。②慢性 DILI：是指 DILI 发生 6 个月后，血清 ALT、AST、ALP 及 TBIL 仍持续异常，或存在门静脉高压或慢性肝损伤的影像学和组织学证据。

3. 肝细胞损伤型、胆汁淤积型、混合型和肝血管损伤型：是基于受损靶细胞类型的分类。①肝细胞损伤型：ALT ≥ 3 倍正常上限值，且 R ≥ 5。②胆汁淤积型：ALP ≥ 2 倍正常上限值，且 R ≤ 2。③混合型：ALT ≥ 3 倍正常上限值，ALP ≥ 2 倍正常上限值，且 2 ＜ R ＜ 5。

若 ALT 和 ALP 达不到上述标准，则称为"肝脏生化学检查异常"。R ＝（ALT 实测值 / ALT 正常上限值）/（ALP 实测值 /ALP 正常上限值）。在病程中的不同时期计算 R 值，有助于更准确地判断 DILI 的临床类型及其变化。

二、病因

常见的有非甾体抗炎药、抗感染药物（含抗结核药物）、抗肿瘤药物、心血管系统用药、代谢性疾病用药、中枢神经系统用药、激素类药物、生物制剂等。主要是药物的直接肝毒性和特异质性肝毒性作用引起。

三、临床表现

（一）症状

急性 DILI 临床表现无特异性，潜伏期差异很大，短则 1 至数日，长达数月。多数患者可无明显症状，部分患者可有乏力、食欲缺乏、厌油、肝区胀痛及上腹部不适等消化道症状。淤胆者可有全身皮肤黄染、大便颜色变浅和皮肤瘙痒等。少数患者可有发热、皮疹、甚至关节酸痛等过敏表现，还可能伴有其他肝外器官损伤的表现。病情严重者可出现肝性脑病、皮肤、黏膜、内脏广泛出血、脑水肿、肝进行性缩小、肝肾综合征等急性肝衰竭或亚急性肝衰竭表现。

慢性 DILI 临床上可表现慢性肝炎、肝纤维化、代偿性和失代偿性肝硬化、自身免疫性肝炎样 DILI、慢性肝内胆汁淤积和胆管消失综合征等。

（二）体征

可有面色黑黄、晦暗无光、皮肤巩膜黄染、肝掌、蜘蛛痣、腹壁静脉显露、肝脾大、移动性浊音阳性、肢体水肿等。

（三）实验室及器械检查（表 6-6）

表 6-6　药物性肝病常用实验室及器械检查

项目	内容
基本检查	血常规、尿常规、粪常规 + 隐血
	血清 ALT、ALP、GGT 和 TBIL，人血白蛋白，电解质，肾功能，血脂，凝血功能，肝炎病毒学指标，自免肝抗原谱，血浆铜蓝蛋白，α_1 抗胰蛋白酶
	腹部超声、腹水探查
推荐检查	腹部 CT 或 MRI
	逆行胰胆管造影
	吡咯 - 蛋白加合物、对乙酰氨基酚有毒代谢产物 N- 乙酰基 - 对 - 苯醌亚胺、对乙酰氨基酚 - 蛋白加合物
	肝组织病理检查

四、诊断

目前，DILI 的诊断仍属排除性诊断。首先要确认存在肝损伤，然后排除其他肝病（如各型病毒性肝炎，特别是散发性戊型肝炎、非酒精性脂肪性肝病、酒精性肝病、自身免疫性肝炎、原发性胆汁性胆管炎、肝豆状核变性、α_1 抗胰蛋白酶缺乏症、血色病等），再通过因果关系评估来确定肝损伤与可疑药物的相关程度。

检测血清 ALT、ALP 及 TBIL 升高和（或）腹水、静脉曲张等门静脉高压表现，进一步详细采集患者性别、年龄、用药史、既往史、饮酒史、疫区旅居史、症状、体征、实验室检查、B 超、CT、MRI 等结果。

RUCAM 量表评分判断药物与肝损伤的因果相关，共分为 5 级。极可能：＞ 8 分；很可能：6 ~ 8 分；可能：3 ~ 5 分；不太可能：1 ~ 2 分；可排除：≤ 0 分，见表 6-7。

表 6-7　RUCAM 因果关系评估量

指标	评分
1. 药物治疗与发生肝损伤的时间关系	
（1）初始治疗 5 ~ 90 天，后续治疗 1 ~ 15 天	+2
（2）初始治疗＜ 5 天或＞ 90 天，后续治疗＞ 15 天	+1
（3）停药时间≤ 15 天	+1
2. 撤药反应	
（1）停药后 8 天内，ALT 从峰值下降≥ 50%	+3
（2）停药后 30 天内，ALT 从峰值下降≥ 50%	+2
（3）停药后 30 天后，ALT 从峰值下降≥ 50%	0
（4）停药后 30 天后，ALT 从峰值下降＜ 50%	-2
3. 危险因素	
（1）饮酒或妊娠	+1

指标	评分
（2）无饮酒或妊娠	0
（3）年龄≥55 岁	+1
（4）年龄＜55 岁	0
4. 伴随用药	
（1）伴随用药肝毒性不明，但发病时间符合	-1
（2）已知伴随用药的肝毒性且与发病时间符合	-2
（3）有伴随用药导致肝损伤的证据（如再用药反应）	-3
5. 除外其他非药物性因素	
6. 主要因素：甲型、乙型或丙型病毒性肝炎；胆道阻塞；酒精性肝病；近期有血压急剧下降史 其他因素：本身疾病并发症；巨细胞病毒、EB 病毒或 Herpes 病毒感染	
（1）除外以上所有因素	+2
（2）除外 6 个主要因素	+1
（3）除外 4 ～ 5 个主要因素	0
（4）除外主要因素＜4 个	-2
（5）高度可能为非药物因素	-3
7. 药物肝毒性的已知情况	
（1）在说明书中已注明	+2
（2）曾有报道但未在说明书中注明	+1
（3）无相关报道	0
8. 再用药反应	
（1）阳性（再用药后 ALT 升高＞2 倍正常值上限）	+2
（2）可疑阳性（再用药后 ALT 升高＞2 倍正常值上限，但同时合并使用其他药物）	+1
（3）阴性（再用药后 ALT 升高＜2 倍正常值上限）	-2

DILI 严重程度分级：分为 0 ～ 5 级。

1. 0 级（无肝损伤）患者对暴露药物可耐受，无肝毒性反应。

2. 1 级（轻度肝损伤）血清 ALT 和（或）ALP 呈可恢复性升高，TBIL ＜ 2.5 倍正常上限值（2.5mg/dl 或 42.75μmol/L），且 INR ＜ 1.5。多数患者可适应。可有或无乏力、虚弱、恶心、厌食、右上腹痛、黄疸、瘙痒、皮疹或体质量减轻等症状。

3. 2 级（中度肝损伤）血清 ALT 和（或）ALP 升高，TBIL ≥ 2.5 倍正常上限值，或虽无 TBIL 升高但 INR ≥ 1.5。上述症状可有加重。

4. 3 级（重度肝损伤）血清 ALT 和（或）ALP 升高，TBIL ≥ 5 倍正常上限值（5mg/dl 或 85.5μmol/L），伴或不伴 INR ≥ 1.5。患者症状进一步加重，需要住院治疗，或住院时间延长。

5. 4 级（急性肝衰竭）：血清 ALT 和（或）ALP 升高，TBIL ≥ 10 倍正常上限值（10mg/dl 或 171 μmol/L）或每天上升≥ 1.0mg/dl（17.1 μmol/L），INR ≥ 2.0 或凝血酶原活动度＜ 40%，

可同时出现腹水或肝性脑病；或与 DILI 相关的其他器官功能衰竭。

6.5 级（致命）因 DILI 死亡，或需接受肝移植才能存活。

（二）规范诊断格式

完整的 DILI 诊断应包括诊断命名、临床类型、病程、RUCAM 评分结果、严重程度分级。诊断举例：药物性肝损伤，肝细胞损伤型，急性，RUCAM 9 分（极可能），严重程度 3 级。药物性肝损伤，胆汁淤积型，慢性，RUCAM 7 分（很可能），严重程度 2 级。

五、治疗

（一）基本治疗原则

及时停用可疑药物，并尽量避免再次使用可疑或同类药物；应充分权衡停药引起原发病进展和继续用药导致肝损伤加重的风险；根据 DILI 的临床类型选用适当的药物治疗；急性肝衰竭 / 亚急性肝衰竭等重症患者必要时可考虑紧急肝移植。

（二）治疗方案

1. 停药 及时停用可疑的肝损伤药物是最为重要的治疗措施。FDA 药物临床试验中的停药标准可供参考（出现下列情况之一）：①血清 ALT 或 AST ＞ 8 倍正常上限值；② ALT 或 AST ＞ 5 倍正常上限值，持续 2 周；③ ALT 或 AST ＞ 3 倍正常上限值，且 TBIL ＞ 2 倍正常上限值或 INR ＞ 1.5；④ ALT 或 AST ＞ 3 倍正常上限值，伴疲劳及消化道症状等逐渐加重，和（或）嗜酸性粒细胞增多（＞ 5%）。

2. 药物治疗

（1）N- 乙酰半胱氨酸：①适应证。重型患者可选用，临床越早应用效果越好。②用法。成人一般用法：50 ～ 150mg/（kg·d），总疗程不低于 3 天。③注意事项。不建议用于儿童非对乙酰氨基酚所致药物性急性肝衰竭的治疗，尤其是 0 ～ 2 岁的患儿。

（2）异甘草酸镁注射液：①适应证。可用于治疗 ALT 明显升高的急性肝细胞型或混合型 DILI。②用法。一次 0.2g，用 10% 葡萄糖注射液或 5% 葡萄糖注射液或 0.9% 氯化钠注射液 250ml 或 100ml 稀释，静脉滴注，每日 1 次，2 周为 1 个疗程。③注意事项。治疗过程中，定期测血压，血清钾、钠浓度。

（3）轻 - 中度肝细胞损伤型和混合型 DILI，炎症较重者可试用双环醇（25mg，每日 3 次）和甘草酸制剂（甘草酸二铵肠溶胶囊 150mg，每日 3 次，复方甘草酸苷 2 片，每日 3 次等）；炎症较轻者，可试用水飞蓟素（70mg，每日 3 次）；胆汁淤积型 DILI 可选用熊去氧胆酸（250mg，每日 2 次）。上述均有待高级别的循证医学证据支持。不推荐 2 种以上保肝抗炎药物联合应用，也不推荐预防性用药。

3. 肝移植 对出现肝性脑病、严重凝血功能障碍的急性肝衰竭 / 亚急性肝衰竭，以及失代偿性肝硬化，可考虑肝移植。

六、转院建议

入住护理院的 DILI 患者，出现以下情况应转至二级及二级以上医院：①经停药、药物治疗后效果不佳；②严重程度 3 级及 3 级以上；③出现肝性脑病、肝衰竭等情况。

（谭　政　毛凌云）

第 7 章

护理院内分泌与代谢系统
常见疾病和处理要点

第一节 糖 尿 病

一、概述

（一）定义

糖尿病（DM）是一组以血糖水平增高为特征的代谢性疾病，由胰岛素分泌缺陷和（或）作用障碍引起的。

长期高血糖可导致肾、眼、心脏、神经、血管等组织器官的慢性病变、功能减退甚至衰竭，病情严重或应激时可发生糖尿病酮症酸中毒、高血糖高渗状态等急性严重代谢紊乱。

（二）流行病学

1. 以 2 型糖尿病为主。约占 90% 以上。

2. 糖尿病患病人数逐渐增加。2013 年全国调查显示，成人糖尿病患病率达 10.4%，其中男性高于女性。

3. 经济发达地区的糖尿病患病率高于不发达地区，城市高于农村。

4. 肥胖和超重者糖尿病患病率明显增加。肥胖者糖尿病患病率升高了 2 倍。

5. 未诊断糖尿病比例较高。新诊断的糖尿病患者约占糖尿病患者数的 60%，仍有 63% 的糖尿病患者未被发现。

二、病因

糖尿病的病因极为复杂，遗传因素及环境因素等共同作用，参与其发病。

（一）遗传因素

糖尿病常有家族史。同卵双生子的 2 型糖尿病同时患病率接近 100%。

（二）环境因素

1. 老龄化　我国 60 岁以上老年人的比例逐年增高，老年人群糖尿病患病率高于年轻人，达 20% 以上。

2. 城市化　随着经济的发展，城市化进程的加快，体力活动减少，营养过剩，生活方式西方化，生活节奏加快，以及长期处于应激环境，这些都与糖尿病的发生密切相关。

3. 体重超重或肥胖　《中国居民营养与慢性病状况报告（2015 年）》显示，我国 18 岁及 18 岁以上的成人超重率达 30.1%，肥胖率为 11.9%。

（三）胰岛细胞功能异常、胰岛素抵抗、肠促胰岛素分泌缺陷

胰岛 B 细胞功能缺陷，导致胰岛素缺乏或分泌模式异常，胰岛 A 细胞功能异常致胰高血糖素分泌增多。胰岛素抵抗致靶器官对胰岛素作用的敏感性下降。

三、临床表现

（一）症状

典型症状为"三多一少"，即多尿、多饮、多食和体重减轻。血糖升高致渗透性利尿，出现多尿，继而口渴多饮；为了补偿丢失的糖，并维持机体需要，患者常易饥、多食。因外周组织对葡萄糖利用障碍，蛋白质代谢负平衡，脂肪分解增多，表现为乏力、消瘦。许多患者可无任何症状，仅因其他疾病就诊或健康检查发现高血糖。亦可有皮肤瘙痒、外阴瘙痒，视物模糊，对称性的指（趾）感觉减退、麻木、疼痛或异样感。

（二）体征

患者缺乏特异表现，可表现为视物模糊、外阴瘙痒、皮肤瘙痒和易感染；如有并发症时，可出现视力下降、水肿、贫血，对称性的指（趾）感觉减退、疼痛、麻木或异样感，亦可有足背动脉搏动减弱。

（三）并发症

1. 急性严重代谢紊乱

（1）酮症酸中毒：早期"三多一少"症状的加重，失代偿后出现食欲缺乏、恶心呕吐、腹痛，常伴头痛、嗜睡、呼吸深快，呼气中有烂苹果味。进一步发展，出现严重失水，皮肤黏膜干燥、眼窝下陷、尿量减少，血压下降、四肢厥冷；晚期各种反射迟钝、消失，终至昏迷。尿糖强阳性、尿酮阳性、血糖随机血糖 ≥ 16.7mmol/L、pH ＜ 7.3 或血碳酸氢根 ＜ 15mmol/L。

（2）高渗高血糖综合征：常先出现口渴、多尿和乏力症状，多食不明显，甚至厌食。病情逐渐加重出现为脱水和神经系统症状和体征，诸如淡漠、嗜睡、定向力障碍、幻觉、癫痫样发作、上肢拍击样粗震颤、偏盲、偏瘫、失语、昏迷和阳性病理征。尿糖呈强阳性，而血清酮体及尿酮体阴性或为弱阳性，血糖 ≥ 33.3 mmol/L，血浆渗透压 ≥ 320mmol / L、血碳酸氢根 ≥ 18mmol/L 或动脉血 pH ≥ 7.30。

2. 感染性疾病　肾盂肾炎、膀胱炎、肾周脓肿、肝脓肿、皮肤化脓性感染等。

3. 慢性并发症　①微血管并发症：糖尿病肾病、糖尿病视网膜病变、糖尿病心肌病等。②动脉粥样硬化性心血管疾病。③神经系统并发症：中枢神经系统并发症、周围神经并发症、自主神经并发症。④糖尿病足。

（四）实验室及器械检查（表 7-1）

表 7-1　糖尿病常用实验室及器械检查

项目	内容
基本检查	全血细胞计数、血红蛋白、血细胞比容
	尿液检查（糖、蛋白和尿沉渣镜检、尿酮体）
	血液生化检查（空腹血糖、餐后 2 小时血糖、钾、钠、尿酸、肌酐、总胆固醇、三酰甘油，高密度脂蛋白胆固醇、低密度脂蛋白胆固醇、糖化血红蛋白）
	心电图

项目	内容
推荐检查	尿白蛋白肌酐比值
	血酮体、酸碱平衡、胰岛素、C 肽、糖化血浆白蛋白、血同型半胱氨酸等
	视力和眼底检查、踝肱指数测定、双下肢足底震动觉测定、下肢血管超声、超声心动图、胸部 X 线检查

（五）老年糖尿病特点

1. 2 型糖尿病是主要类型。

2. 患者异质性大。

3. 60 岁前诊断糖尿病的,病程较长,合并慢性并发症及合并症的比例高。60 岁以后新发的,症状不典型,血糖相对容易控制,但常合并多代谢异常及脏器功能受损。

4. 随着年龄的增长,更容易出现运动损伤及跌倒。

5. 急性并发症症状不典型,易于误诊或漏诊。

6. 发生低血糖的风险增加且对低血糖的耐受性差,更容易发生无意识低血糖、夜间低血糖和严重低血糖,导致严重不良后果。

7. 常伴有动脉粥样硬化性心血管疾病的危险因素聚集,大血管病变的患病率高。

8. 易合并存在肿瘤、呼吸、消化系统等伴随疾病。

9. 常多病共存,需要服用多种药物,需要关注药物间的相互作用,避免不合理用药。

四、诊断

（一）糖尿病诊断标准

1. 具有典型糖尿病症状＋随机静脉血浆葡萄糖 ≥ 11.1 mmol/L 或空腹血浆血糖（FPG）≥ 7.0 mmol/L 或口服葡萄糖耐量试验（OGTT）2 小时血浆葡萄糖 ≥ 11.1 mmol/L。

2. 无典型糖尿病症状,需不同日 2 次测血糖符合上述诊断标准。

（二）糖代谢状态分类（表 7-2）

空腹血糖受损（IFG）和糖耐量异常（IGT）统称为糖调节受损,又称糖尿病前期,是介于正常血糖与糖尿病之间的中间代谢状态。

表 7-2　糖代谢状态分类（WHO,1999）

糖代谢分类	静脉血浆葡萄糖（ mmol/L）	
	空腹血糖（FPG）	OGTT 2 小时血糖
正常血糖	＜ 6.1	＜ 7.8
空腹血糖受损（IFG）	6.1 ～＜ 7.0	＜ 7.8
糖耐量异常（IGT）	＜ 7.0	7.8 ～＜ 11.1
糖尿病	≥ 7.0	≥ 11.1

五、治疗

（一）治疗目标

糖尿病的治疗应遵循综合管理的原则，包括降血糖、调血脂、降血压、控制体重、抗血小板和改善生活方式等的综合控制，争取联合达标。综合控制目标见表 7-3。

表 7-3　中国 2 型糖尿病综合控制目标

监测指标	目标值
血糖（mmol/L）	
空腹	4.4 ～ 7.0
非空腹	≤ 10.0
糖化血红蛋白（%）	< 7.0
血压（mmHg）	< 130/80
三酰甘油（mmol/L）	< 1.7
总胆固醇（mmol/L）	< 4.5
高密度脂蛋白胆固醇（mmol/L）	
男性	> 1.0
女性	> 1.3
低密度脂蛋白胆固醇（mmol/L）	
未合并动脉粥样硬化性心血管疾病	< 2.6
合并动脉粥样硬化性心血管疾病	< 1.8
体重指数（kg/m²）	< 24.0

降糖治疗包括 5 个要点（又称"五驾马车"）：控制饮食、合理运动、监测血糖、糖尿病教育和应用降血糖药物等。其中生活方式干预是基础的治疗措施，应贯穿于糖尿病治疗的始终。建议根据血糖控制的获益与风险、可行性等综合评估，制订个体化的糖化血红蛋白控制目标。对病程较短、预期寿命较长、无并发症、未合并心血管疾病的糖尿病患者，糖化血红蛋白目标值 < 6.5%；大多数糖尿病患者，目标值 < 7.0%；对糖尿病病程很长，预期寿命较短、有严重合并症、有显著的并发症或严重低血糖史的患者，尽管努力，仍很难达到常规控制目标的患者，可适当放宽至 8.0% 以上。

（二）非药物治疗

1. 合理饮食　建议是以谷类食物为主，高膳食纤维、低糖、低盐、低脂肪的多样化膳食。提倡主食定量，粗细搭配，并减少酒精和含糖饮料的摄入。养成定时定量进餐、先吃蔬菜、后吃主食，细嚼慢咽的习惯。每日三餐按 1/5、2/5、2/5 或 1/3、1/3、1/3 分配。

2. 适当运动　锻炼建议以中等强度的有氧运动为主，比如骑车、快走、打太极拳等，每周至少 150 分钟。当空腹血糖 > 16.7mmol/L 或血糖波动较大、近期频繁发作低血糖、有严重急慢性并发症等情况时，暂不适宜运动，待病情控制稳定后可逐步恢复运动。

（三）药物治疗

1. 降血糖药物的治疗时机　如果单纯饮食和运动干预3个月，血糖仍不能达标，应开始药物治疗。

2. 降血糖药物分类　降血糖药物分口服类和注射类。口服降血糖药物主要有胰岛素促泌剂（磺脲类和格列奈类）、双胍类、α-糖苷酶抑制药、噻唑烷二酮类（TZDs）、二肽基肽酶Ⅳ（DPP-4）抑制药、钠-葡萄糖协同转运蛋白2（SGLT2）抑制药；注射类包括胰岛素和胰高糖素样肽-1（GLP-1）受体激动药。

3. 药物治疗的注意事项

（1）根据药品说明书使用，除外禁忌证。

（2）不同类型的药物可联用，但应避免同时使用同一类药物。

（3）降血糖药物应用中应监测血糖。

（4）应做好低血糖宣教，尤其是对使用胰岛素促泌剂及胰岛素的患者。

（5）药物选择时应考虑患者的经济承受能力。

4. 口服降血糖药

（1）双胍类

1）适应证：①是2型糖尿病治疗一线药物，可单用或联合其他药物；②1型糖尿病时，联合使用胰岛素，可减少胰岛素用量和血糖波动。

2）禁忌证：①肾功能不全（肾小球滤过率＜45ml/min）、缺氧及高热、肝功能不全；②合并急性严重代谢紊乱、缺氧、严重感染、大手术、外伤、孕产妇等；③对药物有严重不良反应或过敏者；④酗酒者、慢性营养不良、慢性胃肠病不建议使用，1型糖尿病时也不建议单独使用。

3）常用药物：二甲双胍每次250～500mg，每日2～3次，最大剂量一般不超过2g/d；二甲双胍缓释片每次500～1000mg，每日1～2次。

4）不良反应：①消化道反应，为主要副作用，从小剂量开始，逐渐加量，进餐时服药，可减轻；②乳酸性酸中毒，为最严重的副作用，但罕见；③皮肤过敏反应；④极少引起低血糖，但与胰岛素促泌剂或胰岛素联用时可增加低血糖风险；⑤长期使用可能导致维生素 B_{12} 缺乏。

（2）胰岛素促泌剂（磺脲类和格列奈类）

1）适应证：新诊断的2型糖尿病非肥胖患者、通过改变生活方式血糖控制仍不理想。

2）禁忌证：1型糖尿病、有严重并发症或B细胞功能很差的2型糖尿病、孕妇、哺乳期女性、大手术围手术期、全胰腺切除术后、对SUs过敏或有严重不良反应者等。

3）药物及用法：格列齐特每次40～160mg，每日1～2次；格列齐特缓释片每次30～120mg，每日1次；格列吡嗪2.5～30.0 mg/d，每日1～2次；格列吡嗪控释片每次5～20 mg，每日1次；格列喹酮每次30～90mg，每日1～2次；格列美脲每次1～8mg，每日1次；瑞格列奈每次0.5～4mg，每日3次；那格列奈每次60～120mg，每日3次；米格列奈每次10～20mg，每日3次。

4）注意事项：常见不良反应有低血糖反应，食欲缺乏、上腹不适，体重增加，皮疹等，偶见肝功能损害、胆汁淤积性黄疸。一般不同时使用两种胰岛素促泌剂。

（3）噻唑烷二酮类

1）适应证：可单独或联用治疗2型糖尿病，尤其是肥胖、胰岛素抵抗明显者。

2）禁忌证：禁用于有心力衰竭（心功能分级为Ⅱ级以上）、活动性肝病或转氨酶升高超过正常上限 2.5 倍、有骨折病史或严重骨质疏松、膀胱癌或不明原因肉眼血尿的患者。不宜用于 1 型糖尿病、孕妇、哺乳期女性和儿童。

3）药物及用法：罗格列酮每次 4mg，每日 1 ～ 2 次；吡格列酮每次 15 ～ 30mg，每日 1 次。

4）注意事项：与胰岛素或促胰岛素分泌剂联合使用时可增加低血糖发生的风险，使体重增加和发生水肿，与骨折和心力衰竭风险增加相关。

（4）α- 糖苷酶抑制药

1）适应证：适用于以糖类为主食，或空腹血糖基本正常而餐后血糖明显升高者。可单独或与其他降血糖药物合用。

2）禁忌证：肝、肾功能不全者应慎用。不宜用于有胃肠功能紊乱者、孕产妇和儿童。1 型糖尿病患者不宜单独使用。

3）药物及用法：阿卡波糖每次 50 ～ 100mg，每日 3 次；伏格列波糖每次 0.2mg，每日 3 次；米格列醇每次 50 ～ 100mg，每日 3 次，应在进食第一口食物后立即服用。

4）注意事项：排气增多、腹胀或腹泻等胃肠道反应是常见的不良反应，从小剂量开始，逐渐加量可以减轻上述不良反应。单用本药不引起低血糖，但如与胰岛素促泌剂或胰岛素合用，仍可发生低血糖，处理应直接给予葡萄糖口服或静脉注射，进食淀粉类食物或双糖无效。

（5）二肽基肽酶Ⅳ（DPP-4）抑制药

1）适应证：单用或联合其他口服降糖药物或胰岛素治疗 2 型糖尿病。

2）禁忌证：孕妇、儿童、对此类药有超敏反应的患者、1 型糖尿病或酮症酸中毒患者。

3）药物及用法：沙格列汀每次 5mg，每日 1 次；维格列汀每次 50mg，每日 1 ～ 2 次；西格列汀每次 100mg，每日 1 次；阿格列汀每次 25mg，每日 1 次；利格列汀每次 50mg，每日 1 次。肾功能不全患者，除了利格列汀外，应注意根据 GFR 调整药物剂量。

4）注意事项：总体不良反应发生率低。可能有头痛、肝酶升高、胰腺炎、超敏反应、关节痛、上呼吸道感染等不良反应，一般能耐受。整体心血管安全性良好，但阿格列汀和沙格列汀，对存在心脏或肾脏疾病的患者，可能增加心力衰竭住院风险。

（6）钠 - 葡萄糖协同转运蛋白 2（SGLT2）抑制药

1）适应证：单用，或联用其他口服降糖药物及胰岛素治疗 2 型糖尿病。

2）禁忌证或不适应证：1 型糖尿病。2 型糖尿病 GFR ＜ 45ml/min 者。

3）药物及用法：达格列净每次 5 ～ 10mg，每日 1 次；恩格列净每次 10 ～ 25mg，每日 1 次；坎格列净每次 100 ～ 300mg，每日 1 次。从小剂量开始。坎格列净需要在第一次正餐前口服，达格列净和恩格列净餐前或餐后服用均可。

4）注意事项：总体不良反应发生率低。可能出现生殖泌尿道感染，部分可能增加骨折和截肢风险。可能会引起酮症酸中毒，应密切监测，如明确诊断需立即停用，并按 DKA 治疗原则处理。

5. 胰岛素

（1）适应证：① 1 型糖尿病；②手术、妊娠和分娩；③各种严重的糖尿病急、慢性并发症；④新诊断的 2 型糖尿病伴有明显高血糖，或在病程中无明显诱因体重显著下降者；⑤ 2 型糖尿病 B 细胞功能明显减退者；⑥新发糖尿病且与 1 型糖尿病鉴别困难的消瘦患者；⑦某些特殊类型糖尿病。

（2）常用胰岛素制剂

1）餐时胰岛素：短效胰岛素（RI）、速效胰岛素类似物（门冬胰岛素、赖脯胰岛素、谷赖胰岛素）。

2）基础胰岛素：中效胰岛素（NPH）、长效胰岛素（PZ1）、长效胰岛素类似物（甘精胰岛素、地特胰岛素、德谷胰岛素）。

3）预混胰岛素：预混胰岛素（HI30R，HI70/30）、预混胰岛素（50R）、预混胰岛素类似物（预混门冬胰岛素30、预混门冬胰岛素50、预混赖脯胰岛素25、预混赖脯胰岛素50）。

（3）胰岛素起始治疗方案：2型糖尿病患者在生活方式和口服降血糖药联合治疗3个月后，若血糖仍未达到控制目标，应及时开始胰岛素治疗。起始每日1～2次。

1）基础胰岛素起始：在睡前用中效/长效胰岛素类似物0.1～0.3U/（kg·d），当仅使用基础胰岛素治疗时，可保留原有各种口服降血糖药物，不必停用胰岛素促泌剂。

2）预混胰岛素起始：根据患者血糖水平，可选择每日1～2次的注射方案。当HbA1c比较高时，每日2次注射，通常需停用胰岛素促泌剂。①每日1次方案：晚餐前注射，起始剂量0.2U/（kg·d），根据空腹血糖调整胰岛素用量。②每日2次方案：起始剂量0.2～0.4U/（kg·d），按1∶1的比例分配到早餐前和晚餐前，根据空腹和晚餐前血糖分别调整晚餐前和早餐前的胰岛素用量，直至血糖达标。

（4）胰岛素多次注射方案

1）多次皮下注射胰岛素：在胰岛素起始治疗基础上，经充分剂量调整，若血糖水平仍未达标或反复出现低血糖，可采用餐时+基础胰岛素（每日2～4次）或预混胰岛素（每日2～3次）进行胰岛素强化治疗。①餐时+基础胰岛素：开始使用本方案时，可在基础胰岛素的基础上采用仅在一餐前（如主餐）加用餐时胰岛素，之后根据血糖控制情况决定是否在其他餐前加用餐时胰岛素。根据睡前和餐前血糖水平分别调整睡前和餐前胰岛素用量。②预混胰岛素：每日2～3次，根据睡前和三餐前血糖水平进行胰岛素剂量调整。

2）持续皮下胰岛素输注（CSⅡ）：CSⅡ是胰岛素强化治疗的一种形式，需要使用胰岛素泵来实施。

3）短期胰岛素强化治疗：对HbA1c＞9%或空腹血糖≥11.1mmol/L伴明显高血糖症状的新诊断2型糖尿病患者可实施短期胰岛素强化治疗。

（5）注意事项：①制剂类型、注射技术、注射部位、患者反应性差异、胰岛素抗体形成等均可影响胰岛素起效时间、作用强度和持续时间；②胰岛素不能冷冻保存，应避免温度过高、过低及剧烈晃动；③胰岛素治疗应在综合治疗基础上进行，力求模拟生理性胰岛素分泌模式，从小剂量开始，根据血糖水平逐渐调整至合适剂量；④鼓励和指导患者进行自我血糖监测。

6.GLP-1受体激动药

（1）适应证：可单独或与其他降血糖药物合用治疗2型糖尿病，尤其是肥胖、胰岛素抵抗明显者。

（2）禁忌证：有胰腺炎病史者禁用。不用于TDM或DKA的治疗。艾塞那肽禁用于GFR＜30ml/min患者；利拉鲁肽不用于既往有甲状腺髓样癌史或家族史患者及2型多发性内分泌肿瘤综合征患者。

（3）药物及用法：①艾塞那肽起始剂量为每次5μg，每日2次皮下注射，于早餐和晚餐前60分钟内给药。治疗1个月后，可根据临床反应将剂量增加至10g，每日2次；长效艾塞那肽缓释剂型，1周只需注射1次；②利拉鲁肽的起始剂量为每次0.6mg，每日1次皮下注射，至少1周后，量应增加至每天1.2mg，部分患者可能需要增加至每天1.8mg。可在任意时间注射，推荐每天同一时间使用，无须根据进餐时间用药；③贝那鲁肽起始剂量为每次0.1mg（5μl），每日 3 次，餐前 5 分钟皮下注射。

（4）注意事项：恶心、呕吐、腹泻、消化不良、上呼吸道感染和注射部位结节是常见的不良反应，低血糖的发生率很低；罕见的不良反应包括胰腺炎、皮炎等。大多数治疗开始时出现恶心的患者，症状的发生频度和严重程度会随着继续治疗时间的延长而减轻。

7. 降血糖药物选择思路

（1）二甲双胍是 2 型糖尿病药物治疗的首选。若无禁忌证，应一直保留在治疗方案中。

（2）不适合二甲双胍治疗者可选择胰岛素促泌剂或 α- 糖苷酶抑制药。

（3）如单独使用二甲双胍治疗而血糖仍未达标，则可二联治疗，可以选择加用胰岛素促泌剂、TZDs、α- 糖苷酶抑制药、DPP-4 抑制药、SGLT2 抑制药、胰岛素或 GLP-1 受体激动药。

（4）三联治疗：上述不同机制的 3 种降血糖药物，可以联合使用。

（5）如三联治疗血糖仍不达标，应调整为多次胰岛素治疗（基础胰岛素加餐时胰岛素或每日多次预混胰岛素）。采用多次胰岛素治疗时应停用胰岛素促分泌剂。

六、转院建议

转至二级及二级以上医院的标准如下。

（一）诊断困难和特殊患者

1. 初次发现血糖异常，临床分型不明确者。

2. 儿童和青少年（年龄＜ 18 岁）糖尿病患者。

3. 妊娠和哺乳期女性血糖异常者。

（二）治疗困难

1. 原因不明或经基层医师处理后仍反复发生低血糖者。

2. 血糖、血压、血脂长期治疗不达标者。

3. 血糖波动较大，基层处理困难，无法平稳控制者。

4. 出现严重降血糖药物不良反应难以处理者。

（三）并发症严重

1. 糖尿病急性并发症：糖尿病酮症（血酮体阳性、随机血糖＞ 16.7 mmol/L 伴恶心、呕吐等）、高渗高血糖综合征（神志异常、脱水、血糖＞ 22.2 mmol/L、血浆渗透压升高）、乳酸酸中毒，需紧急转诊。转诊前应建立静脉通路，给予静脉滴注生理盐水补液治疗。严重低血糖甚至低血糖昏迷。

2. 糖尿病慢性并发症（视网膜病变、肾病、神经病变、糖尿病足或周围血管病变）的筛查、治疗方案的制订和疗效评估在机构处理有困难者。

3. 糖尿病慢性并发症导致严重靶器官损害需要紧急救治者，需紧急转诊，如急性心脑血管病；糖尿病肾病导致的肾功能不全（GFR ＜ 60ml/min）或大量蛋白尿；糖尿病视网膜病变导致的严重视力下降；糖尿病外周血管病变导致的间歇性跛行和缺血性疼痛等。

4. 糖尿病足出现皮肤颜色的急剧变化；局部疼痛加剧并有红肿等炎症表现；新发生的溃疡；原有的浅表溃疡恶化并累及软组织和骨组织；播散性蜂窝织炎、全身感染征象、骨髓炎等，也需紧急转诊。

（四）其他

医师判断患者需上级医院处理的情况或疾病时。

第二节 低 血 糖 症

一、概述

低血糖症是由多种病因引起静脉血浆葡萄糖水平降低，并导致相应症状和体征的临床综合征。一般以血糖低于 2.8mmol/L 作为诊断的标准。

二、病因

1. 药物 胰岛素、磺脲类和非磺脲类胰岛素促泌剂、乙醇、喹诺酮类、喷他脒、奎宁等。
2. 重症疾病 肝衰竭、肾衰竭、心力衰竭、脓毒血症或营养不良等。
3. 其他 胰岛素瘤、胰外肿瘤、滋养性低血糖症、特发性反应性低血糖症等。

三、临床表现

（一）症状

典型的低血糖症具有 Whipple 三联征：与低血糖相一致的症状、症状出现时血糖偏低、低血糖纠正后症状得到缓解。

1. 自主神经性低血糖症状 饥饿、心悸、出汗、震颤、焦虑、感觉异常。
2. 大脑神经源性低血糖症状 行为改变、认知损害、精神运动异常、癫痫发作，甚至昏迷。

（二）体征

面色苍白、出汗；心率和收缩压上升；震颤。偶可有短暂性神经功能缺陷表现，若长期、反复严重低血糖或一次严重低血糖未得到及时纠正的患者，可有永久性神经功能损害。

（三）实验室检查（表 7-4）

表 7-4 低血糖症常用实验室及器械检查

项目	内容
基本检查	全血细胞计数、血红蛋白、血细胞比容
	尿液检查（糖、蛋白和尿沉渣镜检、尿酮体）
	血液生化检查（血糖、钾、钠、尿酸、肌酐、总胆固醇、三酰甘油，高密度脂蛋白胆固醇、低密度脂蛋白胆固醇、糖化血红蛋白）
	心电图检查
推荐检查	血酸碱平衡、胰岛素、C 肽、胰岛素原、β- 羟丁酸、胰岛素自身抗体等
	胸部 X 线、腹部超声或 CT 检查

（四）老年低血糖症特点

1. 症状多不典型，较多见非特异性神经、精神症状。
2. 发生风险高，耐受性差，易发生夜间低血糖、无意识低血糖和严重低血糖，导致严重不良后果。
3. 某些合并用药可能会掩盖低血糖症状。

四、诊断

1. 具有低血糖症状。
2. 发作时血糖值＜ 2.8mmol/L。对于接受药物治疗的糖尿病患者，血糖水平≤ 3.9mmol/L。
3. 供糖后低血糖症状迅速缓解。

五、预防和治疗

（一）预防

1. 告知患者
（1）建议定时定量进餐，如果进餐量减少，应减少降血糖药的剂量。运动量增加时，适当的增加糖类的摄入。
（2）避免酗酒及空腹饮酒。
（3）糖尿病患者随身备有糖块或饼干等，一旦怀疑低血糖，立即食用。
2. 开具胰岛素或胰岛素促泌剂药处方时，从小剂量开始，逐渐增加剂量，至合适的剂量。
3. 处理全身相关性疾病。

（二）治疗

1. 一旦发生低血糖，立即口服糖水、含糖饮料，进食糖果、面包、饼干等。
2. 对疑似低血糖昏迷的患者，应及时测定血糖，给予 50% 葡萄糖溶液 60 ～ 100ml 静脉注射，之后再以 5% ～ 10% 的葡萄糖液静脉滴注。神志不清者，切忌喂食以免窒息。

六、转院建议

1. 糖尿病患者调整降血糖药物后，仍反复低血糖发作。
2. 重症及具有全身性疾病病史者，需要进一步治疗的。
3. 疑似胰岛素瘤，需要进一步明确诊断。

第三节　血脂异常

一、概述

（一）定义

血脂异常指血浆中脂质的量与质的异常。因脂质在血浆中必须与蛋白质结合，并且以脂蛋白的形式存在，血脂异常在临床上表现为脂蛋白异常血症（dyslipoproteinemia）。血脂异常是代谢综合征的组成成分之一，与多种疾病密切相关。

（二）流行病学

中国人群总体流行呈地域性，大体上北方高于南方，东部多于西部；性别及年龄差异明显，在 45 岁以下的年龄组，男性多于女性；对于 60 岁以上的老年患者，女性多于男性。

二、病因

血脂异常少数为全身性疾病所致（继发性），多数是遗传缺陷与环境因素相互作用的结果（原发性）。脂蛋白代谢过程复杂，其中任意环节异常，如脂质来源异常、脂蛋白合成障碍、代谢过程关键酶异常或降解过程受体通路障碍等多种情况均可能导致血脂异常。

（一）原发性血脂异常

大多数原发性血脂异常原因不明、呈散发性，认为是由多个基因与环境因素综合作用的结果。有关的环境因素包括不良饮食习惯、缺少体力活动、肥胖、年龄增长及吸烟、酗酒等。家族性脂蛋白异常血症是由于基因缺陷所致。

（二）继发性血脂异常

1. 全身系统性疾病，例如，糖尿病、甲状腺功能减退症、库欣综合征、系统性红斑狼疮等也可引起继发性血脂异常。

2. 长期使用某些影响血脂代谢的药物，如噻嗪类利尿药、β受体阻滞药等。另外，长期大量使用糖皮质激素可促进脂肪分解，使血浆三酰甘油及胆固醇水平升高。

三、临床表现

血脂异常起病较为隐匿，常无特异性症状表现及体征，少数人可表现为反复发作的胰腺炎；老年患者可伴有肥胖体型、高血压、糖尿病等。需要注意的是，本病亦可出现于体型瘦弱、营养不良的人群，应以实验室检查作为诊断依据。

（一）症状

血脂异常一般没有特异性的症状表现，严重的高胆固醇血症可伴发出现游走性多关节炎，同时，高三酰甘油血症也可以引起急性胰腺炎。

（二）体征

临床较为常见的体征为黄色瘤及早发性角膜环，均是由于脂质局部沉积所引起，前者较为常见。严重的高三酰甘油血症可产生脂血症眼底改变，脂质可以在血管内皮沉积，导致动脉粥样硬化，继而引发心脑血管、周围血管病变。

（三）实验室检查

血脂异常主要通过实验室检查来发现、诊断的，建议检查见表 7-5。

表 7-5 血脂异常的常用实验室检查

项目	内容
基本检查	血脂检查（血脂分析）
	肝功能、肾功能、电解质、肌酶谱
	尿液检查：尿比重、尿蛋白、24 小时蛋白定量
推荐检查	血同型半胱氨酸
	心电图
	冠状动脉 CT、眼底检查

（四）老年人血脂异常特点

老年患者病情较为复杂，常多因饮食相关因素伴有无症状的血脂异常，并且长期不出现明显的症状及体征，偶可见肥胖及糖尿病作为表现，需要定期检测血脂以明确。

四、诊断

（一）诊断

1. 问诊及体检　护理院医护人员应详细问诊病史，内容应包括个人饮食和生活习惯，并考虑继发性血脂异常的相关疾病史、药物应用史、家族史等。系统的体格检查，关注有无黄色瘤、角膜环和脂血症眼底改变等。

2. 辅助检查　血脂检测为临床最重要的诊断依据。其中重点对象包括：①已有心脑血管病、周围动脉粥样硬化病者；②高血压、糖尿病、肥胖、吸烟者；③有心血管病家族史者，尤其是直系亲属中有早发冠心病者；④有皮肤黄色瘤者；⑤有家族性高脂血症者。另外，肝功能、肝酶谱及心肌酶谱也是临床较为常用的间接性检测指标。

3. 预防性血脂检测　建议 20 岁以上的成年人至少每 5 年测定一次血脂，40 岁以上男性和绝经期后女性每年至少进行一次血脂检查；对于缺血性心血管疾病患者或相关高危人群，则应每 3 ～ 6 个月测量一次。

（二）诊断标准（中国人群）

1. 血清总胆固醇的合适数值为 < 5.18mmol/L（200mg/dl），5.18 ～ 6.19mmol/L（200 ～ 239mg/dl）为边缘升高，≥ 6.22mmol/L（240mg/dl）为升高。

2. 血清低密度脂蛋白的合适数值为 < 3.37mmol/L（130mg/dl），3.37 ～ 4.12mmol/L（130 ～ 159mg/dl）为边缘升高，≥ 4.14mmol/L（160rag/dl）为升高。

3. 血清高密度脂蛋白的合适数值为 ≥ 1.04mmol/L（40mg/dl），≥ 1.55mmol/L（60mg/dl）为升高，< 1.04mmol/L（40mg/dl）为减低。

4. 三酰甘油的合适数值为 < 1.70mmol/L（150mg/dl），1.70 ～ 2.25mmol/L（150 ～ 199mg/dl）为边缘升高，≥ 2.26mmol/L（200mg/dl）为升高。

五、治疗

（一）治疗原则

继发性血脂异常以治疗原发疾病为主。原发性血脂异常建议综合性治疗，且治疗措施应以干预生活方式为主，主要目的为防治缺血性心血管疾病。

（二）生活方式干预

医学营养治疗，如制订健康良好的食谱；增加有规律的体力活动并控制体重，保持合适的体重指数；限制钠盐摄入，戒烟，限制饮酒等。

（三）药物治疗

1. 常用调脂药物　他汀类、贝特类、烟酸类、胆酸螯合剂、胆固醇吸收抑制药、其他调脂药等。

（1）他汀类

1）作用机制：主要降低血清胆固醇和低密度脂蛋白，也在一定程度上降低三酰甘油和极低密度脂蛋白，轻度升高高密度脂蛋白水平。

2）适应证：高胆固醇血症和以胆固醇升高为主的混合性高脂血症。

3）用法用量：洛伐他汀 10 ～ 80mg，辛伐他汀 5 ～ 40mg，普伐他汀 10 ～ 40mg，氟伐他汀 10 ～ 40m，阿托伐他汀 10 ～ 80mg，瑞舒伐他汀 10 ～ 20mg；均为每日 1 次，其中阿托伐他汀可在任何时间服药，而其他的制剂均为晚间口服。

4）药物副作用：他汀类一般副作用较轻，少数患者可以出现胃肠道反应，或肝酶谱、肌酸激酶升高，极少严重者可出现横纹肌溶解而致急性肾衰竭。

5）药物相互作用及禁忌用药：他汀类与其他调脂药（如贝特类、烟酸等）合用时应注意血脂的变化情况；不宜与环孢素、雷公藤多苷、环磷酰胺、大环内酯类抗生素及吡咯类抗真菌药（如酮康唑）等联合应用。儿童、孕妇、哺乳期及备孕的女性不宜服用。

（2）贝特类

1）作用机制：主要降低血清三酰甘油、极低密度脂蛋白，也可在一定程度上降低总胆固醇和低密度脂蛋白，升高高密度脂蛋白。

2）适应证：高三酰甘油血症和以三酰甘油升高为主的混合性高脂血症。

3）用法用量：非诺贝特 0.1g，每日 3 次；或微粒型 0.2g，每日 1 次。苯扎贝特 0.2g，每日 3 次；或缓释型 0.4g，每晚 1 次。吉非贝齐和氯贝丁酯因副作用大，临床上已很少应用。

4）药物副作用：主要副作用为胃肠道反应；少数人群可以出现一过性转氨酶和肌酶升高，如明显异常应及时停药；偶可见周身皮疹、血白细胞减低。

5）药物相互作与用药禁忌：贝特类可以增强抗凝血药物作用，在联合应用时需要调整抗凝血药物剂量。禁用于严重肝肾功能不全者、儿童、孕妇和哺乳期女性。

（3）烟酸类：作为 B 族维生素，用量超过以维生素作用的剂量时，存在调脂作用，目前作用机制未明。用法为烟酸 0.2g，每日 3 次口服，逐渐增量至 1 ～ 2g；或阿昔莫司 0.25g，每日 1 ～ 3 次，餐后口服；糖尿病患者一般不宜用烟酸。

（4）胆酸螯合剂（树脂类）：考来烯胺（消胆胺）4 ～ 16g/d，考来替泊（降胆宁）5 ～ 20g/d，口服，从小剂量开始，1 ～ 3 个月达最大耐受量。

（5）其他药物：依折麦布、普罗布考、n-3 脂肪酸制剂等。

2. 调脂药物的选择

（1）高胆固醇血症：首选他汀类。

（2）高三酰甘油血症：首选贝特类。

（3）混合性高脂血症：以胆固醇 / 低密度脂蛋白升高为主，首选他汀类；以三酰甘油升高为主首选贝特类。当血清三酰甘油 ≥ 5.65mmol/L（500mg/dl）时，应首先降低三酰甘油以防止急性胰腺炎。

（4）低 HDL（高密度脂蛋白）血症：可选择烟酸治疗。

（四）其他治疗

血浆净化治疗、手术治疗、基因治疗等。

（五）预防

综合预防是护理院纠正本病的重要手段，长期血脂异常与其他心血管风险因素相互作用，可导致动脉粥样硬化，增加心脑血管病的发病率和死亡率，防治血脂异常对延长老年患者寿命，同时提高其生活质量具有重大的意义。对于老年患者来讲，调脂治疗一般是长期的，甚至是终身的，所以应当尽可能个性化治疗，辅以健康教育，均衡饮食，适当增加体力活动及体育运动等，应该与慢性病的防治工作相结合，定期检测血脂情况等。本病在积极的治疗下，预后良好。

六、转院建议

入住护理院的血脂异常患者，出现以下情况应转至二级及二级以上医院：①服用 2 种及 2 种以上药物仍不能控制的高脂血症，出现急性胰腺炎等情况；②怀疑或伴有急性肝肾功能损伤等情况；③服用降血脂药物后出现不能解释或难以处理的不良反应。

第四节　痛　风

一、概述

（一）定义

痛风是单钠尿酸盐沉积于骨关节、肾脏及皮下等部位，引起的代谢性疾病。痛风发病存在明显的异质性，只有当高尿酸血症患者出现急性关节炎、痛风石、尿酸性尿路结石等临床表现时，才称之为痛风。

（二）流行病学

痛风广泛见于世界各个地区，我国的痛风患病率为 0.34% ～ 2.84%，根据流行病学数据调查显示较以前明显升高，猜测与生活方式、饮食结构改变相关。

二、病因

目前病因尚不清楚，受地域、民族、饮食习惯的影响，各地区高尿酸血症与痛风发病率差异较大。

（一）高尿酸血症

作为嘌呤代谢的终产物，尿酸主要由核酸和其他嘌呤类化合物及食物中的嘌呤经酶的作用分解代谢而来。血清尿酸在正常体温下的饱和浓度约为 420μmol/L，高于该值即为高尿酸血症，但需要注意存在着性别和年龄的差异。

（二）痛风的产生

并不是所有的高尿酸血症患者都会发展为痛风。当血中尿酸浓度过高，以及在酸性的体液内环境中，尿酸便析出结晶，沉积在骨关节、肾脏和皮下等组织内，导致组织病理改变，引发痛风性关节炎、痛风性肾病和痛风石等。

三、临床表现

（一）症状

1. 有些患者仅仅表现为无症状的高尿酸血症，或者从尿酸增高到出现症状时间长达几十年，甚至终身不出现症状。痛风的患病率与年龄、尿酸水平及高尿酸血症持续时间相关。

2. 午夜或清晨起病的关节剧痛，呈撕裂痛、刀割痛或虫噬痛，患者常痛醒。

3. 发作呈自限性，可自行缓解，最多不超过 2 周。

4. 秋水仙碱可以迅速缓解患者的症状。发作后每 1 ～ 2 小时口服秋水仙碱 0.5 ～ 1mg，急性痛风一般在服药 2 ～ 3 次后关节疼痛缓解。

5. 可以伴有发热等症状。

（二）体征

1. 数小时内出现受累关节的红、肿、热、痛，多位于指（趾）关节、踝关节、膝关节等，其中单侧跖趾第一关节最为常见。

2. 痛风石（tophi）是痛风的特征性表现，多位于耳郭、跖趾、指间和掌指关节，常为多关节受累，最常见在关节远端，可见到关节僵硬变形、周围组织的纤维化变性。发作严重时关节处皮肤发亮、菲薄，如出现破溃则有豆渣状的白色物质从伤口处溢出，不易愈合，但较少出现感染。

（三）实验室检查

患者有相关症状及体征则需明确实验室检查，痛风的实验室及器械检查见表 7-6。

表 7-6　痛风的实验室及器械检查

项目	内容
基本检查	血尿酸测定（多次反复的监测）
	肝功能、肾功能、电解质
	尿液检查：尿尿酸测定、尿蛋白、24 小时蛋白定量
推荐检查	关节镜检查
	关节腔穿刺取标本光镜下检查
	关节 CT、MRI

（四）老年患者痛风的特点

老年患者对疼痛不敏感，常出现痛风石而不自知，或对饮食控制较差导致痛风频繁发作，护理院人员应详细查体并明确痛风石部位，同时询问平日的饮食生活习惯等。

四、诊断

（一）问诊及体检

1. 护理院医护人员应详细询问病史，主要包括日常饮食习惯，尤其是高嘌呤饮食、饮啤酒、吸烟等情况，老年患者应详细问诊既往发作史、检验结果等。

2. 查体：痛风性关节炎患者查体可见发作部位的皮温升高，伴有皮肤红肿，触之疼痛，如见到痛风石等特征性表现，即可诊断。

3. 辅助检查：应做血尿酸、尿尿酸等检验，必要时可查肾功能三项。

（二）诊断标准

实验室检测血尿酸的正常水平，男性为 150～380μmol/L（2.5～6.4mg/dl），女性为 100～300μmol/L（1.6～5.0mg/dl），范围因试剂标准有少许差异。更年期后的女性正常水平接近男性。男性及绝经后女性血清尿酸水平＞420μmol/L，绝经前女性＞358μmol/L。如伴有特征性的痛风关节炎、尿路结石、肾绞痛等，可诊断为痛风。关节穿刺见到镜下双折光的针状尿酸盐结晶，即可确诊。

五、治疗

（一）急性期

控制急性关节炎发作。

1. 非甾体抗炎药（NSAID） ①吲哚美辛：每次 50mg，每日 3～4 次。②双氯芬酸：每次 50mg，每日 2～3 次。③布洛芬：每次 0.3～0.6g，每日 2 次。主要不良反应为消化性溃疡、出血及心血管毒性反应。活动性消化道溃疡患者禁用，肾功能不全患者慎用。

2. 秋水仙碱 秋水仙碱是治疗急性发作的传统药物，毒性较大，主要不良反应为消化道症状，如呕吐、腹痛、腹泻等，亦可以引起骨髓抑制。①口服用药：首次剂量 1mg，后每 1～2 小时 0.5mg，每日总量不超过 6mg，持续 24～48 小时。②静脉用药：1～2mg 加入生理盐水 20ml，5～10 分钟缓慢静脉推注。4～5 小时可重复，每日总剂量不超过 4mg；静脉用药需非常谨慎，严重者可出现肾衰竭、弥散性血管内凝血、肝坏死、癫痫发作等。药液外漏会导致剧烈疼痛、组织坏死。

3. 糖皮质激素 用于不能耐受秋水仙碱及非甾体抗炎药物，或肾功能严重不全的患者，治疗急性痛风有明显的疗效，口服、静脉注射、肌内注射均可，常用剂量为泼尼松 20～30mg 每日顿服，需注意停药后症状容易反跳。主要不良反应为消化道溃疡及骨质流失，另外，可导致患者面色潮红、血压及心搏上升、夜间难以入眠等。

（二）慢性及间歇期

控制高尿酸血症。

1. 排尿酸药 ①丙磺舒 0.25g，每日 2 次，2 周内增至 0.5g，每日 3 次。②磺吡酮 50mg，每日 2 次，逐渐增至 100mg，每日 3 次。③苯溴马隆 25～100mg，每日 1 次。

2. 抑制尿酸生成药 别嘌醇通过抑制黄嘌呤氧化酶减少尿酸的生成，适用于尿酸生成过多的患者，与排尿酸药物联合应用效果更佳。每次 100mg，每日 2～4 次，最大剂量 600mg/d，该药物可以诱发痛风性关节炎发作，故不推荐在痛风发作的急性期使用，但已经长期服药的患者应避免停药，引起尿酸进一步波动导致发作时间延长。肾功能不全患者，剂量减半。

3. 碱性药物 碳酸氢钠可以碱化尿液使尿酸不易形成结晶，口服剂量 3～6g/d。长期大量服药的副作用为代谢性碱中毒、高钠导致的水肿等。

在服用降低尿酸的药物的同时，可以伴服非甾体抗炎药物 2～4 周以防止急性关节炎的复发。

（三）其他治疗

1. 手术治疗剔除痛风石或者对毁损的关节进行纠正等。

2. 如继发性痛风，积极治疗并纠正原发病因。

（四）饮食及日常预防

1. 禁忌食物 禁食高嘌呤食品，如动物内脏及浓肉汤、蛤贝类、菌类、海藻类、菜花类、笋类、豆类、花生、腰果、虾蟹、凤尾鱼、沙丁鱼、乳酸饮料等食物。

2. 限制食物 刺激性调料如辣椒、胡椒等香辛料可兴奋自主神经，诱使痛风发作，要谨慎食用。

3. 非限制食物 牛奶、蛋类、多数蔬菜、水果可不限。

4. 有利食物 碱性物质可促进尿酸排泄，保护肾脏。提倡食用发面面食、粥类、马铃薯等碱性食品。西瓜和冬瓜是碱性食品，且具有利尿作用，对痛风患者有利。

5.饮品 每日饮白开水 2000ml 以上，可促进尿酸排泄。严格戒酒，尤其是禁止食用啤酒。浓茶、咖啡等有兴奋自主神经作用的饮料能引起痛风发作，应禁用。

六、转院建议

入住护理院的痛风患者，出现以下情况应转至二级及二级以上医院：①联合使用多种药物，痛风性关节炎仍难以控制，疼痛难以忍受，伤口出现破溃、脱屑等情况；②怀疑继发性痛风；③怀疑用药导致的黑粪、便血、呕血、水肿、少尿、黄疸等情况，或出现其他难以解释及不能处理的不良反应。

第五节 甲状腺功能减退症

一、概述

（一）定义

甲状腺功能减退症，简称甲减，是由于甲状腺激素合成和分泌减少或组织作用减弱导致的全身代谢减低综合征。

（二）分类

根据甲减的程度分为临床甲减、亚临床甲减。根据病变发生部位分为原发性甲减、中枢性甲减、甲状腺激素抵抗综合征。

（三）流行病学资料

我国甲减的患病率为 17.8%，其中亚临床甲减患病率为 16.7%，临床甲减患病率为 1.1%。随着年龄增长患病率呈上升趋势，女性高于男性。

二、病因

1.自身免疫性甲状腺疾病，桥本甲状腺炎是老年甲减最常见的病因。

2.甲状腺手术和颈部放射治疗史。

3.碘诱发和碘缺乏性甲减。

4.药物性甲减，有服用碳酸锂、胺碘酮、硫脲类、磺胺类、酪氨酸激酶抑制药、对氨基水杨酸钠、保泰松及抗甲状腺药物等病史。

5.垂体或下丘脑疾病。

三、临床表现

（一）症状

典型患者表现为畏寒、乏力、易疲劳、体重增加、行动迟缓、少汗；嗜睡，记忆力、注意力和理解力减退；食欲缺乏、腹胀、便秘；肌肉无力、关节疼痛等。育龄女性月经紊乱或月经过多、不孕，女性溢乳、男性乳房发育等。

（二）体征

1.甲减面容 颜面虚肿、表情呆板、淡漠。面色苍白、眼睑水肿、唇厚舌大、舌体边缘可见齿痕。眉毛外 1/3 稀疏脱落，男性胡须稀疏。

2. 皮肤　干燥粗糙，皮温降低，手足掌皮肤可呈姜黄色。毛发干燥稀疏，双下肢胫骨前方黏液性水肿，压之无凹陷。

3. 神经系统　跟腱反射时间延长，膝反射多正常。

4. 心血管系统　心动过缓、心音减弱、心界扩大；心包积液表现为心界向双侧增大，随体位而变化。

5. 消化系统　肠鸣音减弱，部分患者可出现麻痹性肠梗阻。

6. 黏液性水肿昏迷　见于病情严重的患者，多在冬季寒冷时发病。诱因为严重的全身性疾病、甲状腺激素替代治疗中断、寒冷、手术、麻醉和使用镇静药等。临床表现为嗜睡、低体温、呼吸徐缓、心动过缓、血压下降、四肢肌肉松弛、反射减弱或消失，甚至昏迷、休克、肾功能不全危及生命。

（三）实验室及器械检查（表 7-7）

表 7-7　甲状腺功能减退症常用实验室及器械检查

项目	内容
基本检查	甲状腺功能 血清 TSH、TT4、FT4
	甲状腺自身抗体血清甲状腺过氧化物酶抗体（TPOAb）和甲状腺球蛋白抗体（TgAb）
	血液生化检查（血清三酰甘油、总胆固醇、LDL-C 增高，HDL-C 降低，同型半胱氨酸增高，血清 CK、LDH）
	全血细胞计数、血红蛋白、血细胞比容
推荐检查	TRH 刺激试验
	甲状腺穿刺活检
	B 超、CT 等影像学检查

（四）老年甲减的特点

很多老年甲减患者缺乏典型表现，且常与老年期并存的多种疾病表现相混淆，极易被漏诊或误诊。所以当老年人具备下列症状之一，不能用其他原因解释者应考虑甲减的可能，尽快完善甲功能等检查以明确：①食欲缺乏，进食量少但体重增加；②非凹陷性水肿；③无明确原因的精神、神经症状；④原因不明的肌肉、关节酸痛伴肌无力；⑤轻度贫血；⑥心脏增大或伴有心包积液；⑦不明原因的多浆膜腔积液。

四、诊断

1. 甲减的症状和体征。

2. 实验室检查血清 TSH 增高，FT4 减低，原发性甲减即可以成立。进一步寻找甲减的病因。如果 TPOAb 阳性，可考虑甲减的病因为自身免疫甲状腺炎。

3. 实验室检查血清 TSH 减低或者正常，TT4、FT4 减低，考虑中枢性甲减。做 TRH 刺激试验证实。进一步寻找垂体和下丘脑的病变。

五、治疗

（一）治疗目标

原发性临床甲减的治疗目标是症状和体征消失，血清 TSH、TT4、FT4 维持在正常范围。继发于下丘脑和垂体的甲减，以血清 TT4、FT4 达到正常范围作为治疗的目标。

（二）一般治疗

保暖，避免感染等各种应激状态。贫血者可补充铁剂、维生素 B_{12} 和叶酸，缺碘者应补碘。

（三）治疗药物

主要采用 L-T4 单药替代治疗，一般需要终身替代。

（四）治疗剂量

取决于患者的病情、年龄、体重和个体差异。成年患者 LT4 替代剂量 50 ～ 200μg/d，平均 125μg ／ d。按照体重计算的剂量是 1.6 ～ 1.8μg ／（kg•d）；儿童需要较高的剂量，约 2.0μg ／（kg•d）；老年患者则需要较低的剂量，约 1.0μg ／（kg•d）；妊娠时的替代剂量需要增加 30% ～ 50%；甲状腺癌术后的患者需要剂量约 2.2μg ／（kg•d）。LT4 的半衰期是 7 天，所以可以每天早晨服药一次。

（五）服药方法

小于 50 岁，既往无心脏病史患者可以尽快达到完全替代剂量，50 岁以上患者服用 LT4 前要常规检查心脏状态。一般从 25 ～ 50μg/d 开始，每 1 ～ 2 周增加 25μg，直到达到治疗目标。缺血性心脏病患者起始剂量宜更小，调整剂量宜慢，防止诱发和加重心脏病。LT4 每天服药 1 次，早餐前 30 ～ 60 分钟服用，或睡前服用。与一些特殊药物如铁剂、钙剂等和食物如豆制品等的服用间隔应大于 4 小时，以免影响 LT4 的吸收和代谢。

（六）监测指标

治疗初期，每 4 ～ 6 周测定相关激素指标。然后根据检查结果调整 LT4 剂量，直到达到治疗的目标。达标后，需要每 6 ～ 12 个月复查一次激素指标。

（七）亚临床甲减的处理

目前认为在下述情况需要给予治疗：重度亚临床甲减（TSH ≥ 10.0mIU ／ L）患者给予 LT4 替代治疗，治疗目标与临床甲减一致。轻度亚临床甲减（TSH ＜ 10.0mIU ／ L）患者，如伴有甲减症状、TPOAb 阳性、血脂异常或动脉粥样硬化性疾病，应给予 LT4 治疗。治疗过程中需监测血清 TSH，以避免过度治疗。

（八）黏液水肿性昏迷的治疗

1. 补充甲状腺激素，首选 LT3 静脉注射，每 4 小时 10ug，直至患者症状改善，清醒后改为口服；或 LT4 首次静脉注射 300μg，以后每日 50μg，至患者清醒后改为口服。如无注射剂可给予片剂磨碎后鼻饲。

2. 保温、供氧、保持呼吸道通畅，必要时行气管切开、机械通气等。

3. 氢化可的松 200 ～ 300mg /d 持续静脉滴注，患者清醒后逐渐减量。

4. 根据需要补液，但是入水量不宜过多。

5. 控制感染，治疗原发疾病。

六、转院建议

（一）普通转诊

1. 首次发现或疑似甲减者，以及病因和分类未明甲减患者。

2. 甲减患者合并有其他内分泌疾病、心血管疾病、甲状腺肿大或结节性质不明等情况，基层医疗机构处理困难者。

3. 经过 3 ~ 6 个月规范治疗后血清 TSH 和甲状腺激素水平不达标者。

4. 幼年甲减者、呆小症、年龄＜ 18 岁发现甲状腺功能异常者。

5. 甲减患者计划妊娠及妊娠期，或妊娠期间初次诊断的甲减患者。

（二）紧急转诊

当甲减患者出现精神异常、嗜睡、木僵、体温低下等情况，考虑黏液性水肿昏迷时，应立刻转诊。转诊同时注意：①保温，但避免使用电热毯，因其可以导致血管扩张，血容量不足；②补充糖皮质激素，静脉滴注氢化可的松 200 ~ 400mg/d；③对症治疗，伴发呼吸衰竭、低血压和贫血采取相应的抢救治疗措施；④其他支持疗法。

第六节　骨质疏松症

一、概述

（一）定义

骨质疏松症（osteoporosis）是一种以骨量降低和骨组织微结构破坏为特征，导致骨脆性增加和易于骨折的代谢性骨病。

（二）分类

按病因可分为原发性、继发性、特发性 3 类。

1. **原发性骨质疏松症**　包括绝经后骨质疏松症（Ⅰ型），发生于绝经后女性；老年性骨质疏松症（Ⅱ型），见于老年人。

2. **继发性骨质疏松症**　常由内分泌代谢疾病（如性腺功能减退症、甲状腺功能亢进症、甲状旁腺功能亢进症、库欣综合征、1 型糖尿病等）或全身性疾病引起。

3. **特发性骨质疏松症**　主要发生在青少年，病因未明。

（三）流行病学

根据 2018 年国家卫健委发布的首个中国骨质疏松症流行病学调查显示，我国 40 ~ 49 岁人群骨质疏松症患病率为 3.2%，其中男性 2.2%，女性 4.3%；50 岁以上人群骨质疏松症患病率为 19.2%，其中男性 6.0%，女性 32.1%；65 岁以上人群骨质疏松症患病率达到 32.0%，其中男性 10.7%，女性 51.6%。

二、病因

（一）骨吸收因素

1. **性激素缺乏**　雌激素缺乏是绝经后骨质疏松症的主要病因；而雄激素缺乏在老年性骨质疏松症中起了重要作用。

2.活性维生素 D 缺乏和甲状旁腺素（PTH）增高　由于高龄和肾功能减退等原因致肠钙吸收和 1，25（OH）$_2$D$_3$ 生成减少，PTH 呈代偿性分泌增多，导致骨转换率加速和骨丢失。

3.细胞因子表达紊乱　骨组织的白细胞介素（IL）-1、IL-6 和肿瘤坏死因子增高，而护骨素减少，导致破骨细胞活性增强和骨吸收。

（二）骨形成因素

1.峰值骨量降低青春发育期是人体骨量增加最快的时期，约在 30 岁达到峰值骨量。峰值骨量主要由遗传因素决定，并与种族、骨折家族史、瘦高身材等临床表象，以及发育、营养和生活方式等相关联。性成熟障碍致峰值骨量降低，成年后发生骨质疏松的可能性增加，发病年龄提前。

2.骨重建功能衰退可能是老年性骨质疏松的重要发病原因。成骨细胞的功能与活性缺陷导致骨形成不足和骨丢失。

（三）骨质量下降

骨质量主要与遗传因素有关，骨质量下降导致骨脆性和骨折风险增高。

三、临床表现

（一）症状

1.骨痛和乏力　是最常见的症状，通常为弥漫性，无固定疼痛部位，可为腰背酸痛或周身酸痛，负荷时疼痛加重或活动受限，严重者翻身、起坐及行走有困难。

2.脆性骨折　常因轻微活动、轻度外伤而诱发，多发部位为脊柱、髋部和前臂。脊柱压缩性骨折多有身高变矮、脊柱畸形。

3.并发症　胸、腰椎压缩性骨折，导致脊柱后凸、胸廓畸形者常伴胸闷、气短、呼吸困难，甚至发绀等，容易并发呼吸道感染。

4.对心理状态及生活质量的影响　主要的心理异常包括恐惧、焦虑、抑郁、自信心丧失等。老年患者自主生活能力下降，以及骨折后缺少与外界接触和交流，均会给患者造成巨大的心理负担。

（二）体征

骨质疏松未发生骨折时，检查常不能发现压痛区（点）。当出现骨折后局部多有肿胀压痛，功能活动受限、畸形等。

（三）实验室及器械检查（表 7-8）

表 7-8　骨质疏松症常用实验室及器械检查

项目	内容
基本检查	骨密度（双能 X 线吸收检测法）
	血常规、尿常规
	血液生化检查（肝、肾功能，血钙、磷和碱性磷酸酶，25- 羟维生素 D）
	骨骼 X 线影像（胸腰椎侧位 X 线影像）
推荐检查	红细胞沉降率、C 反应蛋白、性腺激素、甲状腺功能、血清泌乳素、骨钙素、1 型原胶原 N- 端前肽、血抗酒石酸酸性磷酸酶、1 型胶原交联 C- 末端肽、甲状旁腺激素、尿游离皮质醇、血气分析，尿钙、钠、肌酐
	放射性核素骨扫描、骨髓穿刺或骨活检

（四）老年人骨质疏松症的特点

1. **发病率高**　2016 年中国 60 岁以上的老年人骨质疏松症患病率为 36%，其中男性 23%，女性 49%。

2. **致残率高**　髋部骨折是最严重的骨质疏松性骨折，近年来，我国髋部骨折的发生率呈显著上升趋势。长期卧床加重骨丢失，使骨折极难愈合，髋部骨折后 50% 以上有不同程度的残疾。

3. **致死率高**　髋部骨折后常因感染、心血管病或慢性衰竭各种并发症死亡率达 20%～25%。

4. **医药费用高**　髋部骨折可导致患者长期卧床、失能，发生肺炎、压疮等并发症，医疗及护理带来沉重的经济负担。

5. **生活质量低**　患者生活自理能力下降或丧失，生活质量明显下降。

（五）老年人跌倒及其危险因素

骨质疏松性骨折的危害巨大，是老年患者致残和致死的主要原因之一，而跌倒又是骨质疏松性骨折的独立危险因素。对老年人应重视对下列跌倒相关危险因素的评估及干预。

1. **环境因素**光线昏暗、路面湿滑、地毯松动、地面障碍物、卫生间未安装扶手等。

2. **自身因素**老龄化、肌少症、视觉减退、感觉迟钝、神经肌肉疾病、缺乏运动、平衡能力差、步态异常、既往跌倒史、维生素 D 不足、营养不良、合并心脏疾病、直立性低血压、抑郁症、精神和认知疾病等、长期服用催眠药、抗癫痫药、精神疾病类药物等。

四、诊断

详细的病史和体检是临床诊断的基本依据，但确诊有赖于 X 线照片检查或骨密度测定。常用的骨密度测量方法有双能 X 线吸收检测法（DXA），DXA 是骨质疏松症诊断的金标准。

骨密度通常用 T 值表示，对于绝经后女性、50 岁及以上男性，T 值 ≥ -1.0 为正常；$-2.5 < T$ 值 < -1.0 为骨量低下；T 值 ≤ -2.5 为骨质疏松；骨质疏松伴一处或多处骨折为严重骨质疏松。对于儿童、绝经前女性和 50 岁以下男性，其骨密度水平的判断建议用同种族的 Z 值表示，将 Z 值 ≤ -2.0 视为"低于同年龄段预期范围"或低骨量。

当患者出现脆性骨折时，如髋部或椎体发生脆性骨折，不必依赖骨密度测定，临床上即可诊断骨质疏松症。而在肱骨近端、骨盆或前臂远端发生的脆性骨折，即使骨密度测定显示低骨量，也可诊断骨质疏松症。骨质疏松症诊断标准，见表 7-9。

表 7-9　骨质疏松症诊断标准

骨质疏松症诊断标准（符合以下 3 条中之一者）：
髋部或椎体脆性骨折
DXA 测量的中轴骨骨密度或桡骨远端 1/3 骨密度的 T 值 ≤ -2.5
DXA 测量 $-2.5 < T$ 值 $< -1.0+$ 肱骨近端、骨盆或前臂远端脆性骨折

五、治疗

（一）一般治疗

1. **改善营养状况**　补给足够的蛋白质；提倡低钠、高钾、高钙和高非饱和脂肪酸饮食。

2. **补充钙剂和维生素 D**　每日元素钙的总摄入量达 800～1200mg。除增加饮食钙含量外，尚可补充碳酸钙、葡萄糖酸钙、枸橼酸钙等制剂。同时补充维生素 D 400～600 U。

3. 纠正不良生活习惯和行为偏差 戒烟忌酒；多从事户外活动，加强负重锻炼，增强应变能力，降低跌倒和骨折风险；避免肢体制动，增强抵抗力，加强个人护理。

4. 预防跌倒和骨骼保护 尽可能去除引起跌倒的危险因素，具有骨折危险的老年人应佩戴髋部保护器。

5. 对症治疗 有疼痛者可给予适量非甾体抗炎药，如阿司匹林，每次 0.3～0.6g，每日不超过 3 次；或吲哚美辛（消炎痛）25mg，每日 3 次；或塞来昔布 100～200mg，每日 1 次。发生骨折或遇顽固性疼痛时，可应用降钙素制剂。

（二）特殊治疗

1. 抗骨吸收药物

（1）双膦酸盐类

1）适应证：适用于原发性和继发性骨质疏松、高钙血症危象和骨肿瘤的治疗，对类固醇性骨质疏松也有良效。

2）药物及用法：①阿仑膦酸钠片。每次 70mg，每周 1 次，空腹服用，用 200～300ml 白水送服，服药后 30 分钟内避免平卧位，应保持直立体位，此期间避免进食牛奶、果汁等任何食品和药品。②依替膦酸二钠片。每次 200mg，每日 2 次。需间断、周期性服药，即服药 2 周，停药 11 周，然后再开始第二周期服药，停药期间可补充钙剂及维生素 D；服药 2 小时内，避免食用高钙食品、含矿物质的维生素、抗酸药。③利塞膦酸钠片。每次 35mg，每周 1 次，空腹服用，用 200～300ml 白水送服，服药后 30 分钟内避免平卧位，应保持直立体位，此期间避免进食牛奶、果汁等任何食品和药品。常用的静脉输注药有：①唑来膦酸，每瓶 5 mg，加入生理盐水 100ml 中静脉滴注，至少输注 15 分钟以上，使用前应充分水化。每次 5 mg，每年 1 次。②伊班膦酸钠：每支 1mg，2mg 加入生理盐水 250ml 中静脉滴注，至少输注 2 小时以上，每 3 个月 1 次。

3）注意事项：①用药期间需补充钙剂。治疗期间监测血钙、磷和骨吸收生化标志物。②首次口服或静脉输注含氮双膦酸盐可出现一过性发热、骨痛和肌痛等类流感样不良反应，症状明显者可用非甾体抗炎药（如双氯芬酸钠、塞来昔布）对症治疗。③特别是静脉输注的双膦酸盐类药物，每次给药前应检测肾功能，肌酐清除率＜35 ml/min 患者禁用。④老年性骨质疏松不宜长期使用该类药物，口服不超过 5 年，静脉不超过 3 年，必要时应与 PTH 等促进骨形成类药物合用。

4）不良反应：可有发热，乏力；上腹疼痛、反酸等轻度胃肠道反应；下颌骨坏死；非典型股骨骨折等。

5）禁忌证：食管动力障碍，如食管弛缓不能，食管狭窄者禁用；严重肾损害者、骨软化症患者禁用；过敏者禁用；孕妇及哺乳期女性禁用。

（2）降钙素类

1）适应证：①骨质疏松症和骨质疏松、骨折引起的疼痛；②预防突然制动引起的急性骨丢失。

2）药物及用法：主要制剂有①鲑鱼降钙素注射剂，每支 50U，每日 50～100U，皮下或肌内注射，每日 1 次，有效后减为每周 2～3 次，每次 50～100U。②鳗鱼降钙素注射剂，每支 20U，肌内注射每周 1 次，每次 20U，或根据病情酌情增减。③降钙素鼻喷剂，200U 鼻喷，每日或隔日 1 次。

3）注意事项：应用降钙素制剂前需补充数日钙剂和维生素 D。

4）不良反应：少数患者使用后出现面部潮红、恶心等，偶有过敏现象。

5）禁忌证：对降钙素过敏者、孕妇及哺乳期女性。

（3）性激素补充治疗

1）雌激素补充治疗或雌激素、孕激素补充治疗

①适应证：围绝经期和绝经后女性，特别是有绝经相关症状、泌尿生殖道萎缩症状，以及希望预防绝经后骨质疏松症的女性。

②药物及用法：有口服、经皮和阴道用药多种制剂，激素治疗的方案、剂量、制剂选择及治疗期限等，应根据患者个体情况而定。

③注意事项：严格掌握适应证和禁忌证，明确治疗的利与弊；绝经早期开始使用（＜60岁或绝经 10 年之内），收益更大，风险更小；建议应用最低有效剂量；坚持定期随访和安全性监测（尤其是乳腺和子宫）。

④不良反应：使子宫内膜癌、乳腺癌风险增加；增加血栓风险；其他，可致水钠潴留、体重增加等。

⑤禁忌证：雌激素依赖性肿瘤（乳腺癌、子宫内膜癌）、血栓性疾病、不明原因阴道出血、活动性肝病及结缔组织病为绝对禁忌证。子宫肌瘤、子宫内膜异位症、乳腺癌家族史、胆囊疾病和垂体泌乳素瘤者慎用。

2）雄激素补充治疗：适用于男性骨质疏松的治疗。天然的雄激素主要有睾酮、雄烯二酮及二氢睾酮，但一般宜选用雄酮类似物苯丙酸诺龙，雄激素对肝有损害，并常导致水钠潴留和前列腺增生，因此长期治疗宜选用经皮制剂。

（4）选择性雌激素受体调节剂

1）适应证：预防和治疗绝经后骨质疏松症。

2）药物及用法：雷洛昔芬片剂 60mg，每日 1 次。

3）注意事项：久坐或卧床者不建议使用。

4）不良反应：少数患者服药期间会出现潮热和下肢痉挛症状。潮热症状严重的围绝经期的女性暂不宜用。

5）禁忌证：严重肝肾功能减退、妊娠女性、患有血栓栓塞性疾病者。

2. 促骨形成药物——甲状旁腺素类似物

（1）适应证：①有骨折高风险的绝经后骨质疏松症；②男性骨质疏松症和糖皮质激素性骨质疏松症。

（2）药物及用法：国内常用的甲状旁腺素类似物有特立帕肽注射剂，常用 20μg，皮下注射，每日 1 次。

（3）注意事项：①用药期间需监测血钙，防止高钙血症；②治疗时间不超过 2 年。

（4）不良反应：恶心、肢体疼痛、头痛和眩晕。

（5）禁忌证：有骨骼疾病放疗史、肿瘤骨转移及高钙血症者。

3. 多重作用的药物

（1）雷奈酸锶

1）适应证：治疗绝经后骨质疏松症。

2）药物及用法：雷奈酸锶干混悬剂 2g，每日 1 次，睡前服用，最好在进食 2 小时后服用。

3）注意事项：不宜与钙和食物同时服用，以免影响吸收。

4）不良反应：包括恶心、腹泻、头痛、皮炎和湿疹；罕见的不良反应为药物疹伴嗜酸性

粒细胞增多和系统症状。

　　5）禁忌证：具有高静脉血栓风险、心脑血管病、重度肾功能损害的患者。

　　（2）活性维生素 D

　　1）适应证：治疗绝经后及老年性骨质疏松症。

　　2）药物及用法：骨化三醇或阿法骨化醇的常用量 0.25～0.5μg，每日 1 次。

　　3）注意事项：应用期间要定期监测血钙磷变化，防止发生高钙血症和高磷血症。

　　4）禁忌证：高钙血症者。

　　4. 中医中药　续断壮骨胶囊、仙灵骨葆胶囊等，可按病情选用。

（三）骨质疏松性骨折的治疗

包括复位、固定、功能锻炼和抗骨质疏松治疗以防止再次骨折。

六、转院建议

1. 护理院初筛后，需明确诊断、制订治疗方案者；实施治疗后需定期(0.5～1 年)评估效果者。

2. 首次诊断骨质疏松症，但病因不明，或疑似继发性骨质疏松症患者。

3. 严重骨质疏松症或伴全身疼痛症状明显者。

4. 经规范抗骨质疏松药物治疗后症状体征无改善的患者。

5. 患者出现骨质疏松性骨折。

6. 患者并发心、脑血管疾病及其他内分泌代谢疾病或出现新的特殊疾病，护理院处理困难者。

7. 抗骨质疏松治疗药物条件限制，或治疗后出现明显的不良反应。

（李　美　施利群　张智杰）

第 8 章

护理院泌尿系统常见疾病和处理要点

第一节 尿 路 感 染

一、概述

（一）定义

尿路感染（urinary tract infection，UTI）是指各种病原微生物在肾脏、输尿管、膀胱及尿道中生长、繁殖而导致的炎症性疾病。

（二）流行病学

普通成年人群中，女性尿路感染发病率显著高于男性，约 8 ：1。已婚女性发病率高于未婚女性，约 5%，与性生活、月经、妊娠、应用避孕药物等因素有关。60 岁以上女性发病率高达 10% ～ 12%，多为无症状性细菌尿。50 岁以后男性尿路感染发生率随着前列腺肥大发生率的增高而增高，约为 7%。

二、病因

尿路感染的常见病因，见表 8-1。

表 8-1　尿路感染的病因

项目	内容
病原学	革兰阴性杆菌：大肠埃希菌、变形杆菌、克雷伯杆菌
	革兰阳性杆菌：粪链球菌和凝固酶阴性的葡萄球菌
感染途径	上行途径
	血行途径
	直接途径
	淋巴途径
机体防御功能	排尿的冲刷作用
	尿道和膀胱黏膜的抗菌能力
	尿液具有高浓度尿素、高渗透压和低 pH 等特点
	前列腺分泌物中具有的抗菌成分
	感染后白细胞进入膀胱上皮组织和尿液中，很快起到清除细菌的作用
	输尿管膀胱连接处的活瓣，可以抑制尿液、细菌进入输尿管

续　表

项目	内容
易感因素	尿路梗阻
	膀胱输尿管反流
	机体免疫力低下
	神经源性膀胱
	妊娠
	性别和性活动
	医源性因素
	泌尿系统结构畸形或异常
	遗传因素
细菌的致病力	大肠埃希菌中的少数菌株可引起尿路感染症状

三、临床表现

（一）膀胱炎

可分为急性单纯性膀胱炎和反复发作性膀胱炎。

1. 症状　主要为尿频、尿急、尿痛、排尿不适、下腹部疼痛等，少数患者短期内出现排尿困难。尿液常浑浊，伴有异味，30% 左右可出现血尿。

2. 体征　可出现腰痛、发热，体温≤ 38.0℃。

（二）急性肾盂肾炎

发生于各年龄段，育龄女性最多见。临床表现与感染程度有关，通常起病较急。

1. 症状　全身症状可表现为全身酸痛、头痛、发热、寒战、恶心、呕吐等。泌尿系统症状可表现为尿频、尿急、尿痛、排尿困难、腰痛、下腹部疼痛等。腰痛多为钝痛或酸痛。

2. 体征　发热、心动过速、全身肌肉压痛、一侧或两侧肋脊角或输尿管点压痛和（或）肾区叩击痛。体温多高于 38.0℃，呈弛张热、稽留热或间歇热。

（三）慢性肾盂肾炎

临床表现复杂，全身及泌尿系统局部表现均可不典型。多数患者可有急性肾盂肾炎病史，合并不同程度的低热、间歇性尿频、排尿不适、腰部酸痛及肾小管功能受损表现（如夜尿增多、低比重尿等）。急性发作时患者症状明显，类似急性肾盂肾炎。

（四）无症状性细菌尿

无症状性细菌尿是指患者有真性细菌尿，而无尿路感染的症状。患者可长期无症状、尿常规无显著异常或病程中出现尿感症状，但尿培养有真性菌尿。

（五）导管相关性尿路感染

导管相关性尿路感染是指留置导尿管或先前 48 小时内留置导尿管者发生的感染。

（六）绝经后尿路感染

绝经后尿路感染是指女性月经完全停止 1 年以上发生的尿路感染。其易感因素包括：雌激素水平下降、阴道菌群失调、高龄、免疫力低下、留置导尿管、尿失禁、子宫脱垂、糖尿病、泌尿系统手术史等。

（七）并发症

肾乳头坏死、肾周围脓肿。

（八）实验室及器械检查（表 8-2）

表 8-2　尿路感染常用实验室及器械检查

项目	内容
尿液检查	尿常规
	尿沉渣
	白细胞排泄率
	涂片细菌
	尿培养
	亚硝酸盐还原试验
血液检查	血常规
	肾功能
影像学检查	B 超
	X 线
	静脉肾盂造影
	排尿期膀胱输尿管反流造影
	逆行性肾盂造影

四、诊断

（一）诊断标准

1. 尿路感染的诊断应有尿路刺激征、感染中毒症状、腰部不适等典型症状，并结合尿液改变和尿液细菌学检查。

2. 所有真性细菌尿者均应诊断为尿路感染。

3. 若两次细菌培养均为同一菌种的真性菌尿，则诊断为无症状性细菌尿。

4. 相关研究显示，尿标本细菌培养菌落计数 $> 10^2/ml$，比 $> 10^5/ml$ 对具有典型症状的女性诊断尿路感染更具敏感度和特异度，但在男性诊断尿路感染时的菌落计数应 $> 10^3/ml$。

5. 留置导尿管的患者出现典型的尿路感染症状、体征，且尿标本细菌培养菌落计数 $> 10^3/ml$ 时，可诊断为导管相关性尿路感染。

（二）定位诊断

尿路感染的诊断还要进行定位诊断，判定是上尿路感染还是下尿路感染。

1. 上尿路感染　常有发热、寒战、甚至出现毒血症症状，伴明显腰痛或向会阴部下传的腹痛，有时恶心、呕吐伴食欲缺乏等。查体可见输尿管点和（或）肋脊点压痛、肾区叩击痛等。

实验室检查可出现膀胱冲洗后尿培养阳性、排除间质性肾炎及狼疮性肾炎等疾病后尿沉渣镜检有白细胞管型、尿 NAG 升高、尿 β_2 微球蛋白（β_2-MG）升高、尿渗透压降低。

2. 下尿路感染　常以尿频、尿急、尿痛等膀胱刺激征为突出表现，一般少有发热、腰痛等全身表现。

3. 慢性肾盂肾炎　尿路感染病史 1 年以上结合影像学及肾功能检查。

（1）肾脏外形凹凸不平，且两侧肾脏大小不一。

（2）静脉肾盂造影显示肾盂肾盏变形、不规则甚至缩小。

（3）持续性肾小管功能减退（如肾浓缩功能差、尿比重低等）。

具备上述第（1）（2）条的任何一项再加第（3）条可诊断慢性肾盂肾炎。

五、治疗

（一）一般治疗

1. 急性期发热患者注意多卧床休息，多饮水，勤排尿，促进细菌及炎性渗出物快速排出。发热患者给予易消化、高热量、富含维生素饮食。

2. 膀胱刺激征和血尿明显者，可口服碳酸氢钠片 1g，每日 3 次，以碱化尿液、缓解症状、抑制细菌生长、避免形成血凝块，对应用喹诺酮类及氨基糖苷类抗生素者还可以增强疗效。

3. 尿路感染反复发作者积极寻找病因，及时去除诱发因素。

（二）抗感染治疗

用药原则：选用致病菌敏感的抗生素。无病原学培养结果前，一般首选对革兰阴性杆菌有效的抗生素，尤其是首次发作的尿路感染。若治疗 3 天后症状未改善，根据药敏结果调整抗生素。抗生素在尿和肾内的浓度要高。宜采用肾毒性小、不良反应少的抗生素。单一药物疗效不佳、严重或混合感染、出现耐药菌株时应采用联合抗感染治疗。不同类型尿路感染的疗程不一。

1. 急性膀胱炎

（1）单剂量疗法：①磺胺甲噁唑 2.0g、甲氧苄啶 0.4g、碳酸氢钠 1.0g，顿服；②氧氟沙星 0.4g，顿服；③阿莫西林 3.0g，顿服。

（2）短疗程疗法：可选用磺胺类、喹诺酮类、半合成青霉素或头孢类等抗生素，任选一种药物，连用 3 天，约 90% 的患者可治愈。

停服抗生素 7 天后，需进行尿细菌定量培养。如结果阴性表示急性细菌性膀胱炎已治愈；如仍有真性细菌尿，应继续给予抗生素治疗 2 周。

2. 肾盂肾炎　首选对革兰阴性杆菌有效的药物。若 72 小时治疗效果不佳，则应根据药敏结果调整抗生素。

（1）病情较轻者口服药物治疗即可，疗程 10 ～ 14 天。常用药物有①氧氟沙星 0.2g，每日 2 次；②环丙沙星 0.25g，每日 2 次；③阿莫西林 0.5g，每日 3 次；④头孢呋辛 0.25g，每日 2 次。治疗 14 天后，若尿菌仍阳性，应根据药敏结果选用相应抗生素继续治疗 4 ～ 6 周。

（2）严重感染全身中毒症状明显者需静脉输液治疗。常用药物有：①氨苄西林 1.0 ～ 2.0g，4 小时 1 次；②头孢噻肟钠 2.0g，8 小时 1 次；③头孢曲松钠 1.0 ～ 2.0g，12 小时 1 次；④左氧氟沙星 0.2g，12 小时 1 次。必要时联合用药。氨基糖苷类抗生素对肾脏的毒副作用大，谨慎服用。如经过上述治疗好转，体温恢复正常后继续治疗 3 天再调整为口服抗生素，完成 2 周疗程。治疗 72 小时后如无好转，应根据药敏结果调整抗生素，治疗时间长于 14 天。上述治疗后仍有持续发热者，应注意筛查是否出现肾盂肾炎并发症。

慢性肾盂肾炎治疗的关键是积极寻找并去除易感因素。急性发作时治疗方案与急性肾盂肾炎相同。

3. 再发性尿路感染　包括重新感染和复发。

（1）重新感染：治疗后尿路感染症状消失，并且尿培养显示尿菌阴性，但在停用药 6 周后再次出现真性细菌尿，尿培养菌株与上次不同，则为重新感染。大部分患者有尿路感染症状，治疗方法与首次发作一致。对 6 个月内发生 2 次以上的患者，建议其每晚睡前排尿后服用复方磺胺甲噁唑 0.45 ～ 0.9g 或呋喃妥因 50 ～ 100mg 或氧氟沙星 200mg 一次，每 7 ～ 10 天更换一次，连续服用 6 个月。

（2）复发：治疗后症状消失，尿菌阴转后在 6 周内再出现菌尿，尿培养菌种与上次相同且为同一血清型，称为复发。肾盂肾炎复发患者，尤其是复杂性肾盂肾炎，在去除诱发因素（如结石、梗阻、尿路异常等）的基础上，应根据药敏结果选择具有针对性杀菌性抗生素，疗程长于 6 周。反复发作患者予以长程低剂量抑菌疗法。

4. 无症状性菌尿　一般认为有下述情况应予以积极治疗：①妊娠女性；②学龄前儿童；③曾出现有尿路感染症状者；④泌尿系统梗阻、肾移植及其他尿路有复杂情况者。应根据药敏结果选择抗生素治疗，主张短疗程用药，若治疗后复发，可选用长程低剂量抑菌疗法。

5. 导管相关性尿路感染　大多数无尿路感染症状者不推荐使用抗生素。出现症状时，首先推荐移除导管。无须继续留置导管的不应再次插管。如无法移除导管，在留取尿培养和采用抗生素治疗前更换留置时间超过 7 天的导管。

6. 绝经后尿路感染　治疗推荐在应用雌激素的基础上预防性应用抗生素。运用雌激素的过程中要注意监测阴道分泌物中乳酸杆菌的数量。

（三）疗效评定

1. 治愈　治疗后尿路感染症状消失，尿菌阴性，疗程结束后 2 周、6 周复查尿菌仍阴性。

2. 治疗失败　治疗后尿路感染症状仍存在或不明显，尿菌仍阳性，或治疗后尿菌阴性，但 2 周或 6 周复查尿菌转为阳性，且为同一种菌株。

（四）预防

1. 多饮水、勤排尿是最有效的预防方法。

2. 坚持清洁会阴部。

3. 尽量避免使用尿路操作器械，必须应用时严格遵守无菌操作规范。

4. 必须留置导尿管的，前 3 天给予抗生素可预防尿路感染的发生。

5. 与性生活有关的尿路感染，性交后立即排尿，并口服一次常用量抗生素。

6. 膀胱 - 输尿管反流者，要做到每次排尿后数分钟后，再排尿一次。

六、转院建议

入住护理院的尿路感染患者，出现以下情况应转至二级及二级以上医院：①尿路感染症状严重，短期抗感染治疗效果不佳者；②出现持续进行性肾功能下降、严重并发症或合并其他严重临床症状者；③抗感染治疗后出现无法解释或难以处理的不良反应；④伴有复杂情况的尿路感染及其他需要进行外科治疗的患者。

第二节　前列腺增生

一、概述

（一）定义

良性前列腺增生（BPH）简称前列腺增生，亦称前列腺肥大，是以下尿路症状（LUTS）为主要临床表现的老年男性常见病，其组织学表现为前列腺腺体成分和间质细胞的增多。目前认为，老年性的膀胱逼尿肌功能障碍、尿道阻力增加及前列腺体积增大是导致前列腺增生下尿路症状的主要原因。

（二）流行病学

组织学 BPH 的发病率随着年龄的增长而增高。通常最初发生在 40 岁以后，60 岁以上老年人的发病率超过 50%，80 岁以上高龄老人群发病率可达 83%。BPH 中有中 - 重度 LUTS 的约占 50%。相关研究显示，亚洲人相较于美洲人出现中 - 重度 LUTS 的比例更高。

二、病因

BPH 为多种因素相互作用结果，迄今为止并不完全清楚。老龄和有功能的睾丸是发病的必备条件。研究发现，BPH 可能是上皮细胞和基质的增殖与细胞凋亡的减少导致的。睾酮与双氢睾酮、雌激素、上皮和基质的相互影响，各种生长因子的作用等因素均可能在前列腺增生的发病中单独或协同起着重要作用。

三、临床表现

前列腺增生临床上主要有膀胱刺激症状、梗阻症状及梗阻的并发症等。症状与前列腺本身的增生程度不成正比，而是取决于是否合并感染和结石、病变发展的速度、梗阻的程度等。增生未引起梗阻或轻度梗阻时可全无症状，症状可以时轻时重。

（一）症状

1. 膀胱刺激症状　尿频是 BPH 患者最常见的症状，尤以夜间小便次数增多显著。随着梗阻加重、膀胱残余尿增多、有效容量减少，尿频症状逐渐加重。老年患者多存在膀胱逼尿肌功能不稳定，也会出现尿频、急迫性尿失禁。

2. 梗阻症状　BPH 患者最重要的症状是进行性排尿困难，通常进展缓慢。轻度梗阻时，患者可出现排尿踌躇、时间延长及尿后滴沥。梗阻加重后，排尿费力、射程缩短、尿线细，患者加腹压后可辅助排尿。梗阻加重到一定程度时，膀胱出现残余尿。残余尿量随着梗阻程度的加重而增多。过多的残余尿减弱膀胱逼尿肌功能，逐渐发生慢性尿潴留，并可出现充溢性尿失禁。气候变化、饮酒、劳累等因素可在前列腺增生的任何阶段中导致急性尿潴留的发生。

（二）体征

BPH 患者的查体需在膀胱排空后进行。

1. 直肠指诊　了解前列腺的形态、大小、质地，有无压痛及结节，中央沟是否变浅或消失及肛门括约肌张力情况。

2. 下腹部叩诊　了解是否存在慢性尿潴留。

3. 局部神经系统检查（包括运动和感觉）　可提示患者是否存在神经源性膀胱功能障碍。

（三）并发症

BPH 导致的血尿是老年男性血尿的常见原因。伴有尿路感染时，尿频、尿急、排尿困难及尿痛症状加重。合并膀胱结石时，会出现血尿和排尿中断。BPH 晚期患者可出现肾积水和肾功能不全。

（四）实验室及器械检查（表 8-3）

表 8-3　前列腺增生常用实验室及器械检查

项目	内容
必要检查	血清前列腺特异性抗原（PSA）
	尿常规
	前列腺超声及残余尿
	尿流速检查
可选择检查	排尿日记（表 8-4）
	肾功能检查
	尿道造影
	尿动力学检查
	尿道膀胱镜检查

（五）排尿日记（表 8-4）

表 8-4　排尿日记

时间	液体摄入量 （饮水或食物）	排尿量	有无尿急	有无尿失禁

四、诊断

凡 50 岁以上的男性出现进行性排尿困难，须考虑前列腺增生的可能。老年患者有膀胱炎、膀胱结石或肾功能不全时，同时应注意是否合并前列腺增生。应通过国际前列腺症状评分（IPSS）判断是否存在前列腺增生、梗阻的严重程度、有无并发症并除外其他梗阻性疾病（表 8-5）。

表 8-5　国际前列腺症状评分

在最近一个月内，您是否有一下症状？	无	在五次中					症状评分
		少于一次	少于半数	大约半数	多于半数	几乎每次	
1. 是否经常有尿不尽感？	0	1	2	3	4	5	
2. 两次排尿间隔是否经常小于 2 小时？	0	1	2	3	4	5	
3. 是否曾经有间断性排尿？	0	1	2	3	4	5	
4. 是否有排尿不能等待现象？	0	1	2	3	4	5	
5. 是否有尿线变细现象？	0	1	2	3	4	5	
6. 是否需要用力及使劲才能开始排尿？	0	1	2	3	4	5	
7. 从入睡到早起需要起来排尿几次？	没有	1 次	2 次	3 次	4 次	5 次	
	0	1	2	3	4	5	

症状总评分

（1）轻度症状：0～7 分；（2）中度症状：8～19 分；（3）重度症状：20～35 分

五、治疗

治疗方法主要包括药物、手术及微创治疗，选择治疗方法时必须综合考虑尿路梗阻的程度和患者一般情况。

（一）观察等待

对于症状较轻（IPSS ≤ 7 分）、中度症状（IPSS ≥ 8 分）但生活质量无严重影响的患者可单纯观察，但应密切随诊。内容包括：①向患者告知 BPH 的相关知识，了解观察等待的效果和预后；②对患者的生活方式进行指导：减少咖啡、酒精、辛辣食物的食入，适当调整饮水量及时间；③养成良好的排尿习惯，如二次排尿、放松排尿和尿后尿道挤压等措施；④观察等待开始半年后进行首次复诊，以后每年一次复诊，了解患者是否出现病情进展及合并症，必要时调整治疗方案。

（二）药物治疗

前列腺增生的治疗药物较多，主要包括 α_1 肾上腺素能受体阻滞药、5α 还原酶抑制药及 M 受体拮抗药等。

1.α_1 受体阻滞药

（1）适应证：主要适用于存在中 - 重度 LUTS 的 BPH 患者。

（2）药物及用法：①多沙唑嗪缓释片 4mg，每日 1 次；②阿夫唑嗪缓释片 10mg，每日 1 次，晚饭后服用；③特拉唑嗪起始剂量为 1mg，每日 1 次，睡前服用，1～2 周后剂量可增加至 5～10mg，每日 1 次；④坦索罗新缓释胶囊 0.2mg，每日 1 次，睡前服用。

（3）注意事项：α_1 受体阻滞药一般在治疗 48 小时后起效，若连续使用 1 个月症状无明显缓解则不再继续使用。不推荐同时使用两种及两种以上 α_1 受体阻滞药，可能导致多种药物不良反应。α_1 受体阻滞药常见的副作用有头晕、头痛、乏力、困倦、直立性低血压、异常射精等。其中，直立性低血压更容易发生在合并心脑血管疾病及同时使用血管活性药物患者中。建议白

内障手术前停用 α₁ 受体阻滞药。

2.5α 还原酶抑制药

（1）适应证：适用于前列腺体积增大伴中 - 重度下尿路症状的 BPH 患者。

（2）药物及用法：①非那雄胺 1mg，每日 1 次；②度他雄胺软胶囊 0.5mg，每日 1 次，整粒吞服。

（3）注意事项：起效较慢，一般 6～12 个月后疗效最大。常见的副作用有：勃起功能障碍、射精异常、性欲低下、男性乳房女性化、乳房痛等。

3.M 受体拮抗药

（1）适应证：伴有尿潴留的 BPH 患者。

（2）药物及用法：①托特罗定，起始剂量 2mg，每日 2 次，剂量可下调至 1mg，每日 2 次；②索利那新 5～10mg，每日 1 次。

（3）注意事项：主要副作用包括口干、头晕、便秘、排尿困难和视物模糊等。M 受体拮抗药可能造成残余尿量增加和急性尿潴留，当患者残余尿量超过 200ml 时，M 受体拮抗药谨慎使用。临床研究显示，尿潴留、胃潴留、窄角性青光眼患者禁用。

六、转院建议

入住护理院的前列腺增生患者，出现以下情况应转至二级及二级以上医院：①具有中 - 重度 LUTS、明显影响生活质量的 BPH 患者；② BPH 患者反复出现尿潴留、血尿、泌尿系统感染、膀胱结石和继发性上尿路积水；③ BPH 患者合并腹股沟疝、严重痔疮或脱肛，临床判断不解除下尿路梗阻难以达到治疗效果者。

（刘　洋）

第 9 章

护理院神经系统常见疾病和处理要点

第一节 短暂性脑缺血发作

一、概述

短暂性脑缺血发作（transient ischemic attack，TIA）是由于局部脑或视网膜缺血而引起的短暂性神经功能缺损，临床症状一般不超过 1 小时，最长不超过 24 小时，且无责任病灶的证据。凡是神经影像学检查有神经功能缺损相对应的明确病灶者不宜称为 TIA。

二、病因

TIA 的发病多于动脉粥样硬化、心脏病、动脉狭窄、血液成分改变即血流动力学变化等病因有关，主要分以下两种类型。

（一）血流动力学改变

各种原因导致的颈内动脉系统或椎 - 基底动脉系统的动脉严重狭窄，血压的急剧波动导致原来的靠侧支循环支持的脑区发生一过性缺血。

（二）微栓塞

动脉粥样硬化所致的不稳定斑块或附壁血栓的破碎脱落、瓣膜性或非瓣膜性心源性栓子、血液成分变化所形成微栓子。微栓子阻塞小动脉所支持循环的脑区发生一过性缺血。当微栓子破裂移向远端或自溶时，症状改善。

三、临床表现

TIA 好发于中老年人，患者多伴有动脉粥样硬化、高血压、糖尿病或血脂异常等脑血管疾病危险因素。起病突然，历时短暂，反复发作，每次发作症状类似，最长不超过 24 小时，不留后遗症，神经功能缺损范围及程度有限。

（一）症状

1. 颈内动脉系统 TIA　临床表现和受累血管分布有关。大脑中动脉（MCA）供血区的 TIA 表现为对侧肢体偏瘫、轻偏瘫等运动障碍、偏身感觉障碍和对侧同向偏盲，失语、失用及空间定向障碍。大脑前动脉（ACA）供血区的 TIA 表现为人格或情感障碍、对侧下肢无力等。颈内动脉（ICA）供血区的 TIA 表现为患侧单眼一过性黑矇、失明、对侧运动或感觉障碍等。

2. 椎 - 基底动脉系统 TIA　最常见表现为眩晕、平衡障碍、眼球运动异常及复视。可伴单侧或双侧面部麻木，单独出现对侧肢体运动或感觉障碍，呈典型或不典型脑干缺血症状。此类

TIA 还可出现以下几种特殊表现的临床综合征：跌倒发作、短暂性全面遗忘症、双眼视力障碍发作。

（二）体征

大多数 TIA 患者就诊时已无明显临床症状，故无特殊阳性神经体征。

（三）实验室及器械检查（表 9-1）

表 9-1　短暂性脑缺血发作的实验室和器械检查

项目	内容
基本检查	全血细胞计数、血红蛋白、血细胞比容
	尿液检查（蛋白、糖和尿沉渣镜检）、粪常规及隐血
	血液生化检查（空腹血糖、餐后 2 小时血糖、钾、钠、尿酸、肌酐、总胆固醇、三酰甘油，高密度脂蛋白胆固醇、低密度脂蛋白胆固醇、凝血相、ENA 系列等）
	心电图、动态心电图检查（Holter）
	CT、MRI
推荐检查	超声心动图
	多普勒超声（TCD）
	神经心理学检查

四、诊断

诊断主要依靠病史。中老年患者突然出现局灶性脑功能损害症状，符合颈内动脉或椎 - 基底动脉系统缺血表现，并在短时间内症状完全恢复（多不超过 1 小时），应高度怀疑为 TIA。CT 或 MRI 检查大多正常。部分病例弥散加权 MRI（DWI）可以在发病早期显示一过性缺血灶，多呈小片状。CTA、MRA 及 DSA 检查有时可见血管狭窄、动脉粥样硬化改变。TCD 检测可探查颅内动脉狭窄、血流状况评估和微栓子监测。

五、治疗

TIA 是急症。发病后 2 ～ 7 天为脑卒中的高风险期，对患者进行紧急评估与干预可以减少脑卒中的发生。应提前做好相关准备工作，一旦 TIA 转变成脑梗死，不能延误溶栓时机。

（一）抗血小板治疗

非心源性栓塞性TIA 推荐抗血小板治疗。卒中风险较高患者，如TIA 或小卒中发病 1 个月内，可采用小剂量阿司匹林 100mg/d 与氯吡格雷 75mg/d 联合抗血小板治疗 21 天。一般单独使用：①阿司匹林（100mg/d）；②氯吡格雷（75mg/d）；③小剂量阿司匹林和缓释的双嘧达莫（分别为 25mg 和 200mg，每日 2 次），或西洛他唑（100mg，每日 2 次）。

（二）抗凝治疗

心源性栓塞性TIA 可采用抗凝治疗。主要包括肝素、低分子肝素、华法林和新型口服抗凝剂。一般短期使用肝素 4000U 皮下注射，每日 2 次，后改为华法林口服抗凝剂治疗。华法林的目标剂量是维持国际标准化比值（INR）为 2 ～ 3，用药量根据结果调整。新型口服抗凝剂可作为华法林的替代药物，包括达比加群、利伐沙班、阿哌沙班及依度沙班。

（三）扩容治疗

纠正低灌注，适用于血流动力学改变型 TIA。

（四）溶栓治疗

目前不作为溶栓治疗的禁忌证，在临床症状反复发作时，若明确诊断为脑梗死，应积极按卒中指南进行溶栓治疗。

（五）其他治疗

对高纤维蛋白原血症患者，可启动降纤酶治疗，中药活血化瘀制剂也可能有一定的作用。

（六）外科治疗

对于近期发生的 TIA 或 6 个月内发生缺血性卒中合并同侧颈动脉颅外段严重狭窄（70% ～ 99%）及重度狭窄（50% ～ 69%）的患者，如果预计围手术期死亡和卒中复发 < 6%，推荐进行颈动脉内膜剥脱术（CEA）或颈动脉支架置入术（CAS）治疗。颈动脉颅外段狭窄程度 < 50%，不推荐 CEA 或 CAS 治疗。如果无早期再通禁忌证，应在 2 周内进行手术。症状性颅外段颈动脉闭塞患者不推荐常规行颅外 - 颅内血管旁路移植术。主要颅内动脉狭窄所致的TIA 不推荐行颅外 - 颅内血管旁路移植术。

（七）控制危险因素

如高血压、脂代谢异常、糖代谢异常和糖尿病、吸烟、睡眠呼吸暂停、高同型半胱氨酸血症等。

六、转院建议

TIA 早期发生脑卒中的风险很高，发病 7 天内脑卒中风险 4% ～ 10%，90 天脑卒中风险10% ～ 20%。发作间隔时间缩短、持续时间延长、临床症状逐渐加重是即将发展为脑梗死的强烈预警信号。TIA 患者不仅易发生脑梗死，也易发生心肌梗死及猝死。最终 TIA 部分发展，部分继续发作，部分缓解。

常用的 TIA 危险分层工具为 ABCD 评分（表 9-2），症状发作在 72 小时内并存在如下情况之一者，建议转诊至附近有条件的医院治疗：①评分 > 3 分；②评分 0 ～ 2 分，但门诊不能 2天内完成 TIA 系统检查；③评分 0 ～ 2 分，并有其他证据提示症状由局部缺血造成。

表 9-2　TIA 的 ABCD 评分

TIA 的临床体征		得分
年龄（A）	> 60 岁	1
血压（B）	收缩压 > 140mmHg 或舒张压 > 90mmHg	1
临床症状（C）	单侧无力	2
	不伴无力的言语障碍	1
	> 60 分钟	2
症状持续时间（D）	10 ～ 59 分钟	1
糖尿病（D）	有	1

第二节　脑血栓形成

一、概述

脑血栓形成是指血液在脑动脉管腔内凝集，造成管腔狭窄或闭塞，该动脉所供应的脑组织发生缺血坏死，而出现相应的神经系统受损表现或影像学上发现梗死灶。

二、病因

（一）动脉粥样硬化

主要发生在管径 500μm 以上的动脉，其斑块导致管腔狭窄或血栓形成。脑动脉粥样硬化常伴高血压病，两者互为因果，糖尿病和高脂血症也可加速动脉粥样硬化的进程。

（二）动脉炎

如结缔组织病、细菌、病毒、螺旋体感染等均可导致动脉炎症，使管腔狭窄或闭塞。

（三）其他少见原因

包括药源性（如可卡因、安非他明）；血液系统疾病（如红细胞增多症血小板增多症、血栓栓塞性血小板减少性紫癜等）；遗传性高凝状态（如抗凝血酶III缺乏）；抗磷脂抗体（如抗心磷脂抗体、狼疮抗凝物）；脑淀粉样血管病、烟雾病、肌纤维发育不良和内外（颈动脉和椎动脉）夹层动脉瘤等。此外，尚有极少数不明原因者。

三、临床表现

（一）症状

1. 颈内动脉血栓形成　典型表现为同侧黑矇，对侧偏瘫及偏身感觉障碍；大面积脑梗死可出现高颅内压，重者发生脑疝。

2. 大脑中动脉血栓形成　表现为对侧偏瘫，对侧偏身感觉障碍，对侧同向偏盲。脑梗死面积较大时，可出现高颅内压，重者发生脑疝。

3. 大脑前动脉血栓形成　除肢体偏瘫和感觉障碍外，还可出现精神症状及二便失禁。

4. 脉络膜前动脉血栓形成　可出现一过性或较轻的对侧偏瘫，下肢重；对侧半身深浅感觉障碍和对侧偏盲。

5. 大脑后动脉血栓形成　皮质支血栓形成，出现对侧偏盲；深支血栓，出现对侧半身感觉障碍，短暂较轻的对侧偏瘫。

6. 椎 - 基底动脉血栓形成　可出现眩晕、眼球震颤、耳鸣耳聋、四肢瘫痪等，重者可伴意识障碍，病情多较严重，病死率高。

（二）体征

可发生非均等性肌力下降、共济失调，不同程度的深、浅感觉障碍，瞳孔变化，眼球活动受限，伸舌不能居中，咽反射迟钝及其他神经反射的减弱或亢进，Babinski 征、Oppenheim 征、Gordon 征等病理征阳性等。

（三）实验室及器械检查（表 9-3）

表 9-3　脑血栓形成的实验室和器械检查

项目	内容
基本检查	全血细胞计数、血红蛋白、血细胞比容
	尿液检查（蛋白、糖和尿沉渣镜检）、粪常规及隐血
	血液生化检查（空腹血糖、餐后 2 小时血糖、钾、钠、尿酸、肌酐、总胆固醇、 　三酰甘油，高密度脂蛋白胆固醇、低密度脂蛋白胆固醇、凝血相、ENA 系列等）
	心电图、动态心电图检查（Holter）
推荐检查	CT、MRI
	超声心动图、多普勒超声（TCD）
	脑血管造影
	脑脊液检查

1. 常规检查　血尿粪常规、肝肾功能电解质心肌酶谱等，特别是血常规及凝血相检查，明确有无紧急溶栓禁忌证。

2. CT 扫描　脑血栓形成 24 小时内，脑 CT 大多无明显梗死灶。24 小时以后，可逐渐显示出梗死区低密度影，边界不清。如大面积梗死可伴明显的占位效应，如同侧脑室受压及脑中线偏移。

3. MRI　脑血栓半小时以上 DWI 可显示梗死区高信号，在 12 小时左右可显示长 T_1 和 T_2 信号。MRI 对脑梗死的检出率高达 90% 以上。

4. 脑血管造影检查　MRA、CTA 和 DSA 可发现血栓动脉的部位、动脉狭窄及动脉硬化情况。MRA 不需造影剂，更适合老年患者；CTA 准确率较 MRA 高；DSA 是金标准，但属于有创操作。

5. 多普勒超声　可了解颈动脉粥样硬化斑块、内膜厚度、狭窄程度等，以及了解颅内脑血管血流动力学情况。

四、诊断

中老年的高血压及动脉硬化患者，静息状态下或睡眠中急性起病，迅速出现局灶性脑损害的症状和体征，并能用某一动脉供血区功能损伤解释，临床应考虑急性脑梗死的可能。CT 或 MR 检查发现梗死处可明确诊断。

五、治疗

治疗原则是尽量解除血栓及增加侧支循环、积极改善脑水肿、减轻脑组织损伤，减少并发症；病情稳定后尽早康复训练。

1. 溶栓治疗：溶栓治疗是急性期最有效的治疗。溶栓治疗的适应证：①时间窗为发病后 3 ～ 4.5 小时，越早越好，椎 - 基底动脉血栓的动脉溶栓时间窗可适当延长，如 12 小时以内也可以进行。②脑 CT 无与临床症状相关的低密度梗死灶。③无出血性疾病及出血倾向。④血压 < 180/105mmHg。⑤年龄通常在 80 岁以下，但第三次国际卒中试验（IST-3 表明，部分 80 岁以上患者溶栓治疗也获益。

（1）静脉滴注：重组组织型纤溶酶原激活物（rt-PA）用量为 0.9mg/kg，溶解于 100ml 生理盐水，前 1/10 静脉推注，以后持续静脉滴注 1 小时。对于经济条件或其他原因不能使用 rt-PA 的患者，可使用尿激酶（UK）溶栓。对发病 3 小时以内急性脑梗死患者，予以 UK 100 万 U 静脉滴注。

（2）选择性动脉溶栓：存在静脉 rt-PA 溶栓禁忌证或静脉 rt-PA 溶栓无效的患者，尤其是基底动脉、大脑中动脉血栓的患者。

（3）机械取栓：不适合溶栓治疗或溶栓治疗无效者，可考虑机械取栓。

2. 抗血小板药物：溶栓后 24 小时可使用阿司匹林 100mg/d 和氯吡格雷 75mg/d。

3. 防止脑水肿和脑疝：大面积脑梗死，应积极治疗脑水肿。对于急性高颅内压 20% 甘露醇 250ml 静脉快速滴注，每日 2～4 次。老年患者可 125ml，每日 2～3 次。肾功能异常者慎用；甘油果糖 250ml，每 12 小时一次静脉滴注，本药不影响肾功能，糖尿病患者也可使用；利尿药如呋塞米对合并高血压、心功能不全患者更佳，每日 20～80mg 静脉滴注，每日 2～4 次；白蛋白，每次 10g 静脉滴注，每日 1～2 次。

4. 手术治疗：大面积脑梗死，有可能发生或已经发生脑疝，应急诊手术，去骨瓣减压和清除梗死组织，以挽救生命。

5. 控制血压、血糖、血脂：发病初期除血压＞200mmHg，一般不适用抗高血压药物，1 周后应维持血压在正常水平，应防止血压降得过快过低；可使用他汀类药物控制血脂及调脂稳定斑块；维持血糖在正常范围。

6. 营养：病情较重者尤其延髓性麻痹或意识障碍者，由于进食困难，应尽早留置胃管，营养支持。

7. 维持水电解质及酸碱平衡。

8. 防治感染：对于延髓性麻痹、意识障碍者等病情较重者，易合并肺部感染，可根据痰培养和药敏试验，选择抗生素。

9. 预防下肢静脉血栓：对于意识不清或瘫痪患者，下肢血栓风险较大，可使用低分子肝素或应用肢体加压泵。

10. 早期康复治疗：发病后 1～2 周，如无严重并发症，可开始早期康复治疗。

六、转院建议

脑卒中是我国第一位的致死及致残原因。早在 2004 年美国北卡罗来纳大学医学院为帮助公众快速识别脑卒中和院前急救，设计并提出了"FSAT"行动，至今仍然在全世界内广泛应用。即 F（face），观察患者笑时是否有两侧嘴角不对称，是否伴有面部无力；A（arm），观察患者举起双手时是否有一侧上肢无力；S（speech），注意分辨患者说话时有无口齿不清、语言表达困难；T（time），如果上述三项有一项存在，立即拨打急救电话 120。"时间就是大脑"，早期诊治，将能最大限度地挽救患者的生命健康。

临床识别及评估是其中的第一步，是后续的院前急救、转诊等的必要条件。脑卒中的临床识别及评估要点包括：①症状是否为突然发生？脑卒中一般起病较快，如脑栓塞的症状在数秒至数分钟可达高峰，脑出血为 10 分钟至数小时，脑梗死为 10 余小时或 1～2 天。②是否有一侧肢体（伴不伴面部）无力、笨拙、沉重和麻木？短暂性脑缺血发作时，可发生一过性肢体无力或麻木感；大脑前、大脑中动脉支配区脑梗死或栓塞时可出现对侧肢体偏瘫、感觉障碍；脑出血累及大脑运动和感觉功能区神经元时也可出现对侧肢体瘫痪和麻木或感觉丧失等；脑干病变时引起的多为"交叉瘫"，即同侧面部、对侧肢体瘫痪或感觉障碍。③是否一侧面部麻木或口角歪斜？当缺血性或出血性病灶引起皮质核束和皮质脊髓束受损时，出现对侧中枢性面瘫；面神经核受损时出现同侧周围性面瘫。④是否说话不清或理解语言困难？常见的失语类型包括运动性失语、感觉性失语、失读症和皮质性失语。⑤是否双眼向一侧凝视？当缺血或出血性病变导致额叶或脑桥侧视中枢受损时，可出现患者双眼向一侧凝视。⑥是否一侧或双眼视力丧失或视物模糊？当颈内动脉系统的眼动脉发生栓塞时可出现同侧视力丧失或视物模糊。⑦是否有视物旋转或平衡障碍？椎 - 基底动脉系统病变常可以出现视物旋转或平衡障碍等表现。⑧是否有严重头痛、呕吐？当急性脑出血时颅内压增高，会出现明显的头痛、恶心、呕吐和视盘水肿。⑨有无上诉症状同时伴意识障碍或抽搐？大脑皮质和脑干上行网状系统控制人的意识和觉醒，病变时可出现不同程度的意识障碍。脑卒中病变累及颞叶时易出现癫痫。此外，美国心脏病协会/美国卒中协会（AHA/ASA）制定的早期识别脑卒中的"辛辛那提院前卒中量表"中 3 个简单测试"笑一笑，动一动，说一说"可以帮助社区医生及居民早期识别脑卒中。上诉 3 个测试分别能辅助判断患者是否存在面瘫、肢体瘫痪和语言功能障碍，任何一项阳性均可初步诊断为脑卒中。

通过上诉途径简单识别和评估后，如怀疑为脑卒中患者，应立即联系救护车，转诊至附近有条件的医院治疗。

第三节 脑栓塞

一、概述

脑栓塞是指脑动脉被异常栓子阻塞，使其供血脑组织发生缺血性坏死，出现相应的神经功能障碍。栓子以血栓栓子为主，占所有栓子的 90%。

二、病因

脑栓塞的栓子来源可分为心源性、非心源性和不明原因性 3 种。心源性脑栓塞以心房颤动为最重要和最常见病因。

三、临床表现

任何年龄均可发病。大多数在无前驱症状下突然发病，常在数秒或数十秒内症状达高峰。少部分患者在几天内呈阶梯式进展恶化，这是因为反复栓塞所致。

（一）症状

脑栓塞的表现取决于被栓塞的动脉。因较大动脉阻塞致大面梗死者或多发栓塞者，在发病后 3～5 天病情加重，甚至因高颅内压引起脑疝致死。

80% 的栓塞发生在颈内动脉系统，发病时可有短暂的意识障碍、头痛、头晕和（或）抽搐；继而可出现失语、眼球凝视麻痹、面瘫、肢体瘫痪、感觉障碍。

少数发生在椎 - 基底动脉系统发生者，可表现为复、口舌麻木、眩晕、共济失调、交叉性瘫痪、意识障碍等。

（二）体征

可发生非均等性肌力下降、共济失调，不同程度的深浅感觉障碍，瞳孔变化，眼球活动受限，伸舌不能居中，咽反射迟钝及其他神经反射的减弱或亢进，Babinski 征、Oppenheim 征、

Gordon 征等病理征阳性等。心源性栓塞可伴脉搏短绌、心界扩大、心音强弱不等、心律绝对不齐、心脏杂音等。

（三）实验室及器械检查（表 9-4）

表 9-4　脑栓塞的实验室和器械检查

项目	内容
基本检查	全血细胞计数、血红蛋白、血细胞比容
	尿液检查（蛋白、糖和尿沉渣镜检）、粪常规及隐血
	血液生化检查（空腹血糖、餐后 2 小时血糖、钾、钠、尿酸、肌酐、总胆固醇、三酰甘油、高密度脂蛋白胆固醇、低密度脂蛋白胆固醇、凝血象、ENA 系列等）
	心电图、动态心电图检查（Holter）
	CT、MRI
推荐检查	超声心动图、多普勒超声
	脑血管造影
	脑脊液检查

脑 CT 可发现低密度影；脑 MRI 提示病灶区呈长 T_1 和长 T_2 信号，脑栓塞出血性梗死较常见，可混有短 T_1 信号；心电图可发现心房颤动等心律失常、心肌损伤等，对于原因不明的脑梗死，有条件者应长程监测心电图，以提高心房颤动的发现率。

四、诊断

骤然起病，数秒至数分钟达到高峰，出现偏瘫、失语等局灶性神经功能缺损，既往有栓子来源的基础疾病，如心脏病、严重的骨折等病史，可初步做出临床诊断，如合并其他靶器官栓塞更支持诊断。CT 和 MRI 检查可确定脑栓塞部位、数目及是否伴发出血，有助于明确诊断。

五、治疗

治疗原则是积极改善侧支循环、减轻脑水肿、防治出血和治疗原发病。

（一）脑栓塞的治疗

其治疗原则与脑血栓相同，但应注意如下几点。

1. 慎用溶栓　由于本病容易合并出血性梗死或出现大片缺血性水肿，所以在急性期慎用溶栓治疗。

2. 抗凝治疗　心房颤动引起的脑栓塞可应用抗凝血药，最好在病情稳定 2 周内应用。如华法林，对于高龄老年患者，INR 维持在 1.6 ～ 2.5 较安全。对于颅内出血风险较高的患者，应该选用达比加群、利伐沙班或阿哌沙班，与华法林相比较，其脑出血的风险较低。心源性栓塞者，可伴有心功能不全，在用脱水药时应酌情减量，甘露醇与呋塞米交替使用。

3. 其他类型的栓子所致的脑栓塞　如空气栓塞者，可应用高压氧治疗；脂肪栓塞者，加用 4% 碳酸氢钠 250ml，静脉滴注，每日 2 次；也可用糖皮质激素。

4. 大面积脑梗死患者　明显脑水肿，高颅内压有脑疝风险者，应积极去骨瓣减压手术，以挽救生命。

（二）原发病治疗

治疗原发病有利于脑栓塞的恢复和预防复发。

六、转院建议

转院建议同脑血栓形成。

第四节 脑 出 血

一、概述

脑出血（ICH）是指非外伤性脑实质内出血，发病率为每年（60～80）/10 万，在我国占全部脑卒中的 20%～30%。虽然脑出血发病率低于脑梗死，但其致死率高于后者，急性期病死率为 30%～40%。

二、病因

（一）原发性脑出血

是对脑小血管壁长期影响导致其逐渐发生病理改变而发生的出血，最常见病因是高血压合并细小动脉硬化，其占 50% 或以上，淀粉样血管病约占 30%，为老年人脑叶出血的最常见病因，其他为原因不明者。

（二）继发性脑出血

动 - 静脉血管畸形、动脉瘤、海绵状血管瘤、烟雾病、血液病（如白血病、再生障碍性贫血、血小板减少性紫癜、血友病、红细胞增多和镰状细胞病等）、既往药物使用（如抗凝或溶栓治疗等）、其他原因。

三、临床表现

本病多发于中老年人。患者突然发病，多数患者的病情很快达到高峰，部分在数小时或 1～3 天达到高峰。临床表现取决于出血量及出血部位。患者表现为突然出现头痛、呕吐；较重者可出现意识障碍甚至昏迷，严重者可发生脑疝，甚至呼吸停止血压下降，危及生命。

（一）症状

1. 基底节区出血　常有病灶对侧偏瘫、偏身感觉缺失和同向性偏盲，还可出现双眼球向病灶对侧同向凝视不能，优势半球受累可有失语等。

2. 脑叶出血　出血以顶叶最常见，其次为颞叶、枕叶、额叶，也有多发脑叶出血的病例如额叶出血可有偏瘫、大小便失禁、Broca 失语、摸索和强握反射等；颞叶出血可有 Wernicke 失语、精神症状、对侧上象限盲、癫痫；枕叶出血可有视野缺损；顶叶出血可有偏身感觉障碍、轻偏瘫、对侧下象限盲，非优势半球受累可有构象障碍。

3. 脑干出血　常有头痛、呕吐和意识障碍，重症表现为意识障碍，四肢弛缓性瘫痪，可迅速死亡。

4. 小脑出血　常有头痛、呕吐、眩晕和共济失调明显，起病突然，可伴有枕部疼痛。出血量较少者，主要表现为小脑受损症状，如患侧共济失调、眼震和小脑语言等，多无瘫痪；出血量较多者，尤其是小脑蚓部出血，病情进展迅速，发病时或病后12～24小时出现昏迷及脑干受压征象，双侧瞳孔缩小至针尖样、呼吸不规则等。暴发型则常突然昏迷，在数小时内迅速。

5. 脑室出血　常有头痛、呕吐，严重者出现意识障碍、四肢弛缓性瘫痪、去大脑强直发作、高热、呼吸不规则等症状。

（二）体征

可发生均等性肌力下降、共济失调，不同程度深浅感觉障碍，瞳孔变化，眼球活动受限，伸舌不能居中，咽反射迟钝及其他神经反射的减弱或亢进，脑膜刺激征阳性，巴宾斯基征、奥本海姆征、戈登征等病理征阳性。危重患者可出现针尖样瞳孔、眼球分离斜视或眼球浮动，四肢迟缓性瘫痪及去大脑强直状态、呼吸不规则、脉搏血压不稳等。

（三）实验室及器械检查（表9-5）。

表 9-5　脑出血的实验室和器械检查

项目	内容
基本检查	全血细胞计数、血红蛋白、血细胞比容
	尿液检查（蛋白、糖和尿沉渣镜检）、粪常规及隐血
	血液生化检查（空腹血糖、餐后2小时血糖、钾、钠、尿酸、肌酐、总胆固醇、三酰甘油，高密度脂蛋白胆固醇、低密度脂蛋白胆固醇、凝血象、ENA系列等）
	心电图、胸部X线
	CT、MR
推荐检查	超声心动图、多普勒超声
	脑血管造影

1. CT检查　颅脑CT是诊断ICH首选的重要方法，可清楚显示出血部位、出血量大小、形态、是否破入脑室及血肿周围有无水肿带和占位效应等。一般1周后血肿周围有环形增强，血肿吸收后呈低密度或囊性变。动态CT检查还可评价出血的进展情况。

2. MRI和MRA检查　对发现结构异常、明确脑出血的病因很有帮助。对检出脑干和小脑的出血灶和监测脑出血的演变过程优于CT扫描，对急性脑出血诊断不及CT。

3. 脑脊液检查　脑出血患者一般无须进行腰椎穿刺检查，以免诱发脑疝形成，如需排除颅内感染和蛛网膜下腔出血，可谨慎进行。

4. DSA　脑出血患者一般不需要进行DSA检查，除非疑有血管畸形、血管炎等又需外科手术或血管介入治疗时才考虑进行。DSA可清楚显示异常血管和造影剂外漏的破裂血管及部位。

5. 其他检查　包括血常规、血液生化、凝血功能、心电图检查和胸部X线摄片检查外周白细胞可暂时增高，血糖和尿素氮水平也可暂时升高，凝血活酶时间和部分凝血活酶时间异常提示有凝血功能障碍。

四、诊断

中老年患者在活动中或情绪激动时突然发病，迅速出现局灶性神经功能缺损症状及头痛、呕吐等颅内高压症状应考虑脑出血的可能,结合头颅 CT 检查,可迅速明确诊断。

五、治疗

治疗原则为安静卧床、积极降颅内压,防治脑水肿和脑疝,降低死亡率、致残率,减少复发,早期恢复。

(一)内科治疗

1. 一般处理　①一般应卧床休息 2～4 周,保持安静,避免情绪激动和血压升高,严密观察体温、脉搏、呼吸和血压等生命体征,注意瞳孔变化和意识改变。②保持呼吸道通畅,清理呼吸道分泌物或吸入物,如果 $PaO_2 < 60mmHg$ 或 $PaCO_2 > 50 mmHg$,应吸氧使动脉血氧饱和度维持在 90% 以上,有意识障碍、消化道出血者宜禁食 24～48 小时,必要时应排空胃内容物。③水、电解质平衡和营养支持。④调整血糖,维持血糖水平在 6～9mmol/L。⑤明显头痛、过度烦躁不安者,可酌情适当给予镇静镇痛药;便秘者可选用缓泻药。

2. 降低颅内压　积极控制脑水肿、降低颅内压是脑出血急性期治疗的重要环节。静脉滴注①甘露醇:通常 125～250ml,每 6～8 小时一次,疗程 7～10 天,如有脑疝形成征象、可快速加压静脉滴注或静脉推注;冠心病、心肌梗死、心力衰竭和肾功能不全者慎用。②利尿药:呋塞米常用,每次 20～40mg,每日 2～4 次静脉注射,常与甘露醇交替使用可增强脱水效果,用药过程中应注意监测肾功能和水、电解质平衡。③甘油果糖:500ml 静滴,每日 1～2 次,3～6 小时滴完,脱水、降颅内压作用较甘露醇缓和,用于轻症患者、重症患者的病情好转期和肾功能不全患者。④ 10% 人血白蛋白:50～100ml 静脉滴注,每日 1 次,对低蛋白血症患者更适用。

3. 调整血压　一般来说当收缩压＞200mmHg 或平均动脉压＞150mmHg 时,应取降压治疗;如果没有颅内压增高的证据,降压目标则为 160/90mmHg 或平均动脉压 110mmHg。降压不能过快,防止因血压下降过快引起脑低灌注。

4. 止血治疗　止血药物如 6- 氨基己酸、氨甲苯酸、巴曲酶等对高血压动脉硬化性出血的作用不大。如果有凝血功能障碍,可针对性地给予止血药物治疗,例如,肝素治疗并发的出血可用鱼精蛋白中和,华法林抗凝治疗并发的脑出血可用维生素 K_1 拮抗。

5. 亚低温治疗　是脑出血的辅助治疗方法。

6. 并发症的防治　①感染:发病早期无感染证据者,一般不建议常规使用抗生素;合并意识障碍的老年患者易并发肺部感染,或因导尿等易合并尿路感染,可给予预防性抗生素治疗;如果已经出现系统感染,可根据经验或痰培养、尿培养及药物敏感试验结果选用抗生素。②应激性溃疡:可引起消化道出血,对重症或高龄患者应预防应用 H_2 受体阻滞药或质子泵抑制药;一旦出血应按上消化道出血的治疗常规进行处理,如应用冰盐水洗胃及局部止血药等。③抗利尿激素分泌异常综合征:又称稀释性低钠血症,可发生于约 10%ICH 患者,应限制水摄入量在 800～1000ml/d,补钠 9～12g/d。低钠血症宜缓慢纠正,否则可导致脑桥中央髓鞘溶解症。④脑耗盐综合征:因心钠素分泌过高所致的低钠血症,治疗时应输液补钠。⑤痫性发作:有癫痫频繁发作者,可静脉缓慢推注地西泮 10～20mg,或苯妥英钠 15～20mg/kg 缓慢静脉注射控制发作。⑥中枢性高热:大多采用物理降温。⑦下肢深静脉血栓形成或肺栓塞:一旦发生,应给予低分子肝素 5000U 皮下注射,每日 1～2 次。对高龄、衰弱的卧床患者也可酌情给予预防性治疗。

（二）外科治疗

一般来说，当ICH病情危重致颅内压过高，内科非手术治疗效果不佳时应及时进行外科手术治疗。

1.外科治疗的目的 尽快清除血肿，降低颅内压，挽救生命，尽可能早期减少血肿对周围组织压迫，降低残疾率。同时可以针对出血原因，如脑血管畸形、动脉瘤等进行治疗。主要手术方法包括去骨瓣减压术、小骨窗开颅血肿清除术、钻孔血肿抽吸术和脑室穿刺引流术等。

2.外科治疗适应证 主要应根据出血部位、病因、出血量及患者年龄、意识状态、全身状况决定。一般认为手术宜在超早期(发病后6～24小时)进行。通常下列情况需要考虑手术治疗：①基底节区中等量以上出血（壳核出血≥30ml，丘脑出血≥15ml）；②小脑出血≥10ml或直径≥3cm，或合并明显脑积水；③重症脑室出血（脑室铸型）。

（三）康复治疗

脑出血后，只要患者的生命体征平稳、病情不再进展，宜尽早进行康复治疗。

六、转院建议

转院建议同脑血栓章节。

第五节 帕 金 森 病

一、概述

（一）定义

帕金森病（PD）是一种神经系统变性疾病，以静止性震颤、运动迟缓、肌强直和姿势平衡障碍为临床主要特征，并有嗅觉减退、认知情绪障碍、睡眠障碍、便秘、疲劳和疼痛等非运动症状。常隐匿起病，进展缓慢，症状复杂，可导致多种不同程度的功能障碍，严重影响患者的日常生活活动能力，造成生活质量下降和工作能力丧失。本病由英国医师James Parkinson于1817年首先报道并系统描述。

（二）流行病学

发病平均年龄约55岁，40岁以前相对少见。与欧美国家相似，患病率随年龄增长而增加，65岁以上人群的患病率为1700/10万，男性稍高于女性。

二、病因

目前认为本病是多因素所致，如环境因素、遗传因素、神经系统老化等。

三、临床表现

（一）症状

1.运动症状 为核心症状，常开始于一侧上肢，逐渐累及同侧下肢，再波及对侧上肢及下肢，呈"N"或反"N"形。

（1）运动迟缓：即在持续运动中运动幅度或速度的下降及运动缓慢。早期为手指精细动作（如解或扣纽扣、系鞋带等）缓慢，逐渐进展成全面性随意运动减少、迟钝，晚期出现翻身、起床困难。口、咽及腭肌运动徐缓，导致语音低调、语速变慢；书写字体越写越小，呈现"小字征"；做快速重复性动作时（如对指）表现运动速度缓慢及幅度减少。肢体运动迟缓是确立帕金森综合征诊断所必需的。

（2）肌强直：有静止性震颤的患者可感到在均匀的阻力中出现断续停顿，如同转动齿轮，称"齿轮样强直"。被动运动关节时阻力增高，呈一致性，类似弯曲软铅管的感觉，称"铅管样强直"。躯干、四肢、颈部肌强直使者出现特殊的屈曲姿态，如躯干俯屈、头部前倾、肘关节屈曲、前臂内收、腕关节伸直、髋及膝关节略为弯曲。

（3）静止性震颤：常为首发症状，多开始于一侧上肢远端，静止时明显，随意运动时减轻或停止，激动或紧张时加剧，入睡后消失。典型表现是拇指与示指呈"搓丸样"动作。少数可不出现震颤，部分患者可合并轻度姿势性震颤。

（4）姿势障碍：早期表现为走路时患侧上肢摆臂幅度减少或消失，下肢拖曳。病情进展后，步伐逐渐变慢变小，启动、转弯时步态障碍尤为明显，由卧位、坐位起立困难。有时行走时全身僵住，称为"冻结"现象。有时迈步后，以小步伐越走越快，不能及时止步，称慌张步态或前冲步态。

2. 非运动症状　也是常见且重要的临床征象，有的甚至比运动症状更早发生。

（1）感觉障碍：早期即可出现嗅觉减退或睡眠障碍，尤其是快速眼动期睡眠行为异常。中晚期常伴四肢麻木、疼痛。有些患者可伴有下肢不宁综合征。

（2）自主神经功能障碍：临床常见，如便秘、多汗、脂溢性皮炎等。疾病后期可出现直立性低血压、排尿障碍或性功能减退。

（3）精神障碍：近50%数患者伴抑郁，并可存在焦虑。在疾病晚期可发生认知障碍乃至痴呆，以及幻觉，其中尤以视幻觉多见。

（二）体征

面容呆板，双眼凝视，瞬目减少，酷似"面具脸"。颈部僵硬，全身肌张力增高，四肢呈"铅管样强直"或合并"齿轮样强直"。行走时联合运动减少，如上肢摆动减少或消失。

（三）实验室及器械检查（表9-6）

表9-6　帕金森病的实验室及器械检查

项目	内容
基本检查	血常规、尿常规
	血液生化检查（肝肾功能、血糖、电解质、甲状腺功能、血脂等）
推荐检查	头颅 CT、MRI
	嗅觉测试
	经颅超声
	脑脊液高香草酸（HVA）含量
	PET、SPECT
	心脏间碘苄胍闪烁照相术

四、诊断

（一）诊断标准

为必备标准。

1. 运动迟缓。

2. 肌强直或静止性震颤 2 项中的 1 项。

（二）支持标准

至少存在以下 2 条。

1. 患者对多巴胺能药物的治疗明确，且显著有效。在初始治疗期间，患者的功能可恢复或接近正常水平。在没有明确记录的情况下，初始治疗的显著有效可定义为以下两种情况：①存在明确且显著的开 / 关期症状波动，并在某种程度上包括可预测的剂末现象；②药物剂量增加时症状显著改善，剂量减少时症状显著加重。

2. 出现左旋多巴诱导的异动症。

3. 临床体检观察到单个肢体的静止性震颤。

4. 以下辅助检测阳性有助于鉴别帕金森病与非典型性帕金森综合征：①头颅超声显示黑质异常高回声；②嗅觉减退或丧失；③心脏间碘苄胍闪烁显像法显示心脏去交感神经支配。

（三）绝对排除标准

出现下列任何 1 项即可排除帕金森病的诊断（但不应将有明确其他原因引起的症状计入其中，如外伤等）。

1. 存在小脑性共济失调，或者小脑性眼动异常（如巨大方波跳动、持续的凝视诱发的眼震、超节律扫视）。

2. 出现向下的垂直性核上性凝视麻痹，或者向下的垂直性扫视选择性减慢。

3. 发病后 5 年内，患者诊断为高度怀疑的原发性进行性失语行为或变异型额颞叶痴呆。

4. 发病 3 年后，仍局限于下肢帕金森样症状。

5. 多巴胺受体阻滞药或多巴胺耗竭剂治疗诱导的帕金森综合征，其时程和剂量与药物性帕金森综合征相一致。

6. 尽管病情为中等严重程度，但患者对高剂量左旋多巴（不少于 600 mg/d）治疗缺乏显著的治疗应答。

7. 存在明确的肢体观念运动性失用或进行性失语，以及存在明确的皮质复合感觉丧失（如在主要感觉器官完整的情况下出现实体辨别觉的损害和皮肤书写觉）。

8. 分子神经影像学检查突触前多巴胺能系统功能正常。

9. 存在明确可导致帕金森综合征或疑似与患者症状相关的其他疾病，或者基于全面诊断评估，由专业医师判断可能为其他综合征，而不是帕金森病。

（四）警示征象

假如要确诊，以下 10 条不能存在。以下情况可能为帕金森病：如果出现 1 条警示征象，必须至少 1 条支持标准抵消；如果出现 2 条警示征象，必须至少 2 条支持标准抵消；如果出现 2 条以上警示征象，则诊断不成立。

1. 发病后 5 年内出现进展快速的步态障碍，以至于需要使用轮椅。

2. 运动症状或体征在发病后 5 年内或 5 年以上完全不进展，除非这种病情的稳定与治疗相关。

3.发病后 5 年内出现延髓性麻痹症状,需进食较软的食物,或通过鼻饲管、胃造瘘进食。

4.发病后 5 年内出现吸气性呼吸功能障碍。

5.发病后 5 年内出现严重的自主神经功能障碍。包括:①直立性低血压(在站起后 3 分钟内,收缩压下降至少 30mmHg 或舒张压下降至少 20mmHg),并排除脱水、药物或其他可能解释自主神经功能障碍的疾病;②发病后 5 年内出现严重的尿失禁或尿潴留(不包括女性长期存在的低容量压力性尿失禁),且不是简单的功能性尿失禁。对于男性患者,尿潴留必须不是由前列腺疾病所致,且伴发勃起障碍。

6.发病后 3 年内由于平衡障碍导致反复跌倒(每年＞ 1 次)。

7.发病后 10 年内出现不成比例的手足挛缩或颈部前倾。

8.发病后 5 年内不出现任何一种常见的非运动症状,包括嗅觉减退、睡眠障碍、自主神经功能障碍(日间尿急、便秘、症状性直立性低血压)、精神障碍(焦虑、抑郁、幻觉)。

9.出现其他原因不能解释的锥体束征。

10.起病或病程中表现为双侧对称性帕金森综合征症状,没有任何侧别优势(包括客观体检)。

五、治疗

(一)综合治疗

我们应采取全面综合的治疗,包括药物、手术、康复、心理及护理。药物治疗为首选,且是主要治疗手段,手术治疗是药物治疗的有效补充。要强调的是,无论是药物或手术治疗,只能改善症状,并不能阻止病情的发展,更无法治愈。因此,治疗不能仅顾及眼前,而需要长期管理,以达到长期获益。

(二)药物治疗

1. 首选药物原则

(1)在不伴有智能减退的情况下,可有如下选择:① MAO-B 抑制药;②非麦角类 DR 激动药;③金刚烷胺;④复方左旋多巴＋儿茶酚 -O- 甲基转移酶(COMT)抑制药;⑤复方左旋多巴。首选药物需根据不同患者的具体情况而选择不同方案,并非按照以上顺序。对于震颤明显而其他抗帕金森病药物疗效欠佳的情况下,可选用抗胆碱能药,如苯海索。

(2)晚发型或伴智能减退的患者,一般首选复方左旋多巴。随着症状的加重,疗效减退时可添加 MAO-B 抑制药、DR 激动药或 COMT 抑制药治疗,尽量不应用抗胆碱能药物,尤其针对老年男性患者。

2. 治疗药物

(1)抗胆碱能药

1)适应证:主要适用于震颤明显且年轻的患者,对无震颤的患者不推荐应用。

2)禁忌证:青光眼、尿潴留、前列腺增生、迟发性运动障碍。

3)不良反应:常见的为抗胆碱反应(口干、便秘、排尿困难、腹胀、少汗、瞳孔散大、视物模糊等,尚可见精神障碍和兴奋);轻微的有头晕、嗜睡、头痛、畏光、肌肉痉挛、恶心、呕吐、失眠;严重的有意识紊乱、抑郁、精神错乱、幻觉、不自主肌肉运动、肢体末端麻木、兴奋。

4)注意事项:对 60 岁以上的患者,要告知长期应用本类药物可能会导致其认知功能下降,所以要定期复查认知功能,一旦发现患者的认知功能下降则应立即停用;对≥ 60 岁的患者最好不使用抗胆碱能药。心功能不全、肝肾功能障碍、高血压、肠梗阻、重症肌无力、精神病者慎用。

5）药物及用法：苯海索 1 ～ 2mg，每日 3 次。

（2）金刚烷胺

1）适应证：少动、强直、震颤均有改善作用，对改善异动症有帮助。

2）禁忌证：肾功能不全、癫痫、严重胃溃疡、肝病患者慎用，哺乳期女性禁用。

3）不良反应：耐受性好，较少出现。偶有意识障碍、抽筋、精神失常、视网膜炎、心力衰竭。

4）注意事项：末次应在下午 4 时前服用，不宜与糖皮质激素合用。服药期间不宜驾驶车辆、操纵机械和高空作业。不宜突然停药，应逐渐减量。

5）药物及用法：金刚烷胺 50 ～ 100mg，每日 2 ～ 3 次。

（3）DR 激动药

1）适应证：早发型帕金森病患者的病程初期。

2）禁忌证：急性心肌梗死；循环衰竭；心源性休克。

3）不良反应：副作用与复方左旋多巴相似，不同之处是它的症状波动和异动症发生率低，而直立性低血压、足踝水肿和精神异常（幻觉、食欲亢进、性欲亢进等）的发生率较高。

4）注意事项：从小剂量开始，逐渐增加剂量至获得满意疗效而不出现副作用为止。

5）药物及用法：①吡贝地尔缓释剂。初始剂量为 50mg，每日 1 次；产生不良反应患者可改为 25mg，每日 2 次；第 2 周增至 50mg，每日 2 次；有效剂量为 50mg，每日 3 次；最大剂量不超过 250mg/d。②普拉克索。有两种剂型：常释剂和缓释剂。常释剂的用法：初始剂量为 0.125mg，每日 3 次（个别易产生不良反应患者为每日 1 次或每日 2 次）；每周增加 0.125mg，每日 3 次；一般有效剂量为 0.50 ～ 0.75mg，每日 3 次；最大剂量不超过 4.5mg/d。缓释剂的每日剂量与常释剂相同，但为每日 1 次服用。

（4）复方左旋多巴（苄丝肼左旋多巴、卡比多巴左旋多巴）

1）适应证：震颤、强直、运动迟缓均有良好疗效；晚发型或伴智能减退者作为首选。

2）禁忌证：闭角型青光眼、精神病。

3）不良反应：常见的有恶心、呕吐、口干、便秘；直立性低血压、抑郁、排尿困难。少见的有高血压、心律失常、溶血性贫血。常年使用该药，最终都会发生运动症状波动、开关现象、冻结现象。

4）注意事项：该药具有起效快的特点，而控释剂具有维持时间相对长，但起效慢、生物利用度低，在使用时，尤其是两种不同剂型转换时需加以注意。活动性消化性溃疡者慎用。

5）药物及用法：初始用量为 62.5 ～ 125.0mg，每日 2 ～ 3 次，根据病情逐渐增加剂量至疗效满意和不出现副作用的剂量维持，餐前 1 小时或餐后 1.5 小时服药。

（5）MAO-B 抑制药

1）适应证：与复方左旋多巴合用增强疗效，改善症状波动，单用有轻度的症状改善作用。

2）禁忌证：严重的精神病及严重痴呆、迟发性运动障碍、消化性溃疡、嗜铬细胞瘤、甲状腺功能亢进症、闭角型青光眼。

3）不良反应：口干、肝功能异常、睡眠障碍；少见疲乏、头晕、出汗增加；可增加左旋多巴不良反应。

4）注意事项：禁与 5- 羟色胺再摄取抑制药（SSRI）合用，不宜在下午或傍晚服药。

5）药物及用法：①司来吉兰（常释剂）2.5 ～ 5.0mg，每日 2 次，早晨及中午服用，傍晚或晚上应用可引起失眠，或与维生素 E 2000U 合用；口腔崩解剂的吸收、作用、安全性均好于常释剂，用量为 1.25 ～ 2.5mg/d。②雷沙吉兰 1mg，每日 1 次，早晨服用。

（6）COMT 抑制药

1）适应证：疾病中晚期，应用复方左旋多巴疗效减退时可以添加。

2）禁忌证：嗜铬细胞瘤、横纹肌溶解症。

3）不良反应：腹泻、头痛、多汗、口干、转氨酶升高、腹痛、尿色变黄。

4）注意事项：托卡朋可导致肝功能损害，需严密监测肝功能，尤其在用药之后的前 3 个月。

5）药物及用法：①恩托卡朋 100 ～ 200mg，服用次数与复方左旋多巴相同，需与复方左旋多巴同服，单用无效。②托卡朋 100mg，第一次与复方左旋多巴同服，此后间隔 6 小时服用，可以单用，每日最大剂量 600mg。

3. 中晚期帕金森病的治疗　中晚期帕金森病的临床表现极其复杂，有疾病本身的进展，也有药物副作用或运动并发症的因素参与其中。对中晚期帕金森病患者的治疗，一方面要继续力求改善患者的运动症状；另一方面要妥善处理一些运动并发症及非运动症状。

（1）运动并发症的治疗：异动症和症状波动是帕金森病中晚期常见的症状，调整药物种类、剂量及服药次数可以改善症状，手术治疗如脑深部电刺激术（DBS）亦有疗效。

（2）姿势平衡状态的治疗：姿势平衡状态是帕金森病患者跌倒的最常见原因，易在变换体位如起身、转身和弯腰时发生，目前缺乏有效的治疗措施。主动调整身体重心、大步走、踏步走、听口令、听音乐、拍拍子行走或跨越物体等可能有益。必要时使用助行器甚至轮椅，做好防护。

（3）非运动症状的治疗：主要包括感觉障碍、精神障碍、自主神经功能障碍和睡眠障碍，需给予积极、相应的治疗。

（三）手术治疗

早期药物治疗效果明显，而长期治疗后疗效明显减退，或者出现严重的运动波动及异动症时可考虑手术。手术可以明显改善运动症状，但不能根治疾病，术后仍需应用药物，但可减少剂量。手术对肢体震颤和肌强直效果较好，但对躯体性中轴症状如姿势平衡障碍物疗效不佳。手术方法主要包括神经核毁损术和脑深部电刺激术（DBS）。

（四）康复与运动疗法

对帕金森病患者除了专业性药物治疗以外，科学的护理对维持患者的生活质量也十分重要。可以根据不同的行动障碍进行相应的康复或运动训练。如健身操、打太极拳、慢跑等运动；进行语言障碍训练、步态训练、姿势平衡训练等。日常生活帮助如设在房间和卫生间的扶手、防滑橡胶桌垫、大把手餐具等。科学护理往往对于有效控制病情、改善症状起到一定的辅助治疗作用，同时也能够有效地防止误吸或跌倒等可能意外事件的发生。

六、转院建议

（一）普通转诊

1. 初诊诊断不清且怀疑是帕金森病的患者。

2. 每 3 个月进行抑郁量表测评，可采用两个问题的简单量表筛查（①过去 1 个月内，你是否经常受到情绪低落、压抑或无望的困扰？②过去 1 个月内，你是否经常受到做事缺乏兴趣和乐趣的困扰？），并询问患者是否有幻觉等精神症状出现。若存在这些症状，建议转诊。

3. 建议患者每 3 ～ 6 个月到上级医院复诊，重新评估有无典型的临床症状出现，并考虑诊断是否恰当。

（二）紧急转诊

1. 出现严重的合并疾病，如肺炎等。

2. 严重嗜睡。

3. 症状控制不佳及出现运动并发症，如"开-关"现象、冻结步态、异动症等。

4. 严重的精神症状。

5. 突然撤药后，出现发热、大汗、肌强直及震颤加重等撤药综合征表现。

第六节　阿尔茨海默病

一、概述

（一）定义

阿尔茨海默病（AD）是发生于老年和老年前期、以进行性认知功能障碍和行为损害为特征的中枢神经系统退行性病变。临床上表现为记忆障碍、失语、失用、失认、视空间能力损害、抽象思维损害，以及计算力损害、人格和行为改变等，是老年期最常见的痴呆类型。

（二）流行病学

65岁以上老年人患病率在发达国家4%～8%，我国为3%～7%，女性高于男性。我国目前有600万～800万人。随着年龄的增长，AD发病率逐渐上升，至85岁以后，每3～4位老年人就有1名患AD。

二、病因

低教育程度、膳食因素、吸烟、女性雌激素水平下降、高血糖、高胆固醇、高同型半胱氨酸、血管因素等。

三、临床表现

该病通常起病隐匿，持续进行性发展，主要表现为认知功能减退和非认知性神经精神症状。包括两个阶段：痴呆前阶段和痴呆阶段。

（一）症状

1. 痴呆前阶段　主要表现为记忆力轻度受损，学习和保存新知识的能力下降，其他认知域，如注意力、执行能力、语言能力和视空间能力也可轻度受损，但不影响基本日常生活能力，达不到痴呆的程度。

2. 痴呆阶段　此阶段认知能力损害导致日常生活能力下降，按认知损害的程度可分为轻、中、重3度。

（1）轻度：主要表现为记忆障碍。开始出现的是近事记忆减退，常将日常所做的事和常用的一些物品遗忘。随着病情的发展，可出现远期记忆减退，即对发生已久的事情和人的遗忘。部分视空间障碍，外出后找不到回家的路，不能精确临摹立体图。面对生疏和复杂的事情容易出现疲乏、焦虑及消极情绪，还可能出现人格方面的障碍，如不爱清洁、不修边幅、暴躁、易怒、自私多疑。

（2）中度：除记忆障碍加重外，出现脑功能的全面减退，如工作、学习新知识、社会接触能力，特别是原来掌握的知识和技巧出现明显衰退。出现逻辑思维、综合分析能力减退，言语重复、计算力下降，明显的视空间障碍，如在家中找不到自己的房间，还可出现失语、失用、失认等，有些还可出现癫痫。此时有较明显的行为和精神异常，如性格内向的变得易激惹、兴奋欣快、言语增多，而原来性格外向的则可变得沉默寡言，对任何事物不感兴趣，出现明显的人格改变，甚至做出一些丧失羞耻感（如随地大、小便）的行为。

（3）重度：除上述症状逐渐加重外，还有情感淡漠、哭笑无常、言语能力丧失，以致不能完成日常简单的生活事项，如穿衣、进食。终日无语而卧床，与外界（包括亲友）逐渐丧失接触能力。四肢出现强直或屈曲瘫痪，括约肌功能障碍。此外，此期常可并发全身系统疾病的症状，如肺部及尿路感染、压疮及全身性衰竭症状，最终因并发症而死亡。

（二）体征

该病主要是认知能力下降，反应迟钝，并没有特异的临床体征。

（三）实验室和器械检查（表 9-7）

表 9-7　阿尔茨海默病的实验室和器械检查

项目	内容
基本检查	血常规、尿常规
	血液生化检查（肝肾功能、空腹血糖、餐后 2 小时血糖、电解质、甲状腺功能、血脂等）
推荐检查	头颅 CT、MRI
	脑电图
	神经心理学检查：常用的工具有：①大体评定量表，简易精神状况检查量表（MMSE）、蒙特利尔认知测验（MoCA）；②分级量表，临床痴呆评定量表（CDR）、总体衰退量表（GDS）
	精神行为评定量表：痴呆行为障碍量表（DBD）、汉密尔顿抑郁量表（HAMD）等用于鉴别的 Hachinski 缺血量表
	脑脊液
	SPECT、PET
	基因检测

四、诊断

（一）明确痴呆的诊断

对有严重认知障碍的，首先要建立痴呆诊断。当存在认知和精神症状，并符合以下特点时，可以考虑痴呆。

1. 症状影响到日常生活和工作。

2. 较起病前的认知水平和功能均下降。

3. 排除谵妄和其他精神疾病（如抑郁等）。

4. 基于病史和客观的认知检查，判断存在认知损害。

5. 以下认知域和精神症状至少有 2 项损害：①学习和记忆新信息的能力；②执行功能；③视空间能力；④语言功能；⑤存在人格、行为异常等精神症状。

（二）建立 AD 的诊断

明确痴呆诊断后，需要根据病史、全身体格检查、神经系统检查、神经心理评估，以及实验室、影像学检查进一步确定引起病因，特别要注意排除一些可治性疾病。目前将 AD 痴呆的诊断分为很可能的 AD 痴呆、可能的 AD 痴呆、伴 AD 病理生理标志物的很可能或可能的 AD 痴呆。前两种适用于几乎所有的医疗机构，第三种主要应用于科研。

1. 很可能的 AD 痴呆　符合下述核心临床标准考虑。

（1）符合上述痴呆的诊断标准。

（2）起病隐匿，症状在数月至数年内逐渐出现。

（3）主观报告或知情者观察得到的认知损害。

（4）病史和查体中，起始和最突出的认知域受损为记忆障碍，此外，还应有一个认知域受损。

（5）当有其他疾病（如脑血管病、路易体痴呆、额颞叶痴呆等）证据时，不应诊断很可能的 AD 痴呆。

2. 可能的 AD 痴呆　有以下情况之一时，即诊断为可能的 AD 痴呆。

（1）病程不典型，符合上述核心临床标准中的 1 条和 4 条，但认知障碍可突然发作，或病史不够详细，或客观认知下降的证据不充分。

（2）病因不确定，满足上述 AD 核心临床标准的 1 ～ 4 条，但具有其他疾病（如脑血管病、路易体痴呆等）的证据。

五、治疗

（一）认知障碍的治疗

1. 胆碱酯酶抑制药

（1）适应证：治疗轻、中度 AD 的一线药物，可改善认知功能和全面能力，且对精神行为异常（特别是淡漠）也有一定效果，但对激惹疗效相对较差。

（2）禁忌证：对本药或哌啶衍生物过敏或有过敏者。

（3）不良反应：可引起胃肠道不适，如恶心、呕吐、腹泻；血压下降、减慢心率等不良反应。多数不良反应在用药 2 ～ 4 天后逐渐减轻，通常不影响治疗。

（4）注意事项：哮喘或阻塞性肺疾病及病态窦房结综合征、传导阻滞者慎用。与抗胆碱药有拮抗作用，两者不能联用。

（5）药物及用法：①多奈哌齐 5mg/d 开始，睡前服用；至少将初始剂量维持 1 个月以上，才可根据治疗效果增加至 10mg/d，此为最大剂量。②卡巴拉汀 1.5mg，每日 2 次，服用 4 周后耐受好，可加量至 3mg，每日 2 次，最大剂量 12mg/d。

2. 兴奋性氨基酸受体拮抗药

（1）适应证：中、重度 AD 疗效确切，可有效改善认知功能和全面能力，对妄想、激越等精神症状效果明显。

（2）禁忌证：严重肝功能不全者、孕妇、哺乳女性不能使用。

（3）不良反应：偶有幻觉、意识模糊、头晕、头痛、疲倦等。

（4）注意事项：肾功能不全者需减量。

（5）药物及用法：第 1 周，美金刚 5mg/d 开始；第 2 周，5mg，每日 2 次；第 3 周，早上 10mg，下午 5mg；第 4 周，10mg，每日 2 次。

（二）精神行为异常的处理

首先积极寻找诱发或加重因素，在此基础上优先采用一些非药物/药物治疗去除诱因。对症治疗方面，改善认知功能的药物均有一定改善精神症状的作用。如果非药物治疗和改善认知的药物治疗后仍有较严重的精神症状，可考虑以下药物治疗。

1. 抗精神病药

（1）适应证：幻觉、妄想等症状有效，可能增加心脑血管事件、肺部感染等不良事件，应小剂量应用，症状控制后尽早减量或停用。

（2）禁忌证：对本药过敏者。

（3）不良反应：可能增加心脑血管事件、肺部感染等不良事件。

（4）注意事项：应小剂量应用，症状控制后尽早减量或停用。

（5）药物及用法：①利培酮 0.5 ～ 1mg/d 开始，每周增减 1 ～ 1mg，最佳剂量 4 ～ 6mg/d，1 次或 2 次服用。②喹硫平 25mg，每日 2 次，逐渐加量直到有效应，一般剂量范围为 300 ～ 450mg/d，分 2 次服用。③奥氮平 2.5 ～ 5mg/d 开始，逐渐加量直至临床有效。

2. 抗抑郁药　主要为选择性 5- 羟色胺再摄取抑制药。

（1）适应证：抑郁、焦虑、睡眠紊乱。

（2）禁忌证：无明确禁忌证。

（3）不良反应：直立性低血压、体重减轻、关节痛、睡眠异常等。

（4）注意事项：应小剂量起始，缓慢增量，尽量使用最小剂量维持。

（5）药物及用法：①氟西汀 20 ～ 60mg 每日 1 次。②帕罗西汀 20 ～ 40mg 每日 1 次。③舍曲林 50 ～ 100mg/d。

（三）其他治疗

认知刺激和康复治疗有助于改善认知和功能状态。

六、转院建议

1. 普通药物剂量效果不好。

2. 出现精神症状。

3. 出现并发症，如肺部感染、泌尿系统感染及压疮等并发症。

（吴传中　沈寿引）

第 10 章

护理院皮肤常见疾病和处理要点

第一节　皮肤瘙痒症

一、概述

（一）定义

瘙痒症是指仅有皮肤瘙痒症状而无明显的原发性损害的皮肤病。

（二）流行病学

本病女性多于男性，亚洲人多于白种人，秋冬季发病更为常见，其发病率随年龄增长而逐渐升高。国外流行病学研究显示，65 岁门诊患者发病率为 12%，85 岁以上患者发病率为 20%。

二、病因

（一）内因

内因与某些系统性疾病有关，如糖尿病、甲状腺功能亢进症、尿毒症、慢性肾盂肾炎、慢性肾小球肾炎、多发性硬化症和脑动脉硬化症、神经衰弱、淋巴肉瘤、蕈样肉芽肿、阻塞性黄疸、类风湿关节炎、妊娠、肠道寄生虫病等疾病。

（二）外因

1. 环境因素　如气温、湿度的变化。
2. 生活习惯　如使用碱性洗涤用品、穿着化纤织品。
3. 年龄　老年人皮肤干燥等。

三、临床表现

（一）全身性瘙痒病

1. 从局部开始发展到全身，或开始就表现为全身瘙痒。
2. 瘙痒为阵发性，夜间为甚。
3. 情绪变化、饮酒、进食辛辣食品及气候变化后发生。
4. 瘙痒难耐，影响睡眠和工作。常不断搔抓，直至抓破皮肤，有疼痛感时才缓解。
5. 由于瘙痒，往往引起皮肤表皮剥脱和血痂，苔藓样变、湿疹样变，严重时继发感染，出现脓疱疮、毛囊炎、疖肿等疾病。

全身性瘙痒病有老年性、冬季性及夏季性之区别，老年性瘙痒病多因皮脂腺功能减退、皮肤干燥和退行性萎缩等因素引起；冬季性瘙痒病多因寒冷引起，发生于秋冬季气温剧变之时，多发于睡前脱衣时，发生于股部、下肢等处，皮肤常伴干燥、脱屑；夏季性瘙痒病多因温度为诱因而引起瘙痒，夏季汗液增多，会令瘙痒加剧。

（二）局限性瘙痒病

瘙痒发生于身体某一部位，局部瘙痒一般局限于肛门及其周围皮肤，也可会阴、阴囊及女阴等处。

1.肛门瘙痒病　以中年男性多见，儿童多见于蛲虫患者，一般局限于肛门及其周围皮肤，也可累及会阴、阴囊及女阴等处。瘙痒常为阵发性，因长期搔抓，肛门皮肤皱襞肥厚，可有辐射状皲裂、浸渍和苔藓样变等继发性损害。

2.阴囊瘙痒症　瘙痒常局限于阴囊，也可累及阴茎、会阴、肛门，由于经常搔抓可致皮肤肥厚、苔藓样变及色素沉着。

3.女阴瘙痒症　瘙痒常发生于大小阴唇、阴蒂及阴道口。瘙痒阵发，因不断搔抓，局部皮肤肥厚、浸渍，阴蒂及阴道黏膜可有水肿、糜烂。

4.头部瘙痒症　局限于头皮，晨起明显，易继发湿疹样变和毛囊炎。

5.小腿瘙痒症　易发生与鱼鳞病及秋冬季皮肤干燥者。

6.掌跖瘙痒症　常与情绪紧张，多汗有关。

7.外耳道瘙痒症　易发生于经常挖耳道者和耵聍多者。

四、诊断

发病时无原发性皮肤损害，仅有瘙痒症状很容易诊断。一旦出现继发性皮损，应详细询问病史，进行必要的全面检查，证明其初发病时仅有瘙痒而无皮疹，才可确诊为皮肤瘙痒症。

五、治疗

（一）一般疗法

1.对因治疗　积极寻找导致瘙痒的病因并予以相应治疗。

2.避免接触相关的诱发因素　避免吸食烟酒及辛辣食物、避免过度清洗、洗澡水温不可过高、洗浴尽量不用肥皂、避免穿戴引起皮肤刺激的化纤或毛类织物、避免搔抓。

3.其他　生活规律、使用皮肤保湿剂及避免室内湿度过低，均有助于减少皮肤刺激，减轻瘙痒。

（二）系统疗法

1.抗组胺药物及镇静药　为常用药物，可单独或联合应用，白天口服氯雷他定10mg，每日1次，或依巴司汀10mg，每日1次，夜间服用多塞平25mg，每晚1次。

2.普鲁卡因　4～6mg/kg，加维生素C300mg，生理盐水500ml静脉缓慢滴注，每日1次，10天一疗程。普鲁卡因静脉封闭对于阻断恶性刺激传导，保护和恢复神经系统正常功能，达到止痒效果。10%葡萄糖酸钙10ml，每日1次，静脉缓慢推注，推注过快易发生心律失常和心搏骤停，老年人应慎用。硫代硫酸钠0.64g加入10ml注射用水，每日1次，静脉缓慢推注。

3.糖皮质激素　1.0～1.5mg/kg，适用于严重瘙痒或瘙痒急性发作时，症状缓解后激素计量逐步减量。

4.性激素　老年性瘙痒，非镇静类抗组胺药无效，可用性激素治疗，女性用己烯雌酚0.5mg，每日 2 次；男性可用丙酸睾酮 25mg 肌内注射，每周 2 次。

5. 沙利度胺　25mg，每日 3 次，兼有镇静和抗炎作用。

6. 纳洛酮　长效阿片受体拮抗药，50mg/d，口服，顽固性瘙痒者可以使用，但注意疗程，避免成瘾。

7. 三环抗抑郁药　常用多塞平 25mg，每日 3 次，用于治疗精神性瘙痒症。

8. 考来烯胺和利福平　考来烯胺，5 ～ 8g/d，可降低胆汁淤积者的总血清胆酸浓度，缓解顽固性瘙痒，对尿毒症患者瘙痒也有效；利福平 0.6g，每日 3 次，可用于治疗原发性胆汁性肝硬化所致的瘙痒，作用可能与影响胆酸代谢有关。

（三）中医药治疗

1. 中药汤剂

（1）当归饮子加减治疗：瘙痒因风邪所致居多，用当归引子祛风、止痒。

（2）三妙丸加减：肛门、阴囊及女性外阴瘙痒，多由于湿热下注，选用三妙丸加减以清热利湿。

（3）润燥止痒胶囊：养血滋阴、祛风止痒、润肠通便，适用于血虚风燥证。

（4）防风通圣颗粒：解表通里、清热解毒，适用于外寒内热、表里俱实者。

（5）肤痒颗粒：祛风活血、除湿止痒，适用于风热症。

（6）乌蛇止痒丸：养血祛风、燥湿止痒，适用于血虚风湿邪蕴于肌肤者。

2. 外用药　可用苦参、地肤子、蛇床子、百部、防风、野菊花、花椒各 20g，加水煎后，外洗皮肤瘙痒处，也可用复方黄柏洗剂外敷患处。

3. 针刺　针刺取穴以曲池、血海、合谷、足三里、三阴交、委中、承山穴为主，配合耳针疗法，可选心、肝、肺、神门、交感、皮质下。

（四）外用药治疗

选用糖皮质激素类软膏或霜剂，含清凉成分的炉甘石洗剂，5% 多塞平霜、0.025% 辣椒素霜，以镇静止痒、润泽皮肤为原则。

（五）物理治疗

矿泉浴、淀粉浴、糠浴及窄谱紫外线照射。

第二节　荨　麻　疹

一、概述

（一）定义

因为皮肤黏膜暂时性血管通透性增加而发生的局限性水肿即风团，称为荨麻疹。

（二）流行病学

可发生于任何年龄，发病率受环境因素影响，中国人群患病率均为 23%，在慢性荨麻疹中女性与男性比例约为 2 ：1。

二、病因

（一）食物

动物蛋白性食物，如鱼、虾、蟹、牛奶等，植物食品中的蘑菇、竹笋、番茄、核桃、草莓等，食品中的添加剂如防腐剂苯甲酸、维生素 C 等，人工色素中有胭脂红、日落黄等，抗氧化剂中的二丁基羟基甲苯、没食子酸丙酯等，另外，含酵母的食品如酵母发酵而成的面包、糕点及含酵母的罐头食品。

（二）药物

许多药物可以引起本病，尤其以青霉素类多见，但有些药物本身就是组胺释放剂，如吗啡、哌替啶、多黏菌素等。

（三）药物吸入物

如花粉、动物皮屑、羽毛、粉尘、真菌孢子、尘螨及一些挥发性的化学物质，吸入均可发生荨麻疹，且常伴呼吸道症状。

（四）感染

包括细菌、真菌、病毒、寄生虫等，常见细菌感染有扁桃体炎、慢性阑尾炎、鼻炎、化脓性乳腺炎、胃内幽门螺杆菌感染等，真菌感染常见的白念珠菌感染、毛癣菌及条件致病菌青霉、烟曲霉等。病毒如乙型肝炎病毒、柯萨奇病毒感染与传染性单核细胞增多症同荨麻疹的发生有直接关系，寄生虫感染有蛔虫、钩虫、疟原虫、血吸虫、溶组织阿米巴等。

（五）物理因素

如冷、热、日光、机械刺激等。

（六）昆虫叮咬

蜜蜂及黄蜂叮咬所致的变态反应，风团是突出症状，一些昆虫诸如飞蛾、甲虫等的毛鳞刺入皮肤也会发生风团。

（七）精神因素

情绪波动、精神紧张、感情冲动、抑郁均可诱发荨麻疹。

（八）系统性疾病

多种系统性疾病可以引起荨麻疹，如糖尿病、慢性胆囊炎、淋巴瘤、甲状腺功能亢进、肾病、骨髓瘤等，系统性红斑狼疮中 7% ～ 9% 患者有荨麻疹，6% 甲状腺病可伴发慢性荨麻疹。

（九）遗传因素

与遗传有关的荨麻疹有家族性冷荨麻疹、遗传性热性荨麻疹。

三、临床表现

荨麻疹作为常见病，15% ～ 20% 的人一生中至少发生过一次。根据病程，分为急性和慢性两类。

（一）急性荨麻疹

1. 急性发病，常伴有瘙痒。
2. 很快出现大小不一的红色风团，风团的大小和形态多样，逐渐扩大，融合成片。
3. 风团持续数分钟至数小时，风团变为红斑再渐渐消退，风团持续时间一般不超过 24 小时。
4. 但新风团此起彼伏，病情严重可伴恶心、呕吐、胸闷、烦躁甚至血压下降等过敏性休克症状。
5. 部分患者因胃肠黏膜水肿出现腹痛，剧烈时呈急腹表现，也可发生腹泻。累及气管、喉黏膜时，易出现呼吸困难，甚至窒息。若出现高热、寒战等全身中毒症状，应排除有无严重细菌感染、如败血症的可能。

（二）慢性荨麻疹

病程超过 6 周以上的荨麻疹称为慢性荨麻疹，全身症状一般较轻，风团呈游走状，时多时少、晨起或夜间时风团较多，白天相对较少。病程常迁延数月或数年之间。慢性荨麻疹患者常与皮肤真菌感染、病毒感染及一些系统性疾病有关。

（三）特殊类型的荨麻疹

1. 皮肤划痕症　因搔抓或用钝器划到皮肤后，沿划痕出现条状隆起，伴瘙痒，皮损很快消退，可单独发生或伴发荨麻疹。

2. 胆碱能性荨麻疹　多见于青年，常在运动、受热、精神紧张，饮酒后诱发。全身诱发 1～3mm 小风团，周围有红晕，可见卫星状风团，病程一般经历数年后渐好转，以 1：5000 乙酰胆碱做皮试或划痕试验，可在注射处出现风团，周围出现卫星状小风团。

3. 寒冷性荨麻疹　可分两种：一种是获得性，多见于青年女性，暴露或遇冷部位出现瘙痒性风团和水肿；另一种是家族性，从婴儿开始，持续终身，反复不止。当全身受冷刺激，冷水中游泳，极少数可致休克而溺水死亡。

4. 热性荨麻疹　获得性热性荨麻疹，将盛有 45℃ 热水试管置于皮肤上 5 分钟，即可发生风团，持续 1 小时消退。遗传性热性荨麻疹，接触热水后 1～2 小时出现风团，可持续 12～14 小时，做被动转移试验阴性。

5. 日光性荨麻疹　以女性多见，由中波及长波紫外线或可见光引起，日光照射皮肤后数分钟后局部出现风团、红斑，持续 1～2 小时可自行消退。

6. 水源性荨麻疹　接触水或汗液后在毛囊周围引起细小的风团，而掌跖无风团。风团的出现与水温无关。

7. 压迫性荨麻疹　压迫皮肤受压 4～6 小时后局部出现肿胀、风团，持续 8～12 小时消退，常见于行走后的足底部和受压迫后的臀部皮肤。

8. 蛋白胨性荨麻疹　主要由摄入蛋白性食物引起，在暴饮暴食、情绪激动和大量饮酒时，食物中蛋白胨未被消化通过胃肠道黏膜吸收入血液，而引起皮肤广泛充血、泛红，风团并伴有头痛、乏力，病程短，数小时后消退。

9. 血清病型荨麻疹　是由异体血清、药物或疫苗引起，患者出现环型风团同时伴发热、淋巴结节肿大、关节痛。

10. 接触性荨麻疹　是指皮肤接触某些变应原后出现发红、风团和瘙痒症状，可分为非免疫性、免疫性和病因不明者 3 种。

非免疫性接触性荨麻疹是由原发性致荨麻疹性物质引起，诸如二甲亚砜、苯佐卡因、某些食物防腐剂和调味品等，无须致敏，可使几乎所有接触者发病。

免疫性接触性荨麻疹是 Ⅰ 型变态反应，可分以下 4 类：① 荨麻疹局限，无系统症状；②荨麻疹合并血管性水肿；③荨麻疹及速发过敏；④荨麻疹合并鼻炎、哮喘、口喉功能障碍。

病因不明的接触性荨麻疹，是兼有免疫性和非免疫性表现的一种反应型。

四、诊断

根据皮疹为风团，出现及消退迅速再结合各型的特征不难做出诊断，但病因诊断较难，应详细询问病史，做认真细致的体格检查并做必要的实验室检查，全面分析病情。

五、治疗

（一）全身治疗

1. **急性荨麻疹** 停用致敏药物及食物，及时使用抗组胺药物，一般可选用氯苯那敏、酮替芬等一代抗组胺药物，但对抗组胺药物嗜睡作用敏感者、驾驶员、高空作业者等宜选二代抗组胺药物，如氯雷他定、左西替利嗪等不易透过血脑屏障，耐受性好的药物。荨麻疹伴有腹痛者可给予解痉药物如山莨菪碱、阿托品等。对合并感染者，应立即使用抗生素控制感染，对于严重的急性荨麻疹伴有休克或喉肿者，应给予 0.1% 肾上腺素 0.3 ~ 0.5ml 肌内注射，异丙嗪 25mg 肌内注射，同时给予 10mg 地塞米松静脉滴注协同治疗。

2. **慢性荨麻疹** 积极寻找病因，不宜使用糖皮质激素，一般以抗组胺药物为主，待风团控制后，可持续再服药，规律性减量。服用一种抗组胺药物时无效，可多联合抗组胺药物交替使用。

3. **特殊类型荨麻疹**

（1）皮肤划痕症：可与 H_1 和 H_2 受体拮抗药联合使用，如氯雷他定 10mg/d 与雷尼替丁 0.15g，每日 2 次联合使用，重者可口服糖皮质激素泼尼松 10mg，每日 3 次。组胺球蛋白 12mg 每周 2 次肌内注射。

（2）胆碱能性荨麻疹：可使用达那唑 0.6g/d 或美喹他嗪 5mg，每日 2 次，也可加用一代抗组胺药物酮替芬 1mg/d 增加疗效。

（3）寒冷性荨麻疹：多塞平、羟嗪（安泰乐）有一定疗效，亦可用冷，或以温水做摩擦，水温以不出现风团为度，第 2 周降低 2 ~ 3℃，直至适用普通冷水并长期坚持。

（4）热性荨麻疹：抗组胺药依巴司汀 10mg/d 与 H_2 受体拮抗药雷尼替丁 0.15g，每日 2 次联合使用。

（5）日光性荨麻疹：安泰乐 25mg，每日 3 次或氯雷他定 10mg/d 联合 H_2 受体拮抗药雷尼替丁 0.15g，每日 2 次口服，可加用羟氯喹 400mg/d，连服 1 个月后减为 200mg/d。

（6）水源性荨麻疹：左西替利嗪 5mg/d 或依巴司汀 10mg/d 口服可控制症状，在大面积接触水前 1 小时口服 H_1 受体拮抗剂可减少风团形成。

（7）压迫性荨麻疹：抗组胺药无效，唯一有效的是糖皮质激素，可用甲泼尼龙 8mg，每日 3 次，口服。部分病例用氨苯砜 50mg/d 口服，有一定疗效。

（8）蛋白胨性荨麻疹：给予容积性泻药，50% 硫酸镁 40ml，顿服，同时用 H_1 受体拮抗药氯雷他定 10mg/d。

（9）血清病型荨麻疹：给予安泰乐 25mg，每日 3 次，口服对轻型病例的有良好的效果。水杨酸盐或吲哚美辛对发热和关节痛有效果，严重者口服泼尼松 10mg，每日 3 次。

（10）接触性荨麻疹：避免接触及时口服抗组胺药物左西替利嗪 5mg，每日 1 次。

针对抗组胺药在老年人中安全使用需注意几点：①避免使用对心脏有毒性作用的药物，如阿司米唑、特非那定；②老年人合并有青光眼或前列腺肥大避免使用第一代抗组胺药物中的氯马斯汀、赛庚啶；③清除缓慢、以原型从肾脏排泄的药物应慎用，如西替利嗪、阿伐斯汀等。

（二）外用药物

夏季可选用炉甘石洗剂、锌氧洗剂外涂患处，冬季则可选用有止痒作用的乳剂如苯海拉明霜、地塞米松新霉素霜。

（三）中医药治疗

1. 中药汤剂

（1）急性荨麻疹：多属于风胜热盛型，治疗以祛风清热，如消风散（荆芥、防风、当归、生地黄、苦参、苍术、蝉蜕、胡麻仁、牛蒡子、知母、石膏、木通、甘草）加减。

（2）慢性荨麻疹：多属气血双虚型，治疗以补气养血，如八珍汤（党参、白术、茯苓、当归、白芍、川芎、熟地黄、甘草）加减。

（3）寒冷性荨麻疹：多属风寒外袭型，治疗以疏风散寒，如麻桂各半汤（桂枝、麻黄、白芍、杏仁、大枣、甘草）加减。

（4）蛋白胨性荨麻疹：多属肠胃湿热型，治疗以表里双解，如防风通圣散（防风、荆芥、川芎、当归、白芍、白术、大黄、薄荷、麻黄、连翘、芒硝、生石膏、黄芩、桔梗、滑石、甘草、栀子）加减。

2. 针刺 针刺取穴以合谷、足三里、血海、三阴交、大椎、曲池等穴为主，每次选 2～3 对，每日 1 次，10 次为一疗程。

第三节 疥 疮

一、概述

（一）定义

疥疮是由疥螨寄生在人体皮肤表皮层内的传染性皮肤病。

（二）流行病学

可发生于任何年龄，多发生在群聚，如家庭或集体人群中。

二、病因

病因是由人型疥螨寄生在皮肤表皮角质层通过钻凿隧道引起皮肤机械性损伤，同时疥螨及其代谢产物同时刺激皮肤引起。人型疥螨通过直接密切接触而传播，如同卧一床，相互握手。少数可通过间接方式，如使用患者用过的毛巾、衣物、床单、被褥等。可在家庭或集体单位内相互传播，先后多人共患此病。

三、临床表现

（一）典型疥疮

1. 皮疹表现为红色小丘疹、丘疱疹。

2. 自觉剧痒，夜间为甚。

3. 皮损好发于皮肤薄嫩处，如指缝、腕部、肘窝、腋窝、女性乳房下部、下腹部、股内侧等部位。成人头部和掌跖不易累及，婴幼儿除外。

4. 结节常发生于阴囊、阴唇或阴茎。隧道为疥疮的特异性皮损，长约 1cm，呈灰白色，盲端有一针头大小灰白色或淡红色小点，为疥螨寄居的地方，可用针挑出，具有诊断意义。

（二）不典型疥疮

1. 隐匿性疥疮 由于长期外用及内服糖皮质激素药物，患者皮疹不典型，但根据其传染性可以发现。

2. 结节型疥疮　常见于男性阴囊、阴茎、腹股沟及女性的臀部和股部，呈红色结节，剧痒，可持续数月以上。

3. 婴幼儿疥疮　指 3 岁以内儿童发生的疥疮，皮疹表现不典型，皮疹分布广，常累及头面部、颈部、掌跖部，易继发细菌感染和湿疹样变。

4. 挪威疥　多发生于身体虚弱或免疫低下的患者。患者多为个人卫生极差、营养不良或合并有严重感染，皮肤表现为大量的鳞屑、结痂，手掌角化过度，头面部有较厚鳞屑和化脓结痂。患者身上有数百万个疥螨，传染性极强。

5. 老年人疥疮　瘙痒明显，因搔抓剧烈，易被误诊为老年皮肤瘙痒症。但指缝和阴囊及会阴部皮损表现可帮助鉴别。

6. 局限性疥疮　仅孤立在一侧腋窝、臀部，需要皮损处查到疥螨方可确诊。

7. 艾滋病合并疥疮　由于免疫缺陷，此型疥疮易转归挪威疥，需积极治疗。

四、诊断

根据好发部位、夜间剧痒、皮疹特点、接触传染史等不难诊断。在隧道盲端挑到疥螨成虫或虫卵则可确诊。

五、治疗

（一）外用药物

1. 5% 或 10% 硫黄软膏　成人用 10% 硫黄软膏，儿童用 5% 硫黄软膏，将药膏薄薄地涂抹自颈部以下的全身，包括结痂部位和指甲周围，早、晚各 1 次，连续 3～4 天，搽药期间不洗澡，不换衣服，直至第四天晚上再洗澡。

2. 25% 苯甲酸苄酯乳剂　将药均匀涂抹于颈部以下全身，24 小时后洗去残留的药物，每晚涂抹 1 次，总共涂抹 3 次。本品杀虫力强，但对皮肤和黏膜有轻度刺激。

3. 林旦乳膏（1%r-666 霜）　将药膏薄涂于颈以下的全身，每周 1 次，单次涂抹总量不超过 30g，涂抹 24 小时后用温水洗净。此药杀螨力强，但经皮易吸收容易在脂肪组织中蓄积、排出慢、对肝、肾功能及中枢系统有损害，故该药不能用于广泛性皮肤破溃患者、妊娠期和哺乳期女性、小于 2 岁的儿童。

4. 克罗米通软膏　将药膏均匀涂抹全身，每晚 1 次，连用 2～3 天。克罗米通性质温和，对皮肤刺激小，同时有止痒的特点。

5. 含糖皮质激素药物　可用糠酸莫米松软膏或丙酸氟替卡松软膏外涂阴囊会阴等处的结节，每天 1～2 次，连用 1 周。还可用复方倍他米松 1ml 局部注射结节。

（二）内服药物

1. 伊维菌素　成人 12mg/d，连用 2 周，5 岁以下儿童不宜使用。

2. 阿苯达唑　又名史克肠虫清，为广谱、高效、低毒的驱肠虫药，成人 400mg/d，连服 5 天为一疗程。妊娠期和哺乳期女性及 2 岁以下儿童禁用。

3. 氨苯砜　治疗疥疮结节，口服 50mg，每日 2 次，1 周为一疗程。

（三）注意事项

1. 患者一经确诊需隔离治疗，除积极清除患者身上的疥螨，其衣物、床单、被罩及洁具均应严格地煮沸消毒。

2. 目前抗疥螨药物对虫卵的灭活率低，故治疗疗程一定要足，一般建议 2 个疗程。

3. 疥疮感染后一般 1 个月后出现症状，所以家庭成员不管有无症状，均建议抗疥治疗。

4. 对于婴幼儿、孕妇疥疮患者硫黄软膏是个不错的选择。

5. 经过抗疥治疗及疥螨检查阴性后，仍有患者主诉皮肤瘙痒，持续数周以上，这不是抗疥治疗失败，需加用抗组胺药物，必要时可短程服用糖皮质激素。

第四节　甲　　癣

一、概述

（一）定义

甲癣是由皮肤癣菌引起的甲感染，侵犯甲板或甲下所引起的疾病。甲真菌病指由皮癣菌、非皮癣菌及酵母菌等真菌引起的甲感染。

（二）流行病学

本病好发于南方，多发于男性，糖尿病患者，经常美甲者和经常使用免疫抑制药的人群。

二、病因

甲癣病原菌主要是红色毛癣菌和石膏样毛癣菌，其他的有紫色毛癣菌、黄癣菌、絮状表皮癣菌等。甲癣的转归可能与年龄、遗传、糖尿病、局部动静脉循环和淋巴回流障碍、局部神经性疾病等因素有关。外伤、潮湿环境指（趾）甲更容易被真菌感染。

三、临床表现

常单甲起病，逐渐感染其他甲，感染可从甲侧缘开始，由点状逐渐扩大，渐渐累及全甲，甲板变形、变色，表面有沟纹或凹陷。再进展，甲板与甲床分离，严重时甲板断裂，甚至全甲毁损。红色癣菌引起的甲癣，甲板多增厚明显，石膏样毛癣菌会导致甲板萎缩。而絮状表皮癣菌多引起甲板破损，根据真菌侵犯甲的部位和程度，分 4 型。

1. 白色浅表型　表现为局限性点状或不规则的不透明白色片状损害。

2. 远端侧位甲下型　为临床最常见类型，先感染甲板远端侧缘，逐渐蔓延至甲床，引起角质增生，远端甲板上抬，直至甲分离。

3. 近端甲下型　病菌自近端甲沟侵入在甲根部形成白斑，并沿近端甲根部下面和甲上皮发展。

4. 全甲营养不良型　是其他三型不及时治疗、病情进展而导致的最终结局。表现为全甲增厚变脆，甲面高低不平，甚至全甲消失，裸露出角化不规则的甲床。

四、诊断

甲变色、变形、增厚或变薄，破损由一甲蔓延至多甲，同时甲屑真菌镜检阳性，即可确诊。

五、治疗

（一）外科拔甲治疗

适用于单发的病甲。局部麻醉下，将患甲拔出。手术创面大，易出血，术后创面容易感染，疼痛明显。其复发率高，且容易损伤甲母质，目前很少单独使用。

（二）局部外用治疗

1. 先用 40% 尿素软膏封包病甲，每 1～2 天换药，待 7～10 天后将可活动的病甲切除，再加用联苯苄唑凝胶或特比萘芬乳膏外涂患处，每日 1 次，直至甲长出。

2. 30% 冰醋酸外涂或 10% 冰醋酸泡病甲，每日 1 次，持续 3～6 个月。

3. 阿莫罗芬搽剂，每周 1～2 次，疗程 6 个月以上。

4. 8% 环吡酮涂剂，病甲外涂，形成非水溶性抗菌药膜。

（三）系统治疗

1. 伊曲康唑口服 200mg，每日 2 次，服药 1 周，停药 3 周为一疗程。指甲真菌病需 2 个疗程，趾甲真菌病需 3 个疗程，每月需监测肝功能。

2. 特比萘芬口服 250mg/d，连续服用 3～4 个月。

3. 氟康唑每周口服 150mg1 次，连续 3～4 个月。

（四）联合治疗

对于严重的甲分离患者，应在口服药物同时辅以化学药物封包；侧缘型甲癣，口服药后，侧缘药物浓度低于甲板中央，故建议联合外用药或化学拔甲。外用药物与口服药物联合应用即可提高疗效，也可缩短口服药物的疗程，减少系统性不良反应的发生。

（任　祺）

第 11 章

护理院其他疾病和处理要点

第一节 低 钾 血 症

一、定义

低钾血症为血清钾 < 3.5mmol/L。

二、病因

1. 摄入钾不足

2. 排出钾过多。

（1）胃肠失钾，见于长期大量呕吐、腹泻、胃肠胆道引流或造瘘等。

（2）肾脏失钾。

（3）其他如大面积烧伤、腹腔引流、透析、放腹水、长期高温作业等。

三、临床表现

（一）症状

疲乏、神志淡漠、胃肠道平滑肌受累可表现为食欲缺乏、消化不良、便秘，严重的可以出现麻痹性肠梗阻。

（二）体征

四肢软弱无力甚至软瘫，严重者可出现肌肉麻痹、肠蠕动减弱、肠鸣音减少。

（三）实验室检查

低钾血症致命表现为各种快速心律失常甚至尖端扭转性室速、室扑或室颤，特别是有基础心脏病或者服用洋地黄类药物的患者。

四、诊断

根据病史、临床表现、心电图特点、血钾水平可做出诊断。血钾 3.0 ～ 3.5mmol/L 为轻度低钾血症，2.5 ～ 3.0mmol/L 为中度低钾血症，< 2.5mmol/L 为重度低钾血症。

五、治疗

积极治疗原发病、去除钾丢失原因、口服或静脉补钾，常用口服补钾制剂有枸橼酸钾、氯化钾、门冬氨酸钾镁等，适合能正常进食的患者。静脉补钾原则：见尿补钾；控制补钾浓度，一般浓度要求小于 3‰。治疗过程中及时监测血钾，以免补钾过多造成高血钾。

六、转院建议

严重低钾或伴有严重基础疾病者应立即转院治疗。

第二节 高 钾 血 症

一、定义

高钾血症为血清钾 > 5.5mmol/L。

二、病因

1. 肾排钾减少。
2. 摄入钾过多。
3. 组织破坏。
4. 细胞膜转运功能障碍。
5. 浓缩性高钾。
6. 假性高钾。

三、临床表现

主要是高钾对心肌、骨骼肌的毒性作用引起的一系列症状。心脏症状主要为各种心律失常，包括房室传导阻滞、窦性心动过缓严重者心搏骤停，也可以表现为快速性心律失常，如窦速、室早、室速、室颤。骨骼肌症状表现为手足感觉异常、四肢软弱疲乏，严重可表现为弛缓性麻痹。

四、诊断

高钾血症要除外溶血等原因导致的假性高钾血症，并要排除实验室误差。血清钾 > 5.5 mmol/L 即可诊断。

五、治疗

积极处理原发病、避免摄入富含钾的食物、停用保钾利尿药、促进钾排泄、促进钾转移等治疗。静脉注射排钾利尿药如呋塞米；10% 葡萄糖酸钙溶液 10 ～ 20ml 与等量 50% 葡萄糖溶液稀释后静脉注射；5% 碳酸氢钠溶液 100 ～ 200ml 静脉滴注；葡萄糖液按 3 ～ 4g 葡萄糖 1U 普通胰岛素的比例配比后静脉滴注。对严重高钾或合并肾功能不全者透析为降低血钾最快最有效的方法。

六、转院建议

严重高钾或伴有严重基础疾病者应立即转院治疗。

第三节　低 钠 血 症

一、定义

血清钠＜ 135mmol/L，是临床最常见的电解质紊乱。

二、病因

1. 缺钠性低钠，体内总钠量和细胞内钠减少。

2. 稀释性低钠，水过多，血钠被稀释。

3. 转移性低钠，细胞外钠转移入细胞内。

4. 特发性低钠，多见于肿瘤、营养不良、肝硬化晚期、年老体弱及其他慢性病晚期，亦称为消耗性低钠。

5. 脑性盐耗损综合征，下丘脑或者脑干损伤导致下视丘脑与肾脏神经联系中断，引起远曲小管渗透性利尿。

三、临床表现

主要表现为中枢神经系统表现，如感觉迟钝、反应淡漠、个性改变、恶心呕吐、昏迷、癫痫、肌痉挛、腱反射减弱。血钠高低与症状相关，亦与起病快慢相关。血钠＜ 120 mmol/L 的病死率为 40%，血钠＜ 105 mmol/L 会发生突然死亡。

四、诊断

血钠 135 ～ 130mmol/L 为轻度缺钠，缺 0.5g/kg；血钠 130 ～ 120mmol/L 为中度缺钠，缺 0.5 ～ 0.75g/kg；血钠＜ 120mmol/L 为重度缺钠，缺 0.75 ～ 1.25g/kg。

五、治疗

治疗原发病的同时提高血钠水平。老年人心功能差，不主张高渗盐水滴注。

六、转院建议

严重高钾或伴有严重基础疾病者应立即转院治疗。

第四节　高 钠 血 症

一、定义

血清钠＞ 145mmol/L 为高钠血症。

二、病因

1. 浓缩性高钠，高渗性失水，体内总钠减少，但细胞内和血清钠浓度增高，此型最常见。

2. 潴钠性高钠，较少见，肾排泄减少或钠摄入过多所致。

3. 特发性高钠，体内 AVP 释放的渗透压阈值提高，体液达到明显高渗时才释放 AVP，所以体液一直处于高渗状态。

三、临床表现

主要临床表现为一系列神经系统症状，如肌无力，以下肢明显；神志先兴奋后转为抑郁淡漠，最后可表现为智力下降；性格改变、肌张力增高、腱反射亢进，严重者出现抽搐、幻觉、昏迷乃至死亡。严重的高钠血症可以出现颅内出血、硬膜下血肿、大静脉窦血栓形成，可能因为细胞脱水、颅内压下降、血循环障碍导致。

四、诊断

根据病史、临床表现、血钠＞145mmol/L 即可诊断。

五、治疗

积极处理病因。水分丢失过多或摄入不足者可以通过补充水分纠正，尽量口服补充，如不能口服者应通过静脉补充。补液时应注意血浆渗透压、血钾等的变化。

六、转院建议

严重高钾或伴有严重基础疾病者应立即转院治疗。

第五节　休　　克

一、定义

休克是指多种病因引起的机体有效循环血量不足，组织灌注不足，细胞代谢紊乱和功能受损的病理生理过程。休克的本质是组织细胞氧供应不足和需求增加。休克的发病过程可分为休克早期和休克期，也称为休克代偿期和休克失代偿期。

二、病因

（一）感染性休克

感染性休克是临床上最常见的休克，是病原微生物及其毒素侵入血液循环造成组织细胞破坏，多器官功能衰竭，以休克为突出表现的危重综合征。

（二）低血容量性休克

1. 严重的出血造成大量血液丢失，亦称为失血性休克。
2. 严重的创伤、大面积烧伤、广泛炎症引起大量血浆外渗造成血容量不足，亦称为创伤性休克、烧伤性休克等。
3. 各种原因导致的严重呕吐、腹泻、肠梗阻、糖尿病酮症酸中毒等引起的大量水分丢失，亦称为失水性休克。

（三）心源性休克

各种原因导致的以心脏泵血功能障碍为特征、急性组织灌注不足的临床综合征，临床上表现为液体复苏难以治疗的低血压，具有需要血管活性药物或机械干预的终末器官低灌注的特征。常见于大面积心肌梗死，心肌炎，严重心律失常、心脏瓣膜病及其他严重心脏病的晚期等。

（四）过敏性休克

由于机体对某些药物、生物制品或动植物致敏原发生的过敏反应引起，全身毛细血管扩张和通透性增加，血浆外渗，是导致有效循环血量下降的危及生命的急性综合征。临床上以速发型变态反应最为常见，如青霉素过敏。

三、临床表现

（一）休克代偿期（休克早期）

1. 症状　休克早期中枢神经系统兴奋性提高，患者表现为精神紧张、兴奋或烦躁不安、皮肤苍白、四肢厥冷、尿量减少等症状。休克早期如果能够及时诊断治疗，休克很快就会好转，但如果不能及时有效治疗，休克会进一步发展，进入休克期。

2. 体征　心搏呼吸加快，血压正常或轻度下降。

（二）休克失代偿期（休克期）

1. 症状　神情淡漠，反应迟钝，甚至出现意识模糊或昏迷；出冷汗，口唇和肢端发绀；严重时，全身皮肤黏膜明显发绀，四肢厥冷，少尿甚至无尿。如果皮肤黏膜出现瘀斑或消化道出血，提示病情已发展至 DIC 阶段了；如果出现进行性呼吸困难、脉速、烦躁、发绀，一般吸氧不能改善呼吸状态，应考虑合并急性呼吸窘迫综合征。

2. 体征　脉搏细速，血压进行性下降，严重时脉搏摸不到，血压测不到。

3. 实验室检查　血常规、尿常规、肝肾功能电解质、血糖、BNP、血气分析、血乳酸、降钙素原、血培养、尿培养、心脏超声、心电图、胸部 X 线片等。

四、诊断

1. 如果遇到严重损伤，大量出血，严重感染及过敏患者和有心脏病史患者等有发生休克的原因。

2. 意识异常。

3. 脉搏超过 100 次 / 分，细或不能触及。

4. 四肢湿冷，皮肤花斑；黏膜苍白或发绀，尿量＜ 30ml/h 或无尿。

5. 收缩压＜ 80mmHg。

6. 脉压＜ 20mmHg。

7. 高血压患者收缩压较原有水平下降 30% 以上。

8. 凡符合 1、2、3、4 中两项，和 5、6、7 中一项者，即可成立诊断。

五、治疗

休克的治疗原则是尽早去除病因，延缓病情进展，尽快恢复有效循环血量，改善微循环，维持机体正常代谢，保护重要脏器功能。

（一）一般处理

1. 生命体征检测：密切观察体温、呼吸、脉搏、血压、心电图等。

2. 体位：一般为平卧位，或下肢抬高以增加回心血量。保持患者安静，避免激动，对伴有心力衰竭不能平卧的可以取半卧位。

3. 注意保暖，高热予以物理降温。

4. 吸氧：鼻导管或面罩给氧，保持呼吸道畅通。

5. 观察尿量：可行导尿管留置，以测定尿量。如无肾病史，少尿或无尿可能由于心力衰竭或血容量未补足所致的灌注不足，应积极查出原因加以治疗，直到尿量超过 20 ～ 30ml/h。

（二）补充血容量

无论任何类型休克，都存在着相对或绝对的血容量不足，因此，补充血容量是抗休克的根本措施。但对心源性休克患者，补液要慎重。

1. 建立静脉通路　静脉穿刺针口径要大，以便调节滴速。必要时可建立 2 ～ 3 条通路同时输液或深静脉穿刺置管，以保证液体的有效输入和抢救药物的使用。

2. 液体的选用　补液的种类要根据休克类型及具体病情需要进行选择，临床较常用的液体有：①平衡液、氯化钠注射液；②葡萄糖注射液；③低分子右旋糖酐；④输血，包括全血、血浆及成分输血。

3. 输液量的掌握　原则是需多少，补多少。休克越深，时间越长，所需扩容液体量越大。一般临床上对血容量补充需要量的估计常是困难的，在估计补充需要量时，需根据休克发生时间、严重程度及性质来具体分析，特别要注意微循环变化所致的毛细血管床开放所需的血容量、已丢失的功能性细胞外液量及失血量。

对预估输液量有困难时，可根据临床指标来调整，下列指标可提示血容量基本补足：①患者意识由淡漠或烦躁转为清醒安静；②指甲、口唇由苍白转为红润，肢端由湿冷转为温暖；③血压回升（＞ 90/40mmHg）；④脉压加大（＞ 30mmHg）；⑤脉搏变慢有力（＜ 100 次 / 分）；⑥尿量达 30ml/h 以上。

（三）积极处理原发病

病因治疗是各种类型休克治疗的关键措施，应根据不同病因，采取不同的处理方式。对需外科手术患者，如果不除去原发病变不能纠正休克时，则应在积极抗休克的同时及早手术，不要延误抢救时机。

（四）纠正酸碱平衡失调

休克早期，由于过度换气，可以存在呼吸性碱中毒，随着休克的加深，无氧代谢加强，逐渐变成代谢性酸中毒。一般情况下，当机体血容量补足后微循环可得到改善，酸中毒即可缓解，所以早期不必给碱性药。目前多主张宁酸毋碱，根本措施是改善组织灌注，适时适量的给予碱性药物。

（五）血管活性药物

常用的血管活性药物有去甲肾上腺素、多巴胺、多巴酚丁胺、肾上腺素等。此类药物的目的在于纠正休克导致的血流分布异常及微循环障碍。但是血管活性药物对各种类型的休克治疗，既不是绝对必需药物，也不是首选药物，而是在血压过低而一时又难以通过迅速补充血容量来提高血压，或血容量虽已补足，但血压又难以回升时使用。使用此类药物有条件时最好通过血流动力学监测指标加以调整，并通过微量注射泵定量静脉给药。

1. 去甲肾上腺素　常用 5% 葡萄糖或 0.9% 氯化钠注射液稀释后使用，常用剂量为 2 ～ 20μg/（kg·min），在使用中严禁将本药漏出血管外，以免引起周围组织坏死。

2. 多巴胺　多巴胺是低血压心源性休克的首选治疗，输注速度从 5μg/（kg·min）开始，迅速加量达到预期血压。

3. 多巴酚丁胺 适用于泵衰竭的患者，临床常与多巴胺合用，可改善心功能，对心率影响不大，常用量为 100～200mg 加入 5% 葡萄糖或 0.9% 氯化钠注射液中静脉滴注，如有输液泵可以 5～10μg/（kg·min）速度持续静脉推注或静脉滴注。

4. 肾上腺素 是过敏性休克患者的首先药物，立即给 0.1% 肾上腺素，先皮下注射 0.3～0.5ml，紧接着做静脉穿刺注入 0.1～0.2ml，在病程中可重复应用数次。一般经过 1～2 次肾上腺素注射，多数患者休克症状在半小时内均可逐渐恢复。

（六）糖皮质激素

此类药物虽然在休克治疗中仍有争议，但是仍广泛用于各种严重休克的抢救，特别是过敏性休克、感染性、中毒性休克，如使用得当，常有较好的效果。常用药物有氢化可的松、地塞米松、甲泼尼龙等。

（七）不同类型休克的个性处理

1. 过敏性休克处理

（1）脱离致敏原。

（2）肾上腺素：0.1% 肾上腺素 0.3～0.5mg，肌内注射。视病情需要，间隔 15～20 分钟重复注射 2～3 次。经上处理，一般患者在半小时内可逐渐恢复。

（3）糖皮质激素：地塞米松 5～10mg，静脉滴注。

（4）补充血容量：可迅速补液 250～500ml，观察血压、心率变化。心力衰竭患者，快速补液需小心。

（5）酌情使用升压药物。

（6）抗过敏药物：异丙嗪（非那根）25～50mg，肌内注射。

2. 心源性休克的处理

（1）病因治疗，所用怀疑急性冠脉综合征相关心源性休克，推荐行早期血运重建，若侵入性治疗在最佳时间窗内不能完成，对 ST 段抬高心肌梗死所致的心源性休克可考虑溶栓治疗。

（2）维持血压：可选择多巴胺、去甲肾上腺素、多巴酚丁胺。

（3）纠正心律失常：合并室性心律失常时，立即予以胺碘酮 150mg 静脉推注 10 分钟，随后用 5% 葡萄糖液稀释，以 1mg/min 静脉泵入 6 小时，以 0.5mg/min 静脉维持泵入 18 小时。

（4）纠正电解质紊乱：主要纠正高钾或低钾血症，应维持血钾＞4mmol/L，血镁＞2mmol/L。

（5）机械辅助装置：主动脉球囊反搏（IABP）、左心室辅助装置、体外膜氧合（ECMO）。

3. 感染性休克的处理

（1）病因治疗：主要是应用抗菌药物和处理原发感染灶。可采取经验性给药，或选用广谱抗菌药。腹腔内感染多以肠道的多种致病菌感染为主，可考虑选用碳青霉烯类抗生素、第三代头孢菌素、抗厌氧菌药物等。如果致病菌明确，则按药敏结果指导用药。尽早处理原发病灶，早期应用抗生素是关键。

（2）补充血容量：推荐首选晶体液，配合使用平衡液、白蛋白，不建议使用羟乙基淀粉进行血管内容量扩充。感染性休克患者，多有心肌和肾脏受损，应根据 CVP，调节输液量和输液速度。

（3）纠正酸中毒：对 pH ≥ 7.15 的因低灌注导致的乳酸酸中毒患者，不建议使用碳酸氢钠用于改善血流动力学或者减少血管活性药物的剂量。

（4）血管活性药物的应用。

（5）营养支持及其他重要器官功能障碍处理。

六、转院建议

一旦发生引起休克的病因，出现休克早期表现，立即至上级医院就诊。

第六节　贫　血

一、定义

贫血定义为：男子血红蛋白＜120g/L，女子＜110g/L。

二、病因

贫血是许多疾病的临床表现之一，男性比女性多见，常见原因有以下几个方面。

（一）造血原料缺乏

造血原料包括铁、维生素 B_{12}、叶酸等，饮食减少或者单一、胃肠道病变、胰腺疾病、药物干扰等均可造成造血原料缺乏。

（二）炎症性贫血

亦称为慢性病性贫血，常见慢性感染、恶性肿瘤、风湿病等。

（三）促红细胞生成素不足

多见于慢性肾病患者，也见于某些全身慢性疾患，如类风湿关节炎、慢性感染时促红细胞生成素产生不足或者对促红细胞生成素不敏感。

（四）恶性肿瘤

消化道肿瘤及造血细胞肿瘤为多见。

（五）药物引起的贫血

老年人常患有多种慢性疾病，需长期服药，最常用的如阿司匹林，可引起极少数的患者出现消化道失血而造成贫血，其他如细胞毒药物、免疫抑制药或免疫调节药物通过骨髓抑制引起贫血。

（六）不能解释的老年人贫血

由于老年人肾功能下降、对促红细胞生成素的敏感性下降、雄激素降低等均可导致老年人贫血，即称为不能解释的老年人贫血。

三、临床表现

起病缓慢、症状不典型、容易被其他疾病所掩盖，此外，老年人心肺功能差，贫血时很容易出现心绞痛、心力衰竭、呼吸困难等。

（一）一般表现

皮肤黏膜苍白、疲乏无力、精神萎靡。

（二）心血管系统表现

心悸、气短最常见，严重者可以出现心绞痛、心力衰竭。

（三）神经系统表现

头晕、耳鸣、注意力不集中，维生素 B_{12} 缺乏者可以伴有麻木、感觉障碍、行走不稳等症状。

（四）消化道症状

食欲缺乏、恶心最常见，舌乳头萎缩、舌炎多见于巨幼细胞贫血，黄疸、脾大多见于溶血性贫血。

（五）泌尿系统表现

肾功能减退，部分可出现蛋白尿、月经紊乱、性功能减退。

四、诊断

成年男性 < 120g/L，成年女性 < 110g/L，可诊断为贫血。根据细胞形态分类分为巨幼细胞贫血、正细胞性贫血、小细胞性贫血、小细胞低色素性贫血；根据骨髓增生程度分类可以分为增生性贫血、增生减低性贫血。

诊断步骤：①确立诊断。②明确贫血类型。③病因学诊断。

实验室检查见表 11-1。

表 11-1　贫血的实验室检查

项目	内容
基本检查	血常规、网织红计数
	周围血涂片
	骨髓象
	凝血象、维生素测定
推荐检查	尿常规、粪常规、电解质、肾功能、肝功能
	胸部 X 线片、心电图
	免疫系列

五、治疗原则

主要针对原发病进行病因治疗，此外，包括补充造血原料、输血等。

输血指征：急性失血者血容量减少大于 20%，慢性贫血者血红蛋白小于 60g/L。

六、几种常见类型贫血

（一）缺铁性贫血

储存铁缺乏继而出现红细胞内缺铁，最后导致缺铁性贫血，三者总称为铁缺乏症。

1. 病因　摄入不足、需要量增加、丢失过多、吸收不良。

2. 实验室检查　红细胞体积变小、大小不等，MCV、MCHC、MCH 均降低，骨髓涂片示铁粒幼细胞减少，血清铁降低、总铁结合力升高、转铁蛋白饱和度降低，血清铁蛋白小于 $12\mu g/L$ 可作为缺铁的依据。

3. 临床表现　除贫血临床表现外，可表现为黏膜损害，口炎、舌炎、咽下时梗阻感或咽下困难，皮肤干燥、反甲、毛发无光泽、异食癖。

4. 诊断　根据病史及实验室检查结果可做出诊断，铁剂治疗有效也是一种诊断方法，但需查清缺铁的原因。

5.治疗 补铁、治疗原发病。

6.特点 注意有无慢性失血,如消化道溃疡或肿瘤,老年女性应警惕妇科肿瘤。

(二)巨幼细胞贫血

由于 DNA 合成障碍及复制速度减慢影响骨髓造血功能而导致的大细胞性贫血,严重者可出现全血细胞减少。

1.病因 叶酸和维生素 B_{12} 缺乏。

2.实验室检查 外周血呈大细胞性贫血,MCV 增大、MCH 正常或升高,骨髓象以红系增生为主,出现巨幼样变。叶酸和维生素 B_{12} 的测定是诊断的重要指标。

3.临床表现 除贫血的一般表现外,还可伴有食欲缺乏、口角炎、舌炎、舌面光滑、神经精神症状、眼睑水肿,常伴有铁缺乏。

4.诊断 病史及实验室检查就可诊断,如三系减少要与再障相鉴别。

5.治疗 补充叶酸、维生素 B_{12},如同时有缺铁应补充铁剂,同时应注意 B 族维生素、维生素 C 的补充。

(三)再生障碍性贫血

多种原因导致造血干细胞数量减少、功能异常,造成红细胞、中性粒细胞、血小板减少的综合病症。

1.病因 ①药物:抗癌药物、氯霉素、磺胺药、苯妥英钠、保泰松等。②化学毒物:苯、杀虫剂等。③电离辐射。④病毒感染:病毒性肝炎相关性再障、人类微小病毒 B19 可引起纯红细胞再生障碍性贫血或再障。⑤其他,如新型红斑狼疮、阵发性睡眠性血红蛋白尿、胸腺瘤等。

2.实验室检查 白细胞、中性粒细胞、红细胞、血小板计数均减少。急性再障骨髓象示多部位增生极度减低,造血细胞极度减少,非造血细胞增多,巨核细胞明显减少或缺如。慢性再障骨髓象示骨髓灶性造血,增生程度不一,增生灶内主要为幼红细胞,且主要是晚幼红细胞。

3.临床表现 出血、感染。

4.诊断 根据临床表现、血细胞三系减少,金标准为骨髓检查。

5.治疗 去除病因、支持疗法、恢复造血功能。

(四)慢性病贫血(炎症性贫血)

继发于慢性炎症、感染、肿瘤等慢性病的贫血,目前居贫血发病原因第二位,炎症介质在此发病机制中起重要作用,慢性病贫血倾向于被称为"炎症性贫血"。

1.病因

(1)慢性感染。

(2)慢性非感染性炎症,如类风湿关节炎、风湿热等。

(3)肿瘤。

2.实验室检查 多为正细胞、正色素性贫血,血清铁及总铁结合力降低,血清铁蛋白水平升高。

3.临床表现 轻至中度贫血,常伴有慢性病,贫血程度与原发病相关,随原发病缓解而缓解。

4.诊断 根据临床表现、实验室检查可诊断,主要与缺铁性贫血、铁粒幼细胞贫血、海洋性贫血相鉴别。

5.治疗 ①治疗原发病;②促红细胞生成素可取得一定疗效;③小剂量铁剂可能有效,避免使用大剂量铁剂。

6. 老年人慢性病贫血特点　恶性肿瘤继发者最多见，其次见于慢性或亚急性感染或炎症性疾病，在同一感染疾病中，老年人贫血发生率比青壮年高，但感染症状较轻微。

（五）溶血性贫血

因为红细胞破坏加速、寿命缩短，超过造血代偿能力而发生的贫血。

1. 病因

（1）红细胞膜结构与功能缺陷。

（2）红细胞内酶缺陷。

（3）血红蛋白异常。

（4）获得性红细胞膜糖化肌醇磷脂锚接膜蛋白异常。

（5）物理与机械因素。

（6）化学因素。

（7）感染因素。

（8）免疫因素。

2. 实验室检查　高胆红素血症、尿胆原和粪胆原排出增多，血红蛋白血症、血红蛋白尿、含铁血黄素尿，红细胞的形态改变。

3. 临床表现　①急性：起病急、严重腰背四肢酸痛、呕吐、头痛、寒战，随后高热、面色苍白、黄疸，严重的可出现循环衰竭和急性肾衰竭。②慢性：起病缓慢，贫血、黄疸、肝脾大。

4. 诊断　贫血患者有溶血性贫血的临床表现，实验室检查示红细胞破坏增多，骨髓象提示幼红细胞代偿性增生及红细胞寿命缩短。

5. 治疗　疾病原因不同治疗方法亦不同。

（六）自身免疫性溶血性贫血

免疫功能调节紊乱，产生自身抗体和补体吸附在红细胞表面引起的一种溶血性贫血。分为温抗体型和冷抗体型。

1. 病因　①原发性或者特发性无基础病因；②继发性有基础病因：风湿性疾病、感染、药物等。

2. 实验室检查　贫血程度不一，骨髓象示幼红细胞增生，抗人球蛋白试验直接试验阳性，间接试验可为阳性或阴性。

3. 临床表现　①温抗体型：起病缓慢，贫血、溶血，1/2 以上有脾大，1/3 有黄疸、肝大。②冷抗体型：主要表现为冷敏感：鼻尖、手指、耳郭等在寒冷环境中麻木、发绀、疼痛、雷诺现象，以全身或局部受寒后突然发生的血红蛋白尿为特征。

4. 诊断　近 4 个月无特殊药物服用史或输血史，如果直接抗人球蛋白试验阳性，结合实验室检查和临床表现可诊断为温抗体型自身免疫性溶血性贫血；冷抗体型自身免疫性溶血性贫血根据各自临床表现结合相应实验室检查可做出诊断。

5. 治疗　①温抗体型：病因治疗、糖皮质激素［常用泼尼松 0.5～2mg/（kg·d），血红蛋白上升到 100g/L 时开始减量，每周减 5mg，血红蛋白仍能维持在 100g/L 以上的最低剂量继续使用 2～3 个月，再根据情况隔日一次维持或者停药］、达那唑（病情轻者可以单用 600mg/d，血象改善后逐渐减量到 100～200mg/d 维持 3～6 个月，病情重者与糖皮质激素合用）、静脉注射人免疫球蛋白［400mg/（kg·d），3～5 天］、免疫抑制药、脾切除、血浆置换。②冷抗体型：注意保暖、避免受寒，其他治疗同温抗体型。

（张建栋　顾　伟）

第 12 章

老年人用药特点和注意事项

第一节 概　述

一、定义

药物不良事件是指药物治疗过程中所发生的任何不幸的医疗卫生事件，而这种事件不一定与药物治疗有因果报应关系。从药物治疗的角度出发，是指与药物相联系的机体损害。药品不良事件包括两个要素：一是不良事件的发生是由上市药品引起，二是产生的结果对人体有害。

二、老年用药基本原则

老年人用药发生的药品不良事件远比人们所认识的严重得多，老年人药品不良事件发生率高、病死率高和危害大，老年人用药必须明确用药的适应证，权衡利弊、遵循受益原则，避免不必要的多重用药，要根据老年人的药物吸收、分布、代谢、排泄等的特点给予个性化的剂量，必须根据老年人的生理、病理状态调整或停用已经被评定为不恰当的药物，要加强对老年人处方的质量管理，最大限度控制药品不良事件发生。

第二节　老年人用药特点

一、老年人药动学特点

（一）吸收

口服药物经胃肠道的吸收多属被动转运，非解离型药物易被吸收而解离型不易被吸收，由于胃液的pH对弱酸或弱碱药物的解离度有一定的影响，因而可影响其吸收。在肠道吸收的药物，可受胃排空速度及肠蠕动的影响。此外，肠道血流量也可影响药物的吸收。老年人与青年人相比，其胃酸分泌减少，胃排空时间延长，肠蠕动减弱，血流量减少。老年人的这些变化，虽可影响药物的吸收，但经研究表明，大多数药物在老年人无论其吸收速率或吸收量方面，与青年人并无显著差异。需在胃的酸性环境水解而生效的前体药物，在老年人缺乏胃酸时，则其生物利用度大大降低。

（二）分布

影响药物在体内分布的因素有：血流量、机体的组分、体液的pH、药物与血浆蛋白的结合及药物与组织的结合等。在血流量方面，人的心排血量在30岁以后每年递减1%，血流量的减少可影响药物到达组织器官的浓度，因而有可能影响药物的效应，但这一因素与其他因素相比，不居重要地位。体液总量随年龄增长而减少，但减少的是细胞内液（它反映了功能细胞的减少），而细胞外液量并无改变，因而对药物的分布影响不大。30 岁时，机体的非脂肪成分体重达峰值，随后则依年龄的增长而降低。在男性，30 ～ 50 岁每年递减 0.12kg，50 岁以后，每年递减 0.45kg，但脂肪成分体重在 30 岁以后则逐年递增。在女性，非脂肪成分体重的变化不像男性那么大，30 岁以后每年递减 0.2kg，但脂肪成分体重的增加却比男性明显。故在脂肪分布的药物，在女性老年人有特殊的意义，如地西泮在老年人的分布与性别就有很大的关系。老年人血浆蛋白含量随年龄增长而有所降低，视营养状态、膳食及疾病状态而定。总体上对老年人，药物与血浆蛋白的结合率变化不大。在老年人单独应用血浆蛋白结合率高的药物时，血浆蛋白含量的降低对于该药在血浆中游离药物浓度的影响并不明显，而在同时应用几种药物时，由于竞争性结合，则对游离药物的血浆浓度影响较大。虽然在青年人也会有这种影响，但在老年人这种变化更大。例如未结合的水杨酸盐浓度，在未服用其他药物的老年人，占血浆总浓度的 30%，而在同服其他药物的老年人则可增高至 50%。药物在老年人的表观分布容积（V）可能因上述各因素而稍有变化。

（三）代谢

肝脏对药物的代谢具有重要的作用。老年人肝血流量减少，是使药物代谢降低的一个因素。25 岁以后，肝血流量每年递减 0.5% ～ 1.5%，65 岁老年人的肝血流量仅及青年人的 40% ～ 50%，90 岁者则仅及 30%。也有报道，20 岁以后肝血流量每 10 年减少 6% ～ 7%。至于肝药酶（P-450）活性的变化，实验研究表明，在老年动物其活性随年龄的增长而下降，但在人尚缺乏直接的资料。在临床用药中，发现有些药物（特别是具有首关效应的药物）在肝脏的代谢受年龄的影响较大，但是，要提出它与年龄的关系却十分困难，因为对于肝脏代谢药物的功能，缺乏像肾功能那样（如肌酐清除率或肾小球滤过率等）的指标。虽然有学者以安替比林的代谢（它可分布于全身体液，不与血浆蛋白结合，而完全经肝氧化清除）来反映肝药酶的活性，但影响安替比林代谢的因素很多，因此用它作为指标说明肝功能，其可靠性稍差。另外，老年人的功能性肝细胞减少，对药物的代谢也有一定影响。由上所述，给老年人应用被肝代谢的药物如氯霉素、利多卡因、普萘洛尔、洋地黄毒苷等时，可导致血药浓度增高或消除延缓而出现更多的不良反应，故需适当调整剂量。在给老年人应用某些需经肝脏代谢后才具有活性的药物时（如可的松在肝转化为氢化可的松而起作用），更应考虑上述特点而选用适当的药物（应使用氢化可的松而不用可的松）。

（四）排泄

肾脏是药物排泄的重要器官，老年人的肾组织、肾血流量、肾小球滤过率、肾小管分泌功能等变化均可影响药物的排泄，从而影响药物在体内的浓度和机体消除药物的时间。药动学在老年人用药的影响方面，排泄是较重要的因素。肾脏的重量在 40 ～ 80 岁要减少 10% ～ 20%，主要是由于肾单位的数量和大小减少了，如肾小球表面积减少，近曲小管长度及容量均下降。肾血流量，在 40 岁前无大变化，40 岁以后每年递减 1.5% ～ 1.9%，65 岁老年人的肾血流量仅及青年人的 40% ～ 50%。肾小球滤过率在 50 ～ 90 岁间可下降 50%。肾小管分泌功能，以碘奥酮测定的结果表明，在 30 岁时为 360mg/（min・1.73m²），而 90 岁则为 220mg/（min・1.73m²）。

老年人肾脏发生的上述巨大变化，大大影响了药物自肾脏的排泄，使药物的血浆浓度增高或延缓药物自机体的消除，$t_{1/2}$ 延长，从而老年人更易发生不良反应。因此，给老年人用药时，要根据其肾功能（肾清除率）调整用药剂量或调整给药的间隔时间。

二、老年人药效学特点

（一）神经系统变化对药效学的影响

老年脑萎缩，脑神经细胞数量减少、脑血流量减少，酶活性减弱或靶组织中受体数目和结合力改变，神经递质代谢和功能变化，均可影响药效。苯丙胺、士的宁等中枢兴奋药作用减弱。中枢抑制药如巴比妥类和地西泮易引起老年人精神错乱和共济失调。中枢抑制性降压药利血平或氯丙嗪、抗组胺药及糖皮质激素等，可引起明显的精神抑制和自杀倾向。氨基糖苷类抗生素、依他尼酸等易致听力损害。老年人由于心脏的神经和胆碱能受体减少，所以阿托品使心率加快的作用仅为年轻人的 1/5。

（二）心血管系统的变化对药效学的影响

老年人心血管系统的功能减退，每搏心排血量、心脏指数及动脉顺应性下降。而总外周阻力上升，动脉压增高，循环时间延长，压力感受器的反射调节功能降低，心脏和自主神经系统反应障碍，因此，心脏对缺氧、儿茶酚胺、高碳酸等刺激的反应明显下降，对异丙肾上腺素反应性降低，且对 β_1、β_2 肾上腺素受体的反应性亦减弱。β 肾上腺素受体拮抗药普萘洛尔减慢心率的作用减弱，但同时也应考虑由于其在老年人的首关效应减弱而血药浓度增高。不过，老年人对利尿药、亚硝酸盐类、抗高血压药等敏感性增高，药理作用增强，在正常血药浓度即可引起直立性低血压。另外，由于老年人肝合成凝血因子的能力减退并血管发生退行性病变而致止血反应减弱，故对肝素和口服抗凝血药非常敏感，一般治疗剂量可引起持久凝血障碍，并有自发性内出血的危险。老年人对洋地黄类强心苷也十分敏感，应用这两类药时应控制剂量并注意密切观察。

（三）内分泌系统的变化对药效的影响

随着年龄的增长，内分泌功能发生改变，各种激素的分泌产生变化，与此相适应的各种激素受体数量的改变，从而导致对药物反应性的差别。老年人许多甾体激素的受体，如糖皮质激素受体数量约减少 16%，这对营养物质的转运和代谢的调控能力降低相一致，但老年人对同化代谢 / 异化代谢呈负平衡，对皮质激素促进蛋白异化作用敏感性增高、易致骨质疏松、甚至自然病理性骨折。老年人对胰岛素和葡萄糖的耐受力下降，大脑对低血糖的耐受力亦差，在使用胰岛素时，易引起低血糖反应，甚至昏迷。试验还证明、吗啡对老年人的镇痛作用在夜间明显降低，这可能因松果腺激素和褐素分泌的减少有关，因为它们不但提高吗啡白昼的镇痛水平，亦能反转夜间降低镇痛的作用，老年人的细胞免疫和体液免疫功能减弱，一般主张对无肝、肾功能障碍患者，抗菌药物的剂量可稍增加或疗程适当延长，以防感染复发，但需注意变态反应，因骨髓抑制、过敏性肝炎及间质性肾炎等发生率不比年轻人低。

（四）老年人对某些药物的耐受性降低

老年人的中枢神经系统有些受体处于高敏状态，某些药物小剂量即可引起治疗作用，常规治疗剂量可引起较强的药理反应，出现耐受性降低现象，如对抗惊厥药、苯二氮䓬类、三环类抗抑郁药等较敏感，这类药物可能严重干扰老年人的中枢神经系统功能，从而引起精神错乱、烦躁、抑郁、激动、幻觉、失眠等临床症状。

第三节　老年人常用药物的不良反应

一、镇静催眠药

许多镇静催眠药半衰期较长，产生严重的宿醉效应，如困倦、共济失调、语言不清、意识混乱等。老年人应使用半衰期短的药物，帮助患者顺利度过疾病急性期，但是应尽早停药，避免产生药物依赖性。目前临床常用的为苯二氮䓬类药物，如地西泮等。该类药物易引起中枢神经系统抑制，表现有嗜睡、四肢无力、神志不清及语言不清等。长期应用苯二氮䓬类药物可引起老年抑郁症。巴比妥类药物，可延长老年人中枢抑制作用或出现兴奋激动等，可能由于排泄或代谢功能变化所致，故老年人应慎重使用该类药物。

二、解热镇痛药

阿司匹林、对乙酰氨基酚等对发热（尤其是高热）的老人，可致大汗淋漓、血压、体温下降、四肢冰冷、极度虚弱，甚至虚脱，如用于镇痛长期服用阿司匹林、吲哚美辛等非甾体抗炎药，可致消化性溃疡、胃出血、呕吐咖啡色物及黑粪，尤其对患有心脏病或肾功能损害的老年患者危害更加严重。

三、心血管系统用药

抗高血压药，如利舍平、甲基多巴，长期应用易导致精神忧郁症；血管扩张药、β 肾上腺素受体拮抗药，易引起直立性低血压；硝苯地平可出现面部潮红、心慌、头痛等反应。抗心绞痛药，如硝酸甘油可引起头晕、头胀、心搏加快、面部潮红，诱发或加重青光眼。抗心律失常药，如胺碘酮可出现室性心动过速；美西律可出现眩晕、低血压、手震颤、心动过缓和传导阻滞；普萘洛尔（β 受体拮抗药）可致心动过缓、心脏停搏，还可诱发哮喘，加重心力衰竭。用于慢性心功能不全药物，如强心类药物地高辛，可引起室性期前收缩、传导阻滞及低钾血症等洋地黄中毒反应。

四、利尿药

如呋塞米、氢氯噻嗪可致脱水、低血钾等不良反应。另外，呋塞米和依他尼酸还可致耳毒性（耳鸣、听力减退）、眩晕、恶心、头痛、共济失调。利尿药均可引起高血压和高尿酸血症，患糖尿病和有痛风病史的老年人更应慎用。

五、抗凝血药

老年人用肝素、华法林易导致出血，应严格控制剂量。用药期间应密切观察出血迹象并监测出、凝血时间及国际标准化比值。

六、降血糖药

胰岛素、格列齐特等口服降血糖药,因老年人肝、肾功能减退而消除减慢,易发生低血糖反应。

七、抗胆碱药和抗抑郁药

如阿托品、苯海索和抗抑郁药丙米嗪等，可使前列腺增生的老年患者排尿括约肌抑制而导致尿潴留。阿托品还可诱发或加重老年青光眼，甚至可致盲。阿米替林和丙米嗪，对大多数老年人服用后会出现不安、失眠、健忘、激动、定向障碍、妄想等症状，可能与老年人神经系统功能有关，发现后应停药。

八、抗震颤麻痹药和抗癫痫药

左旋多巴、金刚烷胺等，可使老年痴呆加重；左旋多巴还可致排尿困难，引起直立性低血压。苯妥英钠，对患有低蛋白血症或肾功能低下的老年患者，可增加神经和血液方面的不良反应，应根据年龄适当减少剂量并监测血药浓度。

九、抗过敏性药

苯海拉明、氯苯那敏等可致嗜睡、头晕、口干等反应。

十、抗生素

大量长期应用广谱抗生素，容易出现肠道菌群失调或真菌感染等严重并发症。庆大霉素、卡那霉素等氨基糖苷类与利尿药合用，可加重耳、肾毒性反应。老年人对药物产生的肾毒性比较敏感，使用四环素、万古霉素等应慎重，使用氨基糖苷类、头孢菌素类、多黏菌素，需减量或延长给药时间间隔。

十一、糖皮质激素类药物

如泼尼松、地塞米松等长期应用，可致水肿、高血压、高血糖，易使感染扩散，并可诱发溃疡出血等。

十二、维生素及微量元素

维生素 A 过量，可引起中毒，表现为畏食、毛发脱落、易发怒激动、骨痛、骨折、颅内压增高（头痛、呕吐等）。维生素 E 过量会产生严重不良反应，如静脉血栓形成、头痛及腹泻等。微量元素锌过量，可致高脂血症及贫血；硒补过多，可致慢性中毒，引起恶心、呕吐、毛发脱落、指甲异常等。

第四节　老年人用药注意事项

一、明确用药目的

严格掌握适应证。老年人用药原则是用最少药物和最低有效量治疗。如对便秘的老年人，有时只需调节生活习惯，增加活动和纤维素摄入，培养排便习惯，而不必长期使用缓泻药；又如对失眠、多梦的老年人，晚间节制烟酒、咖啡等其他精神兴奋因素，而不必应用中枢抑制药物。老年人应用某些药物时，不良反应更为常见，应用时应慎重或减量，如氟喹诺酮类药物易引起老年患者出现精神症状。

二、给药方案个体化

老年人用药应从小剂量开始，逐渐增加至个体最合适的获得满意疗效的治疗剂量。一般来说，应根据年龄、体重、体质情况，以成年人用量的 1/2、2/3、3/4 顺序用药。但是老年人个体差异很大，最好是根据药物的药动学特点、监测血药浓度及肝肾功能情况适当调整剂量，实行剂量个体化。

许多药物在老年人体内半衰期延长。经肾脏排泄的药物可按肌酐清除率计算用药剂量；使用治疗窗窄的药物应积极进行血药浓度监测，避免药物中毒，如地高辛、万古霉素等。

三、选择合适的药物剂型

选择合适的药物剂型，简化用药方法。静脉注射或滴注给药一般适用于吞咽困难或重患者使用。一般情况多采用口服给药，在吞咽困难尤其口服药量较大时，宜选用颗粒剂、口服液或喷雾剂。缓释、控释制剂因为老年人胃肠功能减退和不稳定，如胃排空及肠道运动减慢，会使其释放增加，提高药物吸收量，从而产生不良反应，也不宜使用。需要特别注意的是，尽量不用用药间隔不规则的药物，以便提高用药依从性。

四、防范药品不良事件

密切观察临床可能出现的药品不良事件　注意观察患者的临床表现，并定期测定其肝肾功能、血常规、电解质和酸碱情况。在用药过程中，一旦出现不良反应，应立即停药，并采取相应措施，对原有疾病更换作用相同或相似的、不良反应小的药物进行治疗。

五、使用风险筛查工具

使用风险筛查工具，优化药物治疗方案。潜在不适当用药（PIM）是指应用药物的潜在不良风险可能超过预期获益，是一类高风险药物。目前，国际上广泛应用 Beers 标准和老年人不适当处方筛查工具 / 老年人处方遗漏筛查工具（STOPP/START），针对老年人潜在不适当用药进行筛查。我国于 2017 年发布了《中国老年人潜在不适当用药判断标准》《中国老年人疾病状态下潜在不适当用药判断标准》，较国外同类标准更加关注实际用药情况。临床可使用本标准帮助识别老年患者用药方案中的风险，实用性和参考性较强。

第五节　老年人用药的健康宣教

一、服药时间

指导患者正确的服药时间。由于老年患者肝、肾功能的逐渐减退和药物半衰期的作用，老年患者服药必须定时，如医师处方或药品说明书中规定每日 3 次，就要告知患者这里的 1 天是指 24 小时，服用药物应将 24 小时分成每 8 小时服用 1 次。多数口服药物在餐后服，尤其对消化道有不良反应的药物，如铁剂、某些抗生素等；有些药物在空腹或半空腹时服用，如驱虫药、盐类泻药等；有些药在餐前服，如健胃药、收敛药、抗酸药、胃肠解痉药、利胆药等。睡前服用药物是指晚上临睡前服用，有的老年患者认为天黑后就开始服用或随时睡觉前服用。因此，应该为老年患者交代清楚，按时服用，否则达不到应有的治疗效果、增加不良反应或导致应用药物过量。

二、服药方式

传递正确的服药方式：由于习惯或是延髓损伤所引起的吞咽障碍，有的老年患者喝少量的水服药，甚至直接将药物直接吞下，这种方式是错误的。医学专家测试表明，最好选用

40 ～ 50°C 的温水服用，用 20ml 温水服药，吸收率仅为 43%，而用 200 ～ 250ml 温水服药，吸收率可达 90% 以上。服用较多水时，加速了药物在胃内的排空，有利于药物在肠道内的吸收，但是糖浆类不宜多饮水，以免降低疗效。含钠或碳酸钙的制酸剂不可与牛奶或果汁一起服用，以免刺激胃液过度分泌或造成血钙或血磷过高。有的药物则需舌下含服，有的药物需嚼服才可达到治疗效果。

三、知晓药名

同时给老年患者发放几种药物时，应逐一讲清名称，或是一种药物有几种名称时，应告知患者药物的其他名称，反复交代用法、服用时间，或是在药物外包装上贴上服药小标签，清楚地写好服用剂量，尽量加深其印象，以免漏服、一药重服和多重服药，提高用药安全性。

四、正确储存

指导正确的储存方法。不同的药物其保存方法会不一样，应教会患者很好地保存药物。同时，告知老年患者药物需在有效期内服用，以免服用过期药，造成药物的毒副作用。

五、停药要点

交代停药注意事项：交代老年患者不得随意增减药物的用量，如长期服用降压药的患者，不得骤然减药或停药，否则造成血压的急剧回升。如需停服，则在医师的指导下逐渐减量，同时不得随意更改剂量，必须遵医嘱服药，定期复查。

六、心理关注

注意老年人用药的心理因素。60% 以上的老年人患有身心疾病，应帮助老年人保持良好的心态，树立战胜疾病的信心，正确面对疾病，提高用药的依从性。同时指导老年人进行合理的饮食、适当的运动、不吸烟、少喝酒、养成良好的生活习惯。对老年人用药应实行必要的监护，老年人因视力、听力及行动能力不断减退，自己用药易发生错误。关爱患有慢性病的老年人，对有效发挥药物疗效至关重要。如将每次所服用的药物预先分放好，并标注清楚早、中、晚的时间，放于老人随手可得的地方，便于老年人服用，也可建立服药的日程表或备忘卡。提醒其按时正确服药，绝不能将忘记服用的药物加在下一次，这样会因"过量服药"而产生不良反应。还应向老年人广泛宣传必要的用药小常识和技巧。

七、健康教育

随着社会文明的进步，现代医学逐步以预防为主、治疗为辅。一般健康老年人不需要服用保健药，只要注意调节好日常饮食营养，合理安排好生活、运动，并调整好心理、情绪，即可达到健康长寿之目的。此外，不可相信江湖游医的"祖传秘方"乱用药。

八、新药使用

慎用新、奇、特药。近年来，新药、特药不断涌现，由于应用时间较短，其毒副作用、配伍禁忌尤其是远期副作用还没被人们充分认识，老年人慕名吃药，跟着广告走，容易导致延误治疗、加重病情。

（李小霞　王陈萍　李亚南）